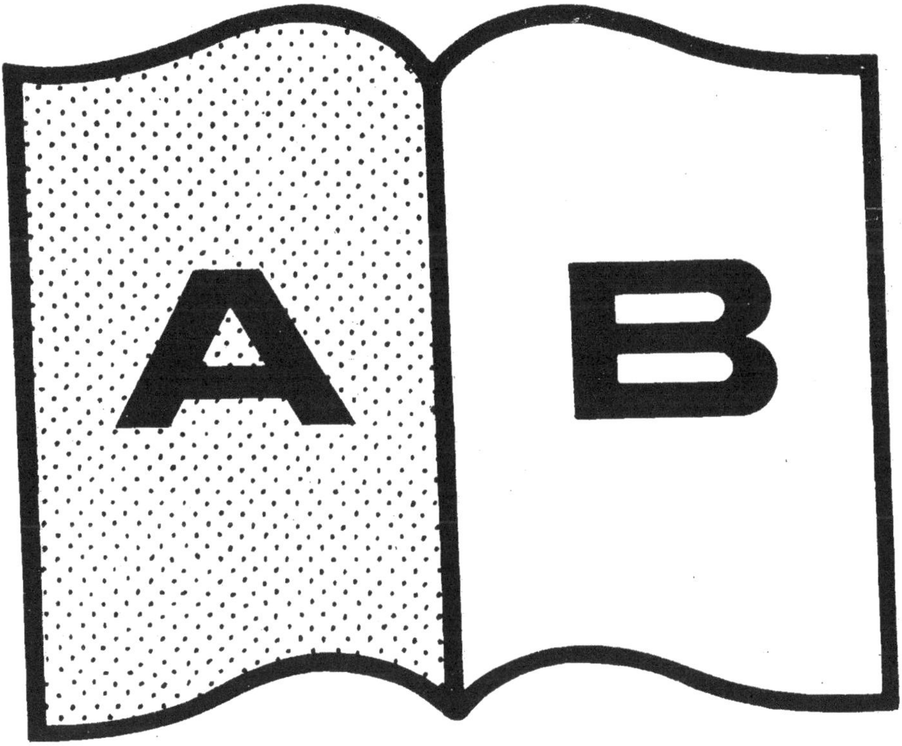

Contraste insuffisant

NF Z 43-120-14

SUR LA FORMATION
ET LA DIVISION
DES CELLULES

PAR

EDOUARD STRASBURGER

Professeur à l'université de Jena

ÉDITION REVUE ET CORRIGÉE, TRADUITE DE L'ALLEMAND
AVEC LE CONCOURS DE L'AUTEUR

PAR

JEAN-JACQUES KICKX

Professeur à l'université de Gand

VIII TABLES

JENA
HERMAN DABIS

LONDRES
WILLIAMS ET NORGATE
14, HENRIETTA STREET
Covent Garden

PARIS
F. SAVY
N° 24
RUE HAUTEFEUILLE

1876

Gand, imprimerie de I.-S. Van Doosselaere

SUR

LA FORMATION ET LA DIVISION

DES CELLULES

Gand, Typographie I. S. Van Doosselaere, rue de Bruges, 35.

SUR LA FORMATION

ET LA DIVISION

DES CELLULES

PAR

EDOUARD STRASBURGER

Professeur à l'université de Jena

ÉDITION REVUE ET CORRIGÉE, TRADUITE DE L'ALLEMAND

AVEC LE CONCOURS DE L'AUTEUR

PAR

JEAN-JACQUES KICKX

Professeur à l'université de Gand

VIII TABLES

JENA

HERMAN DABIS

LONDRES
WILLIAMS ET NORGATE
14, HENRIETTA STREET
Covent Garden

PARIS
F. SAVY
No 24
RUE HAUTEFEUILLE

1876

PRÉFACE DE L'ÉDITION ALLEMANDE.

Plusieurs travaux sur la cellule ont paru pendant que je m'occupais de la rédaction de cet ouvrage, ce qui démontre l'intérêt toujours nouveau qu'on attache à cette étude.

Je commençai mes recherches par des observations isolées sur la formation libre et la division des cellules, observations que je fus porté bientôt à réunir, en me plaçant à un point de vue général. Mon travail prit ainsi les proportions des recherches comparatives, qui s'étendirent peu à peu sur tout le règne organique. Elles gagnèrent par cela même une base phylogénétique, donnant aux résultats obtenus une portée plus réelle.

On comprendra facilement que je n'ai pu épuiser un sujet si étendu. Mes observations embrassent surtout le règne végétal; je ne dispose que d'un nombre restreint de recherches concernant le règne animal; enfin les expériences me font presque défaut pour le règne des Protistes. On ne trouvera donc pas toutes les matières de ce livre traitées d'une manière uniforme : certaines questions seront simplement soulevées; d'autres, je l'espère, complétement résolues.

J'expose mes recherches dans l'ordre même de mes études, entreprises au fur et à mesure que de nouveaux problèmes se présentaient à mon esprit.

C'est pourquoi je conseillerai à ceux qui voudront se faire rapidement une idée du contenu de ce livre, de commencer leurs études par la partie générale et de rechercher ensuite les détails, selon leurs goûts, dans la partie spéciale, puisque ce livre n'est pas exclusivement destiné aux botanistes. Une table très-détaillée des matières facilitera, je pense, ces recherches.

Jena, Mai 1875.

Dr Edouard Strasburger,

PRÉFACE A L'ÉDITION FRANÇAISE.

Depuis la publication de l'édition allemande de ce livre, je n'ai cessé d'étudier encore le sujet qui y est traité : j'ai passé en revue toutes mes préparations ; j'ai contrôlé mes dessins, et les résultats obtenus m'ont décidé à remplacer ici la table VI de l'édition allemande par une table nouvelle, plus correcte. On y trouvera représenté un objet qui me semble apte surtout à mettre en évidence les phénomènes de la division ; ce sont les cellules-mères des spores d'Equisetum, dont je ne disposais pas dans le temps.

Mais ce furent surtout les cellules animales auxquelles j'ai donné depuis lors toute mon attention et il en résulte que le chapitre correspondant a été remanié. Ainsi j'ai suivi, l'été dernier, les phénomènes de la division cellulaire dans les embryons de l'Unio pictorum et l'on trouvera les dessins qui s'y rapportent, représentés dans la nouvelle planche VII de cette édition.

Je me suis de même efforcé récemment de poursuivre les phénomènes de la fécondation dans leur rapport avec la division cellulaire et j'ai consigné le résultat de ces observations dans un nouveau chapitre ajouté à ce livre.

Des communications que j'ai reçus de M. Bütschli, de vive voix et par lettre, ainsi qu'un travail récemment publié par M. O. Hertwig sur la formation, la fécondation et la division des œufs de Toxopneustes lividus, enfin un travail de M. Fol sur le développement des Ptéropodes, ne laissent pas d'exercer une influence sur le contenu de ce chapitre.

J'ai obtenu également, en suivant la méthode indiquée par M. Hertwig, de meilleures images des phases de division dans les œufs de Phallusia mamillata et par cela même j'ai été porté tout récemment à refaire la table qui les reproduit. Dans le texte traitant de la division des cellules chez les animaux, je n'ai plus pu m'occuper du livre de M. Hertwig et je me contente de faire remarquer ici que cet auteur est arrivé, sur la division cellulaire, à des résultats en principe analogues aux miens. Quelques détails qu'il critique dans mes figures antérieures de Phallusia, sont corrigés dans cette édition française ; dans d'autres points secondaires nos dessins continueront à différer.

On trouvera aussi refait le quatrième chapitre de ce livre, traitant des questions générales de la formation et de la division des cellules. Mon opinion sur ces phénomènes n'a pas changé quant aux points capitaux ; elle s'est modifiée dans quelques points secondaires, par suite d'expériences nouvellement acquises. La formation du noyau embryonnaire du Phallusia, que j'ai trouvée depuis lors conforme à celle qui a été décrite par M. Hertwig pour les Oursins, a eu pour conséquence de modifier en quelque sorte ma manière de voir relativement aux rapports du noyau avec la couche membraneuse et de me faire rayer du texte, pendant l'impression, les passages autrement conçus.

Un sentiment de vive reconnaissance me porte à remercier M. le Professeur Jean-Jacques Kickx de Gand d'avoir bien voulu entreprendre la traduction si difficile et si pénible de cet ouvrage. Mon respectable ami a poussé la complaisance jusqu'à se charger lui-même de la correction des épreuves, ce qui lui assure toute ma gratitude.

Jena, Décembre 1875.

Dr Edouard Strasburger.

PREMIÈRE PARTIE.

DE LA FORMATION ET DE LA DIVISION DES CELLULES CHEZ LES PLANTES.

FORMATION LIBRE DES CELLULES.

Les œufs [1] de l'*Ephedra altissima* sont formés, avant leur maturité, par un protoplasme écumeux. A leur base organique, c'est-à-dire à leur extrémité tournée vers le col de l'archégone [2], ils présentent une cellule nettement limitée nommée cellule du canal et, en dessous de celle-ci, entre les vacuoles, on aperçoit, bien que d'ordinaire avec difficulté, leur noyau cellulaire (tab. I, fig. 2).

A l'époque de la fécondation, les grandes vacuoles disparaissent dans le sommet organique (opposé au col de l'archégone) de l'œuf, de sorte qu'en ce moment les deux tiers de celui-ci sont remplis d'un protoplasme à petits compartiments réguliers, finement granuleux et en apparence homogène. Le tiers inférieur conserve seul ses grandes vacuoles, qui peuvent parfois cependant, en longeant les parois, entourer plus ou moins la partie restante.

(1) J'appelle ainsi le contenu protoplasmatique tout entier de la cellule centrale de l'archégone (corpusculum R. Brown). On peut consulter aussi la figure 1 de la table I, en même temps que l'explication de cette figure. Dans mon ouvrage sur les Conifères et les Gnétacées, page 87 et ailleurs, on trouvera de plus amples détails et l'indication des travaux publiés antérieurement sur le même objet. Une seconde partie, qui paraîtra bientôt, contiendra le résultat de nouvelles recherches sur l'Ephedra.

(2) Tous les œufs représentés sur la planche ont leur sommet organique dirigé en bas.

Entretemps le noyau de la cellule du canal et celui de l'œuf se sont remplis de matières granuleuses ; ce dernier noyau, déjà bien apparent, se trouve maintenant à l'extrémité inférieure du protoplasme homogène (tab. I, fig. 3). C'est dans cet état que j'ai trouvé d'ordinaire les œufs, lorsque la fécondation n'avait pu s'effectuer, par exemple dans l'Ephedra campylopoda, dont nous ne possédons que des pieds femelles. Après s'être conservés ainsi pendant un certain temps, ces œufs finissent par se détruire.

Au moment de la maturité de l'œuf, les cellules qui entourent l'archégone et celles qui en forment le col, sont fortement désagrégées. La fécondation s'accomplit lorsque le boyau pollinique, grêle et délicat, rempli d'un protoplasme finement granuleux, s'applique aux cellules désagrégées du col de l'archégone (tab. I, fig. 2). Je ne l'ai jamais vu s'avancer plus loin et pénétrer dans l'archégone lui-même.

Après cette fécondation, le noyau cellulaire de l'œuf disparaît en se dissolvant d'abord par sa périphérie et est incorporé dans la masse environnante (tab. I, fig. 5 et 6). La cellule du canal se désorganise au même moment; mais ordinairement son noyau se conserve encore longtemps dans la partie inférieure de l'œuf (fig. 5 et 6).

Quand on veut suivre pas à pas toutes ces modifications et celles qui ont lieu après la fécondation, il importe de ne pas faire ces recherches sur la plante à l'état frais, car alors toutes les cellules qui entourent l'archégone sont gorgées de grains opaques de fécule. On se servira utilement, pour ces observations, de pièces durcies par le séjour prolongé dans l'alcool absolu. J'ai pu remarquer en effet, en les comparant soigneusement avec des parties fraîches, que les œufs d'Ephedra et de tous les Conifères conservent parfaitement, dans ce milieu, toutes leurs particularités de structure. Ainsi durcis dans l'alcool absolu ces œufs se laissent aisément, sur des coupes minces, enlever de leurs archégones, puis tourner et manier comme on le veut. Dans ces conditions, mainte particularité du protoplasme devient plus apparente qu'à l'état frais ; aussi dans toutes les recherches ultérieures sur le protoplasme, ne pourra-t-on plus négliger, je pense, l'examen de préparations conservées dans l'alcool.

Lorsque le noyau de l'œuf a disparu, on voit aussitôt apparaître dans la partie homogène de ce dernier, et rarement encore entre les vacuoles, des endroits plus ou moins nombreux où le protoplasme se condense davantage. Ces endroits sont fréquemment disposés en ligne suivant le grand axe de l'œuf (tab. I, fig. 7), mais en gardant entre eux des distances variables; souvent aussi, ils sont répandus irrégulièrement dans toute la partie homogène de l'œuf (fig. 8). Tandis que, sous un faible grossissement, ils se présentent à l'origine comme de petites taches foncées, à contour vague, dans le protoplasme d'abord limpide, les plus fortes lentilles à immersion nous les montrent comme des condensations plus ou moins sphériques d'une masse plasmatique homogène (fig. 7^{b}). Autour de chacune de ces condensations, on remarque en même temps une zone concentrique, plus transparente, dont l'épaisseur dépasse de beaucoup leur diamètre. Les dimensions de cette zone augmentent en proportion de l'augmentation de volume du noyau central. D'abord la masse de ce dernier paraît solide, mais bientôt une cavité se montre dans son intérieur et une partie de la masse est finalement employée à former l'enveloppe nucléaire, tandis que le reste se condense dans l'intérieur de sa cavité en un grand nucléole fortement réfringent, plus rarement en plusieurs nucléoles, de dimension moindre. Entretemps la zone transparente s'est toujours étendue ; en général on remarque que la substance qui la forme est d'autant plus dense qu'elle se trouve plus rapprochée du jeune noyau (fig. 8). Il est facile de voir en outre que les fines granulations répandues dans cette zone rayonnent manifestement autour de ce noyau.

C'est seulement à un certain degré de développement, que les contours des jeunes cellules se laissent facilement distinguer : elles sont formées par une couche membraneuse (Hautschicht) autour de laquelle on aperçoit bientôt des points noirs annonçant sa séparation du protoplasme environnant de l'œuf (fig. 8); c'est dans ces points de séparation que, presque simultanément avec leur apparition, se sécrète de la cellulose, qui se complète rapidement et devient une membrane continue. Dès que la cellule a obtenu son enveloppe de cellulose, l'alcool absolu opère une légère contraction dans son contenu : celui-ci se détache un peu de la membrane, qui, de son côté, ne subit aucun déplacement et reste accolée au protoplasme environnant. Ce protoplasme continue à n'être aucunement altéré par le réactif (fig. 9, la cellule inférieure). Les figures 7, 8 et 9 montrent tous les dégrés de la formation libre de cellules dans les œufs de l'Ephedra depuis leurs premiers commencements jusqu'à la production de cellules parfaites entourées de membranes cellulaires.

La formation de la membrane cellulaire est immédiatement suivie d'un déplacement du protoplasme de la cellule : au lieu de la disposition rayonnante qu'il affectait d'abord, il prend maintenant l'aspect d'un réseau et bientôt d'ordinaire se dessinent dans son intérieur de grandes vacuoles (fig. 9 et 10).

Chaque œuf peut produire par formation libre de trois à huit cellules. Aussitôt après, la partie du protoplasme qui n'a pas été employée à les former commence à se modifier. Les parois des compartiments disparaissent, tandis que les compartiments eux-mêmes, isolément ou plusieurs unis ensemble, s'individualisent. Ces compartiments apparaissent alors comme de petites vessies pauvres en contenu et entourées d'une fine enveloppe, que l'iode colore en jaune-brun de même que les rares granulations qu'elles renferment. Le proloplasme tout entier paraît donc grossièrement granuleux, sans toutefois prendre le caractère de l'epiplasma (1) de M. de Bary.

Quoiqu'en général les jeunes cellules librement formées ne se gênent pas réciproquement dans leur développement, j'ai eu l'occasion d'observer un cas intéressant et exceptionnel dans lequel elles s'étaient mutuellement troublées (fig. 11). Le plasma de l'œuf était traversé de canaux irrégulièrement contournés, qui semblaient soutenus intérieurement par des fils de plasma non granuleux disposés transversalement par rapport à la direction de ces canaux. La figure 11 fera mieux comprendre qu'une description cette disposition compliquée. Les canaux entouraient des portions isolées du protoplasme, dans l'intérieur desquelles on pouvait distinguer des noyaux, et c'est d'une action combinée de ceux-ci que tout ce déplacement semblait résulter.

Je passe sous silence (2) d'autres cas anormaux, dans lesquels, contrairement à ce que je viens de décrire, un ou deux, plus rarement plusieurs grands noyaux se forment dans l'œuf, et je me contente d'ajouter en passant que chacune des cellules formées dans l'œuf développe latéralement un boyau. Celui-ci traversant la paroi de l'archégone pénétre dans le tissu voisin, puis se divise vers son extrémité. C'est la cellule terminale qui donne enfin, dans l'intérieur de l'endosperme (tissu du prothalle), naissance aux premières ébauches de l'embryon.

Chez le *Ginkgo biloba* de la famille des Conifères, la résorption du noyau primitif est suivie de l'apparition de

(1) Voyez, pour la formation des spores dans les thèques, Handb. d. Phys. Bot. I, tom. III. 1. Morphologie und Physiologie der Pilze, Flechten und Myxomyceten de M. de Bary, p. 101 et suiv. Voyez aussi dans le texte.

(2) J'expliquerai plus loin ce développement, ainsi que ses anomalies, et j'y reviendrai plus amplement dans la 2e partie des « Coniferen und Gnetaceen. »

plus de trente nouveaux noyaux dans l'œuf fécondé (tab. I, fig. 13). L'œuf dans ce cas est beaucoup plus lâchement bâti : le protoplasme ne se présente que sous forme de lamelles minces entourant des compartiments relativement grands et polygonaux ; ce qui donne à l'ensemble l'aspect d'un réseau (fig. 14. — gross. 600). Les fines granulations qui troublent la transparence de l'œuf ne se trouvent pas dans les lamelles de protoplasme, mais sont seulement adhérentes à celles-ci. Quand on fait réagir sur la préparation une solution d'iode, les lamelles se colorent en jaune, tandis que les granules, si on réussit à bien distinguer leur coloration, sont manifestement bleus(1) et par conséquent de nature amylacée. L'intérieur des lacunes reste complétement incolore.

Les vacuoles, qui se sont conservées dans l'œuf jusque vers cette période de son développement, ne diffèrent pas seulement des compartiments par leurs dimensions beaucoup plus grandes et leur forme plus ou moins sphérique ; ces vacuoles se distinguent en outre par leur contour nettement limité (voir fig. 14 à droite les limites d'une vacuole) et apparaissent complétement vides dans les préparations retirées de l'alcool.

Pour autant que les matériaux dont je disposais m'ont permis d'établir une comparaison, les noyaux se forment ici de la même façon que chez l'Ephedra, mais atteignent pourtant bientôt des dimensions plus grandes. La concentration du plasma pendant tout le développement de la cellule est moindre que chez l'Ephedra et la zone du protoplasme, entourant le noyau, se dessine si peu que des recherches spécialement dirigées vers cet objet ont seules pu démontrer son existence(2).

(1) On observe le mieux cette coloration lorsque l'iode s'est volatilisée en grande partie et que le plasma commence à se décolorer. Alors la fécule retient encore l'iode (environ 24 heures après l'application du réactif).

(2) Je n'ai pas représenté cette zone dans la figure 59 de la table XIII de mon

Quand le noyau a achevé son développement, on voit dans son intérieur un ou plusieurs nucléoles, généralement creux, réfractant fortement la lumière et auxquels l'iode communique une couleur jaune. La zone qui entoure le noyau paraît plus claire que les parties environnantes. Les lacunes que l'on observe dans cette zone sont allongées et leurs parois prennent de préférence une disposition rayonnante.

La figure 13 ne montre cette organisation que d'une manière générale, car ce faible grossissement ne permet pas d'indiquer toutes les particularités de structure.

La membrane cellulaire autour de la zone transparente se produit ici exactement comme dans l'Ephedra; toutefois les cellules en grandissant se touchent et s'unissent bientôt par leurs parois pour donner naissance, après s'être ultérieurement divisées, à la première ébauche d'un embryon unique. N'ayant pu observer dans le Ginkgo le mode de réunion de ces cellules produites par formation libre, je me réserve de décrire ce mode plus loin en choisissant un autre exemple.

La formation libre de cellules a été jusqu'à présent étudiée surtout sur l'endosperme des Phanérogames. C'est même là que M. Schleiden(1) signala en premier lieu cette formation, pour l'admettre ensuite comme un mode général de genèse de cellules dans le règne végétal(2). J'ai

travail sur les Conifères et les Gnétacées. Je suis convaincu maintenant que la figure 58 de la même planche a été faite d'après une préparation dont les cellules étaient mortes pendant la production du noyau. C'est pour ce motif que le jeune noyau est ridé et a pris accidentellement un aspect étoilé.

(1) Beiträge zur Phytogenesis in Müllers Archiv, (Beiträge zur Botanik S. 129) 1838; Zur Anatomie der Cacteen, Mém. de l'Acad. de St-Petersb. VI S. 1840; Grundzüge der wiss. Bot. I et II édit.

(2) Consultez aussi sur le même objet : NAEGELI Zeitschrift f. wiss. Bot. livr. 3 et 4. 1846, p. 30; HOFMEISTER Enstehung des Embryo der Phanerogamen 1849, p. 11, et en dernier lieu Lehre von der Pflanzenzelle, 1867, p. 116; SCHACHT Lehrbuch, I, 1856, p. 69; DIPPEL Mikroskop, 1869, p. 43.

choisi pour mes recherches le *Phaseolus multiflorus*, que j'ai d'abord observé à l'état frais dans l'albumine de l'œuf de poule, mais bientôt de préférence sur les préparations qui avait séjourné dans l'alcool absolu, m'étant assuré qu'elles n'étaient aucunement altérées et qu'elles se prétaient mieux aux investigations. C'était aussi sur l'endosperme des Légumineuses que M. Schleiden avait fait ses études, et ce fut encore la formation du même endosperme que M. Dippel figura dans une publication récente[(1)].

Le noyau primitif disparaît, après la fécondation, dans le sac embryonnaire du Phaseolus multiflorus. Ce sac s'aggrandit rapidement et son protoplasme périphérique donne naissance aux cellules de l'endosperme par formation libre. Ce protoplasme a d'ordinaire une structure réticulée ou lacuneuse : il augmente en densité du centre du sac vers la périphérie, parce que ses lacunes deviennent de plus en plus petites ; la densité est à son maximum vers l'extrémité micropylaire du sac. Quand on dispose de préparations conservées dans l'alcool, on peut observer la formation libre des cellules depuis leur première apparition, plus parfaitement qu'à l'aide des moyens employés dans les recherches antérieures. L'examen de ces préparations démontre en outre, contrairement à ce que l'on croyait autrefois, que le noyau ne précède pas dans son apparition le reste de la cellule[(2)].

(1) l. c. tab. II, fig. 14

(2) Dans l'opinion de M. Schleiden, quelques nucléoles se montrent d'abord dans le protoplasme, puis d'autres granulations, se groupant autour de ces nucléoles, produisent un disque plus ou moins épais. La réunion de deux ou trois de ces disques produit enfin le noyau. C'est autour de celui-ci que nait une membrane se développant bientôt d'un côté du noyau sous forme de vessie (Grundzüge IVe édit. reproduisant entièrement l'édition III de 1849, p. 148-149). M. Naegeli (Zeitschr. f. wiss. Bot. livr. 3 et 4, p. 34) croit probable que le noyau se produit autour d'un nucléole déjà formé, qu'il s'entoure de protoplasme surtout d'un coté et que finalement apparait la membrane (p. 36). M. Schacht partage cette manière de voir Lehrb. p. 70. — D'après M. Dippel on ne réussit pas à observer avec certitude la formation des noyaux car ceux-ci apparaissent déjà dans les premières recherches,

Dans son évolution, le noyau apparaît tout d'abord comme un simple point [1]. Autour de celui-ci pris comme centre se dessine en même temps une zone transparente, qui, malgré ses contours délicats, affecte clairement la forme d'une sphère (tab. V, fig. 5. — gross. 600). Ces premières ébauches des cellules s'observent le mieux dans les parties les moins denses du protoplasme, c'est-à-dire dans celles qui sont les plus éloignées du micropyle. Au contraire, dans le protoplasme plus dense, compris dans l'extrémité micropylaire du sac, la zone transparente est beaucoup plus petite et l'on ne parvient pas facilement à distinguer cette zone et le jeune noyau du protoplasme environnant.

Des états plus avancés de ce développement, représentés par les figures 6 à 10 de la table V, prouvent que ce contour délicat ne correspond nullement à la périphérie d'un noyau sphérique, ni le point central à un nucléole. Nous voyons au contraire le noyau punctiforme s'accroître et en même temps la zone sphérique d'attraction qui l'entoure augmenter en proportion; souvent on voit dans celle-ci les parties du protoplasme, prendre une disposition manifestement rayonnante. La figure 8 représente cette forma-

et quelles que soient leurs dimensions, comme renfermant un nucléole et étant manifestement entourés d'une enveloppe. Autour d'eux se condensent des amas de protoplasme qui s'entourent bientôt d'une très-fine membrane (Mikr. p. 44). D'après les assertions de M. Hofmeister (Lehre v. d. Pflz. p. 116), « dans la partie périphérique du protoplasme du sac embryonnaire, c'est-à-dire dans le protoplasme qui tapisse la paroi interne du sac ainsi que les bords extérieurs des vésicules embryonnaires et des cellules antipodes, se montrent simultanement, par formation libre, des noyaux aplatis, ellipsoïdes, plus rarement sphériques. Ces noyaux des cellules de l'endosperme sont dès leur apparition de nature vésiculaire, sans productions solides dans leur intérieur. Leur grandeur dépasse dans tout les cas celle des nucléoles se produisant plus tard dans leur intérieur...... Autour de chaque noyau se condense un masse de protoplasme dont la périphérie possède les propriétés d'une couche membraneuse (Hautschicht) et qui forme ainsi une utricule primordiale ». Les cellules ne sécrètent leurs membranes de cellulose qu'après s'être atteintes mutuellement.

(1) Comparez à ceci l'opinion de M. Hofmeister.

tion dans la partie dense du protoplasme, qui avoisine le micropyle : elle montre combien la zone transparente reste petite, relativement aux dimensions que possède déjà le noyau. Jusqu'au degré de formation représenté par la figure 10, le noyau reste entièrement homogène et réfracte fortement la lumière; ce qui explique pourquoi on l'a souvent comparé à une gouttelette d'huile. En consultant la figure 11 tab. V, on remarque que dans la masse du noyau se forment en général simultanément plusieurs vacuoles remplies d'un liquide paraissant rosâtre. Le contour de la sphère prend bientôt l'aspect d'une couche membraneuse (Hautschicht) et, à mesure que la cellule s'accroît, une nouvelle distribution s'observe dans le contenu protoplasmatique, qui paraît alors réticulé (tab. V, fig. 13 et 14).

Pendant que l'accroissement de la cellule continue, le protoplasme se retire petit à petit du noyau vers la couche extérieure et çà et là les parois des mailles se réunissent pour former une lame plus épaisse de protoplasme. Le noyau primitivement sphérique change en général d'aspect : on le trouve tantôt suspendu vers le centre de la cellule sur des bandes de protoplasme, tantôt par contre plus près de la paroi (fig. 15). Enfin les jeunes cellules commencent à se rapprocher : déjà à certains endroits elles se touchent sur les bords, tandis qu'à d'autres endroits elles sont encore séparées par des lames plus ou moins épaisses de protoplasme qu'elles devront résorber avant de pouvoir s'unir. Ce n'est qu'au moment où les couches extérieures de protoplasme de deux cellules s'étaient appliquées complètement l'une sur l'autre que j'ai pu constater entr'elles, par le chlorure de zinc iodé, l'apparition d'une lamelle de cellulose [1]. Entretemps le protoplasme se retirant vers la paroi de la cellule s'est transformé en une couche

(1) De même dans HOFMEISTER Lehre v d Pflz. p. 117.

granuleuse (Körnerschicht) relativement mince, uniforme et presque dépourvue de vacuoles (fig. 16). C'est ainsi que ces cellules d'abord libres se réunissent pour former un tissu : quant à leur multiplication ultérieure, elle se fait par un autre procédé, la division, dont je m'occuperai plus loin.

Je n'ai jamais pu observer dans le Phaseolus multiflorus, comme M. Hofmeister l'a décrit et figuré pour l'Asphodelus albus[1], la formation libre de cellules filles dans les cellules de l'endosperme encore libres, avant leur réunion en tissu. Mais ce qui arrive souvent dans le Phaseolus, c'est que deux ou plusieurs noyaux se forment à si faible distance que leurs zones d'attraction empiètent les unes sur les autres. Alors on obtient, dans le cas le plus simple, des combinaisons, comme celle qui est représentée par la figure 12, tab. V, ou d'autres relativement plus compliquées.

Je crois devoir rappeler ici que, dans la plupart des familles de plantes Phanérogames, les premières cellules de l'endosperme se produisent par formation libre, mais que, dans un certain nombre d'autres familles dont on trouvera l'énumération dans l'ouvrage de M. Hofmeister (Jahr. f. wiss. Bot. tom. I, p. 185), ce tissu naît par des divisions binaires, soit du sac embryonnaire lui-même, soit d'une grande cellule unique qui s'en est séparée (l. c. p. 181).

D'après M. Hofmeister, il y a une grande analogie entre la formation libre des premières cellules de l'endosperme et celle des vésicules embryonnaires et des cellules antipodes, qui naissent respectivement dans la partie supérieure et inférieure du sac embryonnaire des Mono- et Dicotylédonées, dans le protoplasme conservé en ces endroits. Il importe de faire remarquer cependant que d'ordinaire, pen-

(1) Entsteh. des Embry. p. 11. tab. X, fig. 30-32 et Lehre v. d Pflz. p. 117, fig. 29.

dant cette production, le noyau primitif du sac embryonnaire ne subit aucun changement[1].

D'après les observations récentes (1871) de M. Janczewski[2] sur l'*Ascobolus furfuraceus*, le jeune asque claviforme de ce Discomycète est rempli d'un protoplasme qui réfracte fortement la lumière et dont la partie supérieure est entièrement dépourvue de vacuoles : il renferme un noyau peu réfringent et à l'intérieur de celui-ci un nucléole. Avant la formation des spores, l'asque s'allonge, puis à un moment donné le noyau disparait et tout-à-coup les huit spores apparaissent à la fois. — Ces spores commencent par être de petites masses sphériques de protoplasme peu réfringent, au milieu desquelles se trouve un noyau pourvu d'un nucléole ; elles n'ont pas encore de membrane et, dans cet état, l'ammoniaque les désorganise entièrement. Plus tard devenues ovales, elles se recouvrent d'une membrane, d'abord très-mince, que l'iode colore en bleu de même que la membrane de l'asque, tandis que le protoplasme des spores et celui qui n'a pas été employé à les former, prennent une teinte jaune. Cette coloration ne persiste pas ainsi : le protoplasme de l'asque, placé autour des spores, montre graduellement la réaction qui caractérise l'épiplasme, et se colore en beau violet ou en rouge brun par la dissolution d'iode.

J'ai cru pouvoir admettre, sans réserve, la justesse de ces observations et n'ai pas fait par conséquent de recherches sur le même objet. Je ferai remarquer encore que les figures du travail de M. Janczewski et en particulier la figure 4 de la table IV, montrent, comme je l'ai observé moi-même dans d'autres cas, que les spores naissent dans le protoplasme des asques comme des sphères plus transparentes

(1) Voyez Lehre v. d. Pflz p. 114 et 115. M. Hofmeister y mentionne également la formation passagère d'une cellule libre autour du noyau primitif dans le sac embryonnaire de mainte Monocotylée, p. 115 et 116.

(2) Bot. Zeitung 1871, p. 258; Ann d. sc. nat. 5e s. tom. 15, p. 199.

que leur entourage. Ces figures prouvent en outre que, dans l'apparition simultanée des spores, les huit noyaux deviennent visibles en même temps que les zones transparentes dont ils sont entourés, et qu'il manque seulement une membrane de cellules autour de ces zones pour rendre la formation des spores complètes. Ces spores naissent donc de la même manière que les cellules libres de l'endosperme de Phaseolus, avec cette seule différence que le noyau de la spore et la zone qui l'entoure ont dès le début leurs dimensions définitives (ceci n'est vrai pour la zone que jusqu'à l'apparition de la membrane de cellulose et nous n'avons pas à nous occuper ici de l'accroissement ultérieur), tandis que le noyau de l'endosperme de Phaseolus s'accroît graduellement en même temps que la zône qui l'environne.

D'après l'opinion conforme de M. de Bary [1] et de M. Dippel [2], chez quelques Ascomycètes, surtout chez les *Peziza*, bien que les spores se produisent comme je viens de le dire, il se forme dans l'asque, au lieu d'un noyau primitif, deux noyaux plus petits [3]. « Dans un état plus avancé on trouve quatre noyaux, puis huit, toujours de même structure, mais d'autant plus petits qu'ils sont plus nombreux. Ces huit derniers noyaux se placent à peu près aux mêmes distances réciproques et enfin chacun d'eux s'entoure d'une masse arrondie de protoplasme plus transparent que le protoplasme environnant et limité par un contour très-fin. Ces amas de protoplasme, qui naissent simultanément, sont les premières ébauches des spores : celles-ci développent bientôt leurs membranes cellulaires et, en s'accroissant dans l'intérieur des asques, deviennent à peu près doubles de ce qu'elles étaient à l'origine. Dans le Peziza pitya, le proto-

(1) Ueber die Fruchtentwicklung der Ascomyceten, 1863, p. 14, etc , résumé p. 34; et Morphol. und phys. der Pilze, Flechten und Myxomyceten 1866 (Handb. II, 1) p. 102 et suiv.

(2) Mikroskop, p. 47. tab. II, fig. 16.

(3) La description qui suit est empruntée à M. de Bary, l. c. p. 103.

plasme qui les entoure d'abord, se colore en jaune par l'iode comme leur protoplasme intérieur et disparaît rapidement pendant leur accroissement ». Le protoplasme qui entoure les spores de P. confluens prend au contraire les caractères de l'epiplasma.

Chez les *Pyrenomycètes*(1) l'asque contient également un noyau qui est remplacé par huit spores naissant simultanément, mais dépourvues de noyaux.

M. Sachs signale un fait analogue, pour un Peziza, le *Peziza convexula*. Dans la partie supérieure de l'asque, dit-il, le protoplasme(3) s'accumule en partie autour de huit points en autant de masses ellipsoïdes. « Au commencement, chacune de ces masses se compose d'un protoplasme, grossièrement granuleux et entouré d'une auréole claire ». « Plus tard, l'auréole disparaît et chaque spore se dessine nettement : sa substance devient plus finement granuleuse et plus claire, tandis qu'à son foyer se forme une vacuole, c'est-à-dire une gouttelette transparente de liquide. Enfin chaque spore s'entoure d'une membrane solide, la vacuole disparaît et au centre se montre une grosse goutte d'huile très-réfrigente, entourée de nombreuses gouttelettes de même nature ».

M. de Bary dit, dans un autre endroit(3), que soit que l'asque contienne moins de huit spores, soit qu'il en renferme un plus grand nombre, par exemple cinquante et au-delà, ces spores se forment toujours simultanément. D'après le même auteur(4), dans les asques de *Tuber* on voit se dessiner d'abord un globule arrondi de protoplasme, excentriquement placé et coloré en jaune par l'iode et, autour de ce protoplasme, un épiplasme pariétal que le même réactif colore en rouge brun. C'est dans cette masse arrondie de

(1) De Bary, l. c. p. 105.
(2) Lehrbuch, IV édit. p. 11.
(3) l. c. p 106.
(4) l. c. p. 106.

protoplasme que naissent les spores[1]. En effet, dans son intérieur, se forment une à trois petites cellules arrondies, ayant en dimension $\frac{1}{500}$ à $\frac{1}{150}$ mm., très-vaguement limitées et ne se dessinant sur le reste du protoplasme que grâce à leur transparence plus faible.

Toutefois, elles s'accroissent bientôt considérablement, se limitent plus nettement et s'entourent d'une membrane solide. Pendant la production de ces premières spores, on voit fréquemment s'en ébaucher de nouvelles et « jamais avant la maturité de l'asque renfermant plusieurs spores, on ne trouve toutes celles-ci dans le même état de développement. A cette époque de maturité seulement, les plus jeunes spores parviennent au même degré de perfection que leurs aînées. » On ne voit ici apparaître de noyau ni dans l'asque avant la formation des spores, ni dans celles-ci, quel que soit leur âge.

Un phénomène analogue se passe dans l'*Elaphomyces granulatus*[2]. Toutefois ici le protoplasme se dispose sous forme d'une mince couche pariétale autour d'une ou de plusieurs grandes vacuoles, de sorte que les spores doivent se produire près de la paroi de l'asque.

D'après les observations de M. de Bary[3], la formation des spores dans les Lichens rappelle complétement, dans toutes ses phases, la génèse des spores d'Ascomycètes; ceci est prouvé surtout parce que ici on réussit également, au moins dans certains cas, à démontrer dans les thèques l'existence du noyau primaire avant la formation des spores.

D'après mes propres recherches sur l'*Anaptychia ciliaris* (L) Kbr.[4], le noyau primitif existe en réalité : il se trouve

(1) Voir Hofmeister Lehre v. d. Pflz. p. 121 et 122.

(2) Même ouvrage p. 107.

(3) L. c. p. 282, où l'on trouvera le relevé des publications antérieures sur le même objet, ainsi que dans Hofmeister Lehre v. d. Pflz. p. 121.

(4) Voir la figure dans Sachs Lehrbuch, IVe éd. p. 325. La figure plus ancienne et la description de Schacht Lehrb. tom. I, p. 74 et 75 reposent sur quelque erreur.

à la partie supérieure de l'asque claviforme qui se prépare à donner naissance aux spores. L'asque est rempli d'un protoplasme d'une densité à peu près uniforme : il possède une paroi épaisse et très-turgescente. Le noyau est sphérique, surtout dense et réfringent à sa partie supérieure comme le démontre l'examen de préparations conservées dans l'alcool. L'asque augmente de volume, le noyau primitif disparaît et huit spores naissent simultanément dans la partie supérieure de l'asque. Ces spores sont rapprochées presque jusqu'au contact et elles absorbent pour leur formation presque tout le protoplasme supérieur de l'asque. Les spores apparaissent en entier. Au milieu de chacune d'elles on aperçoit un endroit plus dense, quoique mal circonscrit. Les jeunes spores sont d'abord solides, elles s'entourent très-rapidement d'une membrane incolore de cellulose, qui s'accroît vite en épaisseur. En même temps elles s'aggrandissent et leur contenu protoplasmatique se retire vers leurs parois. La portion plus dense et d'abord centrale, qu'on peut reconnaître maintenant comme un granule irrégulier ou étoilé, devient également pariétale et paraît avoir la valeur d'un noyau, car elle se dédouble aussitôt et entre ses deux moitiés se montre une cloison de protoplasme au moyen de laquelle la spore devenue ellipsoïde est divisée, suivant son petit axe, en deux parties égales. Mais ce noyau est trop petit pour que nous puissions observer les détails de sa division. Dans la cloison de protoplasme se forme en même temps la nouvelle paroi de cellulose, qui, elle aussi, acquiert bientôt une grande épaisseur ; les deux petits noyaux, qui généralement se fixent d'abord près de la nouvelle paroi, ne se distinguent plus des autres granulations contenues dans les spores, dès que celles-ci sont un peu plus âgées.

Ici, dirait-on, il n'y a qu'un essai d'individualisation d'un point central d'attraction dont le développement reste très-rudimentaire et dont l'existence est très-limitée.

Enfin les membranes des spores devenues bicellulaires prennent rapidement une teinte de plus en plus foncée qui procède du gris au brun. Le peu de protoplasme qui entoure les spores se teint en tout temps par l'iode en jaune brunâtre.

Le développement des spores d'Anaptychia ciliaris est conforme à celui que l'on observe dans les asques des *Caliciées* et *Sphaerophorées* (1). Si dans ces cas les spores ne sortent pas de l'asque, mais que l'asque se partage en portions qui correspondent aux spores, celles-ci néanmoins ne naissent pas par la division du contenu de l'asque mais bien par formation libre. Ces spores sont disposées ici sur une seule ligne longitudinale et, dès leur première évolution, employent la presque totalité du contenu de la cellule-mère; puis, s'accroissant encore, elles se reserrent les unes des autres contre la paroi de l'asque, ce qui donne souvent à cette paroi un aspect bosselé ou renflé.

Cependant, on réussit çà et là à faire sortir de l'asque, par compression (2), des spores passablement mûres et si la membrane de celui-ci n'est bientôt plus visible, cela tient uniquement à son extrême délicatesse et à la réfraction de la lumière par les spores. Quant à la division en deux des spores de Calycium trachelinum, elle se passe entièrement comme dans l'Anaptychia.

Je dois mentionner encore ici le résultat des observations de MM. Naegeli (3) et Bornet (4) et surtout de M. Famintzin (5). D'après ces observations les cellules de propagation d'une Algue siphonée, le *Valonia utricularis*, se forme par voie libre, quoique sans noyau, aux dépens du protoplasme

(1) Voir aussi Tulasne Ann. d. sc. nat. 3e s. tom. 18, p. 77 et 78 et De Bary, Handb. II 1, p. 285.

(2) Voir aussi Tulasne l. c. p. 79.

(3) Die neueren Algensysteme, p. 155-157, tab. II, fig. 7-24.

(4) Mémoires de la société Imp. des sc nat. à Cherbourg, tab. VI.

(5) Bot. Zeitung, 1860, p. 341 et récemment encore Pedicino Bullett. dei Nat. e Med. Napoli, 1870.

pariétal de la cellule-mère. Comme dans les autres plantes de ce groupe, cette cellule-mère dépourvue de noyau a sa paroi intérieure uniformement recouverte d'une couche de protoplasme contenant de la chlorophylle. D'après M. Famintzin, aux endroits où doivent se former les cellules de propagation, les grains de chlorophylle produisent d'abord de la fécule. A ces mêmes endroits se montrent des amas de protoplasme renfermant de la chlorophylle. Vus de face, ces amas paraissent d'ordinaire ronds; sur la coupe optique on les voit accolés à la paroi cellulaire. Plus tard chacun d'eux s'entoure d'une membrane propre, qui, sur tout son coté externe, touche et se soude à la membrane de la cellule-mère. C'est seulement jusqu'à ce point de développement que nous intéresse cette formation libre de cellule qui n'est ni précédée ni accompagnée de la formation d'un noyau. Pour compléter la description de ce phénomène, j'ajouterai toutefois que plus tard ces cellules sont comprises entre les lamelles de la paroi de la cellule-mère et qu'en s'accroissant périphériquement, elles forment les branches ou ce que l'on nomme les racines de la plante[1]. M. Famintzin ajoute qu'indépendamment des cellules de propagation, les cellules-mères de Valonia produisent des zoospores. Dans la couche uniforme de chlorophylle se produisent des lacunes et la matière verte qui a quitté celles-ci s'amasse en grosses bandes réunies sous forme d'un réseau. Ce réseau se transforme alors « en un grand nombre de masses vertes séparées les unes des autres par des stries incolores toujours bien apparentes. Dès que ces masses se sont parfaitement dégagées, elle montrent un mouvement d'abord très-lent, puis de plus en plus accentué, et finalement elles se séparent les unes des autres en constituant une infinité de zoospores ». Souvent ce n'est pas tout le contenu de la cellule qui est utilisé

(1) Pour les détails voir Famintzin l. c. p. 342.

pour la formation de ces zoospores, mais uniquement le plasme coloré en vert, tandis que la partie dépourvue de chlorophylle reste sans emploi ». « J'ai souvent observé », dit M. Famintzin, « que le protoplasma restant dans la cellule après la sortie des zoospores était disposé en certains endroits en un réseau transparent et incolore dans lequel on pouvait distinguer encore les places occupées d'abord par les zoospores ». Pour se répandre dans le liquide ambiant, les zoospores quittent la cellule-mère par une foule d'ouvertures arrondies qui se pratiquent dans la paroi de celle-ci.

Cette génèse de zoospores, que je mentionne ici à propos de la formation libre, pourrait tout aussi bien être considérée comme une division « avec production simultanée de beaucoup de cellules-filles ». D'après l'acception ordinaire, cette génèse appartiendrait à ce dernier genre de formation lorsque tout le contenu est utilisé pour la production des zoospores et serait un exemple de formation libre quand tout ce contenu n'est pas employé. Ceci démontre la difficulté que l'on éprouve pour établir une ligne de démarcation entre ces deux procédés, tels qu'on les définit aujourd'hui.

Je citerai maintenant comme dernier exemple un cas intermédiaire, à un autre point de vue, entre la formation libre et la division.

L'œuf [1] du *Picea vulgaris* est primitivement formé d'un protoplasme très-dense. Son examen à l'état frais ne permet pas de voir convenablement sa distribution intérieure, aussi faut-il recourir aux préparations conservées dans l'alcool et pratiquer des coupes minces dans les œufs durcis par leur séjour dans ce réactif. Indépendamment de quelques grandes vacuoles, qui peuvent d'ailleurs manquer, le protoplasme entier se montre formé de compartiments

(1) Consultez la fig. 15 de la table II et l'explication de cette figure. On trouvera dans mes « Coniferen und Gnetaceen » l'indication des publications antérieures sur cet objet.

(Kammern) polygonaux (tab. II, fig. 17 [a] — gross. 600). Les parois de ces compartiments sont nettement limitées et, si l'on ne trouve de petites granulations ni dans leur intérieur ni contre leurs parois, on remarque cependant vers leur centre un gros grain, plus ou moins sphérique, parfois creux et très-réfringent. Entre ce grain et les parois se trouve souvent uniformément répandue une matière beaucoup moins réfringente, mais cet espace peut aussi paraître entièrement vide. L'iode colore en jaune les parois des compartiments en même temps que les grains du centre et peut également communiquer à l'espace compris entre eux une teinte jaunâtre.

C'est à ces grains que le protoplasme des préparations conservées dans l'alcool doit son aspect grossièrement granuleux. On serait tenté de croire peut-être que le séjour dans ce milieu occasionne la formation artificielle des compartiments dans le protoplasme ; mais cette supposition ne résiste pas à l'observation : si l'on compare en effet un grand nombre de préparations, on voit ces compartiments formés constamment avec la même régularité et on retrouve, même dans d'autres cas, une organisation identique ou du moins analogue. Mais on peut se demander également si le grain qui occupe le milieu de chaque compartiment n'est pas dû à une substance albuminoïde que l'alcool a pour ainsi dire précipitée. Je considère cette dernière hypothèse comme probable sans avoir pu la prouver définitivement : toutefois la présence de grains dans les préparations conservées dans l'alcool prouve qu'à l'état frais les compartiments ont un contenu riche en albumine.

Dans les vacuoles, qui se conservent dans l'œuf jusqu'à cette époque, se trouvent des grains analogues, mais irréguliers, groupés vers le centre en nombre variable (tab. II, fig. 17[b]), tandis que dans les compartiments il n'y a, pour ainsi dire sans exception, qu'un grain unique de grande taille. Par un fort grossissement les compartiments munis de leurs grains prennent presque l'aspect d'un tissu cellulaire (tab. II, fig. 17 a). Ils se distinguent toujours des vacuoles qui persistent encore çà et là dans l'œuf, car celles-ci sont beaucoup plus nettement limitées et beaucoup plus fixes que les compartiments, qui, comme nous verrons bientôt, changent de forme d'après les besoins. Par l'action de la potasse caustique, les compartiments disparaissent ou deviennent méconnaissables, tandis que les vacuoles se conservent parfaitement.

J'ai comparé ici les vacuoles et les compartiments dans leurs états les plus dissemblables. Il y a entre eux, en effet, une différence réelle, bien que tous deux aient une origine analogue et soient reliés par des états intermédiaires. On les distingue ici non-seulement par leur aspect, mais aussi par leur contenu : tous deux renferment un liquide, mais celui des vacuoles est manifestement plus aqueux que celui des compartiments. C'est pour cela sans doute qu'il y a une faible cohésion et par suite une démarcation nette entre le plasma et le contenu des vacuoles, et celles-ci sont par conséquent arrondies, tandis que les contours intérieurs des compartiments ne tranchent généralement pas sur leur contenu.

L'œuf du Picea vulgaris renferme un gros noyau (tab. II, fig. 16) et, à sa base organique[1], une cellule de canal munie également de son noyau propre. Le noyau de l'œuf, à peine visible dans la préparation fraîche, mais très-apparent quand l'organe est durci par l'alcool, est surtout remarquable en ce que sa moitié tournée vers la cellule du canal est formée d'un protoplasme dense et sans solutions de continuité, tandis que la moitié opposée contient des granulations[2]; particularité que montrèrent aussi les noyaux dans les cônes, auxquels en les renversant sur

(1) Tous les œufs sont également représentés ici, la base en haut et le sommet en bas.

(2) Le protoplasme et les granulations se colorent en jaune par l'iode.

l'arbre pendant leur développement, j'avais donné une position dressée.

Le boyau pollinique, qui charrie des grains de fécule, se frayant un chemin entre les cellules désagrégées du col de l'archégone pénètre jusque dans l'œuf, en dérangeant la cellule du canal. Comme ce boyau est très-poreux à son extrémité (fig. 18, tab. II), sa fécule en se résorbant va se mélanger à la substance de l'œuf, dans laquelle elle reste d'abord à l'état liquide, car à ce moment on ne voit des grains de fécule ni le long de la paroi des compartiments ni ailleurs. Aussi en général l'aspect et la distribution du contenu de l'œuf, ne sont-ils pas modifiés dans les premiers temps qui suivent la fécondation.

Bientôt le noyau de l'œuf commence à disparaître et sa substance se répand dans le reste de l'œuf. Sous un faible grossissement, on le retrouve encore comme une tache plus ou moins elliptique, un peu claire, à contour plus foncé dont les dimensions peuvent atteindre environ la moitié de l'œuf (tab. II, fig. 19). Souvent, à ce moment, sur la coupe longitudinale de l'œuf, j'ai vu la masse du noyau distribuée dans celui-ci d'une manière rayonnante (tab. II, fig. 20), tandis que peu de grains, en partie déjà creux, se montraient encore à la place primitivement occupée par ce noyau. A l'aide des lentilles à immersion on reconnait que les compartiments du protoplasme se sont allongés dans la direction de ces rayons et que les grains qu'ils renferment se sont déformés dans le même sens.

D'ordinaire, lorsque la fécondation s'opère, l'œuf ne contient pas de vacuoles ou tout au moins n'en contient qu'un nombre très-restreint; parfois pourtant, mais dans des cas assez rares, il arrive qu'un œuf est fécondé, ayant encore un protoplasme fortement écumeux. Comme nous ne tarderons pas à le voir, de tels œufs ont une tendance à se développer anormalement et déjà la dissolution de leurs noyaux peut s'écarter du procédé ordinaire. La figure 21 représente ce dernier cas dans lequel la substance du noyau qui se dissout se distribue entre les vacuoles dans le sens de voies contournées : dans le même sens que ces voies, s'orientent aussi les compartiments du protoplasme et leurs grains.

Dans tous les cas que j'appelerai normaux parce qu'ils se présentent en grande majorité, le noyau primitif de l'œuf finit par se dissoudre complétement et l'on voit apparaître simultanément dans le sommet organique de l'œuf (partie inférieure sur la figure) quatre nouveaux noyaux qui atteignent aussitôt leurs dimensions définitives (tab. II, fig. 22 et 23).

Il y a toujours quelque inconvénient à étudier le développement d'un organe par des observations isolées faites sur des préparations différentes. Le résultat d'une telle étude ne saurait être d'une certitude absolue, car quelques périodes du développement pourraient se passer avec une rapidité suffisante pour échapper constamment aux investigations. D'autre part la fécondation des Conifères ne saurait être étudiée sur un ovule unique, toujours tué par les manipulations nécessaires. Aussi me suis-je donné beaucoup de peine pour me procurer une série de préparations montrant avec certitude les phases successives de ce développement.

Je croyais déjà antérieurement, durant la courte période de la fécondation, avoir vu, réunies dans un seul et même cône, toutes les phases de ce phénomène; pourtant, pour plus de certitude, je recueillis cette fois des cônes pendant trois jours, c'est-à-dire pendant toute la durée de la fécondation : à cet effet, trois fois par jour et autant par nuit, après des espaces de temps sensiblement égaux, je pris note du moment de leur récolte et je les plaçai dans l'alcool absolu pour les fixer dans un état donné de leur développement. Ce sont là les matériaux qui, après le durcissement des œufs, servirent à mes recherches; j'opérais en même temps par matière de comparaison sur des coupes fraîches observées dans l'eau ou dans l'albumine. Les préparations à l'alcool me donnèrent encore, comme d'ordinaire, des résultats bien plus précis que les préparations fraîches et je m'en tins bientôt à ces premières, après avoir constaté toutefois, qu'elle ne donnaient pas d'images en désaccord avec les autres.

C'est ainsi que de nombreux œufs de Picea vulgaris me passèrent de nouveau par les mains : ceux qui étaient récoltés la nuit ne différaient pas sensiblement, quant à l'état de développement dans lequel ils se trouvaient, de ceux qui avaient été recueillis pendant le jour ; tout au moins n'ai-je pas pu y constater de différence. Dans les cônes que j'avais fixés sur l'arbre en les renversant, j'ai retrouvé également la fécondation dans sa marche normale.

Mes observations récentes sur le Picea vulgaris ont confirmé l'opinion que j'avais émise précédemment sur l'apparition simultanée des quatre nouveaux noyaux, dans la partie supérieure de l'œuf, en remplacement du noyau primitif. Ils atteignent presque immédiatement leur grandeur définitive et font, lorsque la préparation est à l'état frais, l'effet d'autant de sphères translucides, formées d'une substance homogène à réfraction différente du protoplasme environnant. Sous l'action de l'alcool absolu, cette substance devient en quelque sorte granuleuse, sans pourtant montrer des nucléoles, quel que soit l'état de son développement. La distance qui sépare les quatres noyaux étant relativement petite, ils montrent dès le début une certaine dépendance réciproque. Celle-ci se manifeste tout d'abord dans leur forme, qui en général est celle d'octant de sphère légèrement arrondi sur les angles et les arêtes. On le remarque très-bien sur la figure 22 de la table II, qui représente le sommet de l'œuf un peu relevé dans la direction de l'observateur pour permettre de voir à la fois les quatre noyaux placés en réalité au même niveau. La figure 23ª de la même table représente la coupe transversale de deux noyaux arrivés au même degré de développement que ceux représentés par la figure 22, tandis que la figure 23[b] montre la position relative de trois noyaux.

Chaque noyau exerce dès son apparition une certaine influence sur le protoplasme ambiant (tab. II, fig. 23). On voit ce protoplasme se disposer en lignes parallèles plus ou moins nettes, qui s'étendent de l'une à l'autre des deux surfaces opposées des noyaux. A mi-chemin entre ces deux surfaces, les lignes s'épaississent et forment ainsi la couche de démarcation indiquant les limites latérales des cellules. Les surfaces de séparation ont à peu près la forme d'un quart de cercle : elles sont au nombre de quatre et, se réunissant au centre de tout ce système, le divisent en quatre portions en forme d'octants; chacune de ces portions possède un noyau et la part de protoplasme qui l'entoure.

Sous l'influence des noyaux, le protoplasme est limité également vers la partie inférieure de l'œuf. Il apparaît ici de même, plus ou moins strié, les stries disposées perpendiculairement aux surfaces inférieures des noyaux. Cette masse protoplasmatique, quoique se composant en réalité de quatre morceaux, qui appartiennent chacun à un noyau, ne montre aucune solution de continuité et se limite par une surface régulièrement courbée de la partie inférieure de l'œuf (tab. II, fig. 22 et 23).

Ce qui précède démontre que nous avons à faire ici à un cas de formation cellulaire combinée : d'une part c'est la formation libre, puisque nous voyons apparaître quatre nouveaux noyaux entièrement libres dans la substance de l'œuf et se former quatre cellules n'occupant qu'une partie (environ 1/5) de la masse entière de celui-ci ; d'autre part c'est une formation qui n'est point tout à fait libre, puisque dès le début les noyaux montrent entr'eux une relation constante, qu'ils ne forment qu'une seule surface de séparation vers la masse inférieure de l'œuf et qu'ils ont entr'eux des surfaces communes. Quelquefois, dans des cas anormaux, j'ai réellement pu observer ici la vraie formation libre des noyaux. Dans le grand nombre d'œufs soumis à mon observation, j'en ai vu dans lesquels, après la disparition du noyau primitif, les quatre nouveaux noyaux, au lieu de se former dans le sommet de l'œuf, étaient éparpillés dans la masse entière de celui-ci. J'ai représenté plusieurs cas de ce genre dans mon ouvrage sur les Conifères et les Gnétacés et je me contente d'en donner un seul exemple, dans la figure 25 de la table II. Les noyaux en général n'y montraient plus aucune relation et rappelaient par conséquent ceux qui naissent librement dans l'œuf de l'Ephedra ou du Ginkgo. Les zones ne se formaient que d'une manière très-peu distinctes autour de ces noyaux, qui semblaient ne pas pouvoir donner naissance à des cellules limitées. Je ne saurais dire si ces noyaux se résorbent de nouveau pour faire place à ceux qui se développent normalement dans le sommet de l'œuf. Cette production anormale de noyaux par vraie formation libre se présente surtout, peut-être même exclusivement, dans les œufs fécondés prématurément, à une époque où ils renferment encore des vacuoles, qui s'opposent à la distribution régulière de la substance du noyau primaire dans le protoplasme.

Une autre exception, qui n'est pas rare et qu'on peut à peine considérer comme une anomalie, consiste dans le développement simultané de huit noyaux au lieu de quatre. Ces noyaux sont alors placés quatre à quatre, en deux étages superposés et, contrairement à ce qu'on a cru, ne proviennent pas les uns des autres par division. L'étage supérieur (organiquement) est toujours dans ce cas beaucoup plus plat que l'étage inférieur et c'est ce dernier qui continue à se développer par la suite; l'étage inférieur est limité du côté supérieur de la même manière que ses parties le sont latéralement entre elles. La limite entre les deux étages devient cependant la plus nette et bientôt, selon toute apparence, l'étage supérieur entièrement isolé et aplati se résorbe.

Il me reste à faire une remarque sur la manière dont se comporte la masse de l'œuf qui n'a pas été utilisée après que les quatre cellules se sont limitées dans la partie supérieure.

Je ferai observer d'abord qu'à l'époque où les noyaux apparaissent, la masse entière de l'œuf, à l'exception parfois de sa partie la plus inférieure, se montre formée de compartiments uniformes, contenant des grains d'albumine, ces compartiments ayant des parois unies et ne renfermant pas de fécule. Après la formation des quatre noyaux, les parois des compartiments montrent de petits grains de matière amylacée, tandis que les substances albuminoïdes commencent à disparaître et qu'ainsi les préparations conservées dans l'alcool paraissent moins denses (fig. 24, tab. II). Les parois des compartiments se désorganisent alors et finalement, quand l'ébauche de l'embryon commence à pénétrer dans l'endosperme, la substance non utilisée de l'œuf ne se présente plus que sous forme d'une matière finement granuleuse, peu abondante, irrégulièrement distribuée et se colorant en jaune brun par l'iode, pendant que çà et là quelques granulations prennent une couleur bleue. La masse entière de l'œuf s'est petit à petit rendue dans l'ébauche embryonnaire, qui ainsi, à cette époque, se fournit déjà des substances albuminoïdes dont elle aura besoin dans son développement ultérieur, tandis qu'elle trouve, en route, dans les cellules de l'endosperme remplies de fécule, les hydrates de carbone nécessaires à la formation des nombreuses membranes cellulaires.

DIVISION DES CELLULES.

Le travail auquel je me suis livré l'été dernier pour élucider les phénomènes de la fécondation chez les Conifères, a été récompensé d'une manière toute spéciale, puisqu'il devient le point de départ des observations consignées dans ce chapitre. Mes premières investigations sur la formation libre des cellules ont été faites sur l'Ephedra, celles sur la division cellulaire sur le Picea; chez cette dernière plante, mon but fut tout d'abord, de vérifier encore une fois et en détail mes opinions antérieures, contraires à celles de M. Hofmeister et c'est ainsi que je fus amené à étudier les phénomènes délicats, dont je vais faire l'exposé.

Dans le chapitre précédent, nous avons abandonné les œufs du Picea, au moment où les quatre noyaux venaient d'apparaître dans le sommet organique et que les quatre cellules s'étaient, par des lignes de démarcation, limitées entr'elles et contre la partie restante de l'œuf.

Bientôt on voit les quatre noyaux s'arrondir légèrement et devenir presque parfaitement ellipsoïdes; leur contenu apparaît entièrement uniforme et leurs contours s'effacent un peu. Puis on voit d'autres noyaux, environ du même âge, montrant à l'équateur une plaque d'un aspect particulier : elle se compose d'une série unique de grains allongés en forme de batonnets placés parallèlement les uns à côté des autres (tab. II, fig. 27 à droite) et n'atteint pas entièrement à la périphérie du noyau. La partie restante du contenu de celui-ci paraît striée, de telle manière que les stries partent des batonnets de la plaque et convergent vers les pôles du noyau où elles se terminent de part et d'autre en une place de forme presque circulaire. La plaque équatoriale se fend bientôt en deux moitiés; les deux bouts de chaque batonnet commencent alors à s'éloigner l'un de l'autre en direction opposée, tandis que sa partie centrale est étendue en fils minces(1). Comme tous les batonnets exécutent cette action en même temps, il en résulte que la plaque primaire est divisée en deux plaques secondaires de moindre épaisseur, qui, en s'éloignant l'une de l'autre, tendent de nombreux fils entre elles (tab. II, fig. 27 à gauche)(2). Les extrémités des batonnets diminuent en même temps de grandeur et se rapprochent latéralement les unes des autres dans chacune des deux plaques secondaires.

Il pourrait sembler téméraire de ma part de décrire cet ensemble de faits en prenant pour bases des observations isolées faites sur différents degrés de développement. Si j'ose l'entreprendre toutefois, c'est qu'en étudiant d'autres cas analogues, j'ai vu se passer sous mes yeux toute cette succession de phénomènes.

Par suite de cette extension de la plaque équatoriale, nous voyons la substance de chaque moitié du noyau être déplacée dans la direction des pôles de celui-ci et y former de part et d'autre un nouveau noyau secondaire (fig. 28).

Ces nouveaux noyaux commencent par être à peu près ellipsoïdes et très petits, puisque leur grand axe n'est que d'environ 0,016 mm., et leur petit axe 0,012 mm. Leur

(1) Les preuves et les détails complémentaires seront donnés plus loin à propos d'autres exemples.

(2) C'est par exception que les deux noyaux représentés par cette figure diffèrent par leur degré de développement. D'ailleurs, nous verrons bientôt que ces deux états ne sont pas en réalité très-éloignés.

grand axe est transversal par rapport au grand axe du noyau dont ils émanent. Plus tard on voit leur contenu prendre une disposition en bandes granuleuses plus ou moins parallèles au petit axe de ce noyau (Fig. 29, 30) [1].

Pendant la formation de ces noyaux secondaires, les fils tendus entre ceux-ci commencent à se gonfler vers le milieu de leur longueur (fig. 28). Toutes ces parties gonflées placées en un même plan produisent une sorte de plaque équatoriale, devenant de plus en plus distincte à mesure que la formation des jeunes noyaux avance (fig. 29).

Chacun de ces noyaux s'entoure bientôt d'un protoplasme granuleux et dès lors la dépendance qui existait entre lui et les fils semble plus au moins suspendue (fig. 29). Le volume des noyaux augmente et en même temps la masse des fils qui existent entre eux s'élargit et prend en quelque sorte une forme biconvexe. Alors les parties gonflées de ces fils se réunissent pour former un disque continu. Des points sombres apparaissent dans l'intérieur de ce disque : ce sont des solutions de continuité qui, en se réunissant, finissent par partager complétement celui-ci en deux moitiés devenant les couches membraneuses protoplasmatiques des nouvelles cellules. Ce clivage d'une seule couche membraneuse en deux se fait d'une manière analogue au clivage des batonnets dans la plaque équatoriale du noyau de la cellule-mère, mais ici tous les points de jonction entre les deux couches membraneuses se retirent bientôt dans celle-ci, tandis qu'en même temps la cellulose est secrétée entre eux et forme bientôt une membrane continue. La plaque de la couche membraneuse plasmatique fournie par les fils nucléolaires ne s'étend pas d'ailleurs sur toute la coupe transversale, suivant laquelle s'opère la séparation des cellules; les parties qui manquent vers les bords sont fournies par le protoplasme voisin, qui se montre plus

(1) Ces deux figures sont faites d'après le Pinus silvestris.

ou moins strié et complète la lame à travers ces stries. De petits grains de fécule se montrent de chaque côté de la couche membraneuse avant son partage et servent ensuite à la formation de la paroi de cellulose.

Déjà, vers la période représentée par la figure 28, la limite primitive marquée du côté de la partie inférieure de l'œuf disparaît; par contre les limites marquées latéralement entre les noyaux deviennent plus parfaites et apparaissent formées par des couches membraneuses continues. Par suite de la disparition de la limite commune vers la partie inférieure de l'œuf, les quatre noyaux inférieurs (supérieurs comme toujours dans la figure) se trouvent disposés librement dans cette partie et de même on voit plus tard finir librement entre ces noyaux les membranes latérales qui s'y sont formées (fig. 29, 30 et 31).

On trouve donc toujours dans les œufs de Picea et de Pinus, sous l'ébauche supérieure de l'embryon, quatre noyaux libres qui ne se divisent plus mais s'accroissent considérablement, jusqu'à un diamètre de 0,06 mm. et même au-delà. Alors leur contenu protoplasmatique s'est d'ordinaire condensé de nouveau en une masse compacte à la partie inférieure, tandis que l'espace restant paraît traversé par des courants de protoplasme (1), ce que je n'ai observé cependant que sur des préparations durcies (fig. 31).

Entretemps les quatre cellules supérieures se sont divisées à plusieurs reprises et il s'est ainsi formé trois étages ayant chacun quatre cellules, comme le montre la figure 30. Cette division dans les quatre cellules secondaires s'opère essentiellement comme dans les cellules primaires. Toutefois l'espace qu'elles occupent est moindre et par suite leur examen est plus difficile. Les cloisons formées entre les

(1) Des courants de protoplasme ont été observés déjà dans l'intérieur d'un noyau par M. Weiss (Comptes-rendus de l'Académie de Vienne, 1866, t. LIV, Juillet).

cellules sont constamment simples et ne se laissent point dédoubler; elles s'unissent à la membrane de l'archégone (fig. 31). Cette membrane n'est donc pas rompue mais continue à s'accroître en même temps que les jeunes cellules s'étendent. Il n'y a que les cellules plates entourant l'archégone qui soient comme écrasées par cet accroissement et finalement résorbées.

Jusqu'au degré de développement représenté par la figure 29, il est facile d'enlever de l'archégone les œufs durcis, pour les observer plus aisément; mais comme les nouvelles parois de cellulose adhèrent à la vieille paroi de l'archégone, on comprend sans peine qu'après la formation des premières cloisons transversales entre les huit noyaux secondaires, la partie supérieure de l'œuf ne se laisse plus isoler. Il faut donc, pour toute observation ultérieure, avoir recours à des coupes qui du reste m'ont toujours rendu ici les meilleurs services quand il s'agissait de détails minutieux.

J'ai négligé à dessein jusqu'à présent d'interpréter le phénomène de division que je viens de décrire. Nous nous en occuperons seulement, quand de nombreuses observations nous aurons donné plus d'expérience. Mais pour éviter les répétitions, je dois dès maintenant donner un nom à chacune des deux plaques qui se forment pendant la division : j'appellerai la première, naissant à l'équateur du noyau, plaque nucléolaire (Kernplatte), la seconde, naissant au milieu des fils nucléolaires, plaque cellulaire (Zellplatte).

Avant de quitter les œufs du Picea, je dois du reste revenir encore aux phénomènes de la formation libre que nous y avions observés. Si le mode de partition, comme nous l'avons décrit, dans les quatre cellules de l'extrémité supérieure de l'œuf, avait été suivi dès le commencement, nous aurions dû voir apparaître la plaque équatoriale dans le noyau primitif de l'œuf, cette plaque se cliver et ses deux moitiés se séparer l'une de l'autre. Puis deux nouveaux noyaux auraient dû se former, l'un dans la partie inférieure, l'autre dans la partie supérieure de l'œuf; le noyau supérieur se serait partagé perpendiculairement à la direction de la division précédente en deux nouveaux noyaux et ceux-ci enfin se seraient divisés encore de la même manière. Nous aurions obtenu ainsi définitivement la même figure que nous voyons apparaître immédiatement après la résorbtion du noyau primaire de l'œuf. Aussi je considère comme très-vraisemblable qu'en réalité nous avons ici devant nous un développement abrégé, dans lequel les degrés intermédiaires ont été omis. Les rapports réciproques existant dès le début entre les quatre noyaux supérieurs et la limite commune qui les sépare de la partie inférieure de l'œuf, parlent avant tout en faveur de cette opinion.

J'ai vu, en une seule occasion, des granules amassés au centre du noyau primitif, pendant l'accroissement de celui-ci, s'écarter les uns des autres, suivant la direction du grand axe de l'œuf, comme si ce noyau essayait de se diviser. Ce cas est représenté par la figure 19 de la table II, quoique ce faible grossissement ne m'ait pas permis d'en rendre tous les détails.

Je viens d'admettre tantôt pour plus de simplicité, que l'un des deux noyaux issus par division du noyau primaire de l'œuf aurait déjà atteint la partie supérieure de l'œuf, où se trouvent plus tard les quatre noyaux; pourtant il est plus vraisemblable, à cause de la densité uniforme de l'œuf fécondé, que, dans le principe, plusieurs divisions se succédaient dans le sens de la longueur de l'œuf et que la surface de séparation formée maintenant au-dessous des quatre noyaux, environ aux quatre cinquièmes de la longueur de l'œuf, surface qui, elle aussi, est bientôt résorbée, n'était ni la première en origine ni la seule. Cependant ces procédés semblent tellement reculés, qu'ils ne reviennent même pas dans des cas anormaux ; bien au contraire nous ne rencontrons ici que des anomalies d'un caractère entièrement opposé, c'est-à-dire la vraie formation libre de cellules, anomalies plutôt progressive, qui se montrent surtout, comme nous l'avons déjà dit, lorsque le développement normal a été empêché par les vacuoles et qui par suite rentrent plutôt dans la catégorie des phénomènes d'adaptation. J'ai observé aussi une seule fois que les quatre noyaux nés librement dans l'intérieur de l'œuf, se disposaient à former des plaques nucléolaires, comme pour se partager. J'ai figuré ce cas, fig. 26, pl. II.

L'apparition simultanée de quatre noyaux dans le sommet de l'œuf des Abiétinées est dû à une abréviation du développement; ceci est encore prouvé, je pense, par les cas déjà mentionnés dans lesquels, au lieu de quatre noyaux, il en naît simultanément huit disposés en deux étages : ici par conséquent une nouvelle phase de la division cellulaire a été omise.

Ce mode de formation chez les Abiétinées jette quelque lumière sur ce qui se passe dans l'Ephedra et le Ginkgo, et fait croire qu'ici également la vraie formation libre dérive, par abréviation de développement, de la division cellulaire. Chez l'Ephedra il se produit à vrai dire une ébauche de l'embryon aux dépens de chacune des cellules libres, mais chez le Pinus aussi, les quatre boyaux qui sortent d'une ébauche commune, se séparent les uns des autres : chacun d'eux s'organise alors en embryon, d'une manière indépendante, à son extrémité. Chez le Ginkgo par contre, les cellules nées par formation libre se réunissent pour donner naissance à un seul embryon.

Ce Ginkgo se comporte ici par rapport à l'Ephedra comme le Picea vulgaris par rapport au Pinus, puisque dans le Picea les cellules naissent dans le sommet de l'œuf, exactement comme cela se passe dans le Pinus, et ne produisent cependant ensemble qu'une seule ébauche d'embryon.

J'ai dû décrire ce procédé de division des œufs de Picea

en me basant sur des phases isolées de ce phénomène et je n'ai pu d'ailleurs en faire l'étude que sur des préparations conservées dans l'alcool. Les résultats obtenus avaient donc besoin d'un double contrôle : il fallait d'abord rechercher si les préparations conservées dans l'alcool reproduisaient bien dans tous leurs détails les procédés qui s'observent à l'état vivant, et en second lieu voir si les différents états que l'on distinguait dans ce développement se suivaient bien dans l'ordre que je viens d'indiquer.

Ce dernier point ne pouvait être résolu que par l'étude des organismes à l'état vivant. Quant au premier, j'avais observé trop d'œufs de Conifères à l'état frais et à l'état durci pour pouvoir douter de la fidélité des figures obtenues sur les préparations à l'alcool.

Pour voir se passer sous mes yeux toute cette division cellulaire, je choisis comme sujet une Algue d'eau douce, qui avait servi souvent à des recherches de ce genre, le *Spirogyra orthospira* Naeg., possédant toutes les qualités requises pour se prêter à merveille à de pareilles observations. Ses cellules sont relativement grandes : leur largeur évaluée perpendiculairement à la direction des filaments, mesure environ 0,15 mm., sur une longueur double comptée dans le sens de ceux-ci. Les bandes de chlorophylle sont séparées par des interstices incolores, d'une largeur sensiblement uniforme, ce qui permet au regard de pénétrer dans l'intérieur de la cellule. Celle-ci renferme un beau noyau central, paraissant fusiforme quand le filament de l'Algue est placé horizontalement et suspendu à des fils minces de protoplasme (tab. III, fig. 27). Dans ce noyau, on voit clairement un gros nucléole de forme arrondie.

Le seul inconvénient que présente ce Spirogyra est de diviser ses cellules pendant la nuit. C'est donc alors que j'entrepris d'abord mes recherches. Comme source de lumière, j'utilisai la flamme d'une lampe-modérateur et je plaçai entre elle et le miroir de mon microscope un ballon rempli d'une dissolution très-étendue d'oxyde de cuivre dans l'ammoniaque. Grâce à cette dissolution, qui adoucit extrêmement la lumière, je pus travailler longtemps sans fatigue exceptionnelle, en prenant pour toute précaution de ne pas rendre trop grand le contraste entre l'éclairage du champ du microscope et celui des objets environnants. Ce moyen de procéder est si avantageux que je m'en sers maintenant, même le jour, quand par un temps sombre j'ai à travailler avec de forts grossissements.

Au mois d'octobre dernier (1874), j'ai observé que les cellules de Spirogyra commencaient habituellement à se diviser entre dix heures et minuit, et j'étais certain à ce moment d'y trouver les premiers états de cette division. Souvent je réussis alors à suivre le phénomène, dans une même cellule, depuis le début jusqu'à la fin. Pour réaliser autant que possible les conditions normales du développement des cellules, je plaçai à côté de mon microscope, un peu plus haut que le porte-objet, un verre rempli d'eau dont le contenu était amené petit à petit jusqu'au bord du verre couvreur par un fil de coton, tandis que du côté opposé un autre fil débarrassait la préparation de l'excès de liquide.

Je déposai aussi des échantillons dans l'alcool après avoir pris note des différents états de développement auxquels ils étaient arrivés.

Ce fut seulement quand mes recherches touchaient à leur fin, que je réussis par un procédé très-simple à retarder la division des cellules jusqu'au jour. A cet effet, quelques heures après le coucher du soleil, je plaçai les bocaux de Spirogyra dans une chambre non chauffée, où, au commencement de novembre et par un temps assez froid, la température descendait en moyenne pendant la nuit entre + 8° et + 2° C. Je constatai que, lorsque la température devenait inférieure à + 5° C, la division ne se faisait pas, mais commençait seulement le lendemain matin dans une chambre chauffée, en pleine clarté et même sous la lumière directe du soleil (1) (2).

Le Spirogyra orthospira Naeg. se cultive assez facilement dans l'eau de rivière. Je renouvelais cette eau presque tous les jours et j'y laissais nager quelques fragments de tourbe de Brunswick. Cette substance convient si bien à la plante que les cellules en contact avec cette tourbe envoient dans celle-ci de petits prolongements en forme de boyaux (3), adaptation assez intéressante.

J'insiste sur ces procédés d'investigation, parce que je désire vivement que l'on répète mes observations, car il est difficile de décrire un phénomène vital dans son ensemble et presque impossible de le représenter rigoureusement par le dessin.

Les figures faites sur des préparations conservées dans l'alcool sont seules exactes dans leurs détails : par contre, je n'offre que comme des esquisses celles qui ont été dessinées sur le vif, puisque l'objet dont j'essayais de fixer les contours à l'aide de la chambre claire, fuyait le crayon en se développant et changeait d'aspect avant que j'eusse pu le dessiner. C'est pourquoi je renvoie le lecteur à l'examen de la plante vivante, qu'on trouve pour ainsi dire partout et dont on peut suivre commodément la division pendant le jour, d'après la méthode décrite plus haut.

Toute la division dure, selon les circonstances, de trois à six heures : elle commence lorsque le noyau, qui paraît

(1) D'autres tentatives pour remettre la division des cellules du Spirogyra orthospira jusqu'au jour ne me réussirent pas, entr'autres le moyen décrit par M. Famintzin et consistant en un éclairage continuel (Mél. Biol. tir. du Bull. de l'Ac. Imp. d sc. d. St Pétersb. tom. VI, p. 277 et fig. 1867; Jahr. f. Wiss. Bot. VI, 1867 et Mél. Biol., tome IX, p. 131 et fig. 1873. La lumière dont je pus me servir ne fut certainement pas assez intense, car je n'avais pas à ma disposition les condensateurs nécessaires.

(2) C'est sans doute pour ce motif que M. Pringsheim a vu la division pendant le jour.

(3) Ces cellules à prolongements sont déjà mentionnées par M. De Bary (Conjugaten, p. 8).

fusiforme dans l'Algue couchée horizontalement (tab. III, fig. 1), commence à s'élargir[1] (fig. 2), et que la couche mince de plasma granuleux qui l'entoure, se déplace avec une grande vivacité et prend plus ou moins l'aspect de filaments placés perpendiculairement sur les deux faces du noyau (fig. 2). Entretemps on voit aussi les granules se mouvoir en tel et tel sens, dans les fils auxquels le noyau est suspendu. Puis celui-ci devient de plus en plus large, tout en restant transparent et homogène; son nucléole, qui s'accroît de même et reste assez bien visible, est plus dense que la partie restante et résiste encore à la résorption (tab. III, fig. 2, 3, 13).

Une demi heure environ après que le noyau a commencé à se gonfler visiblement, sa masse transparente montre un volume quadruple de ce qu'elle était primitivement, et vers ce moment d'ordinaire le nucléole disparaît entièrement dans cette masse (tab. III, fig. 4, 5). Les granules à la périphérie de la masse nucléolaire ont diminué en nombre. A cette époque, la coupe optique du noyau affecte la forme d'un rectangle, dont les quatre angles sont

(1) Tout ce que l'on savait sur le noyau du Spirogyra pendant la division, c'est qu'à la place du noyau primitif de la cellule se forment deux nouveaux noyaux. M. Braun (Verj. p. 258) ne tranche pas la question de savoir si le noyau se divise ou bien s'il se résorbe, tout en considérant la dernière opinion comme la plus probable, parce que les deux nouveaux noyaux sont entourés d'une couche mucilagineuse commune qui n'existait pas précédemment. M. Pringsheim (Pflanzenzelle, p. 82) dit seulement que dans la cellule en voie de division, au lieu du cytoblaste primitif, se forment deux cytoblastes nouveaux, placés d'abord dans le voisinage immédiat de la surface de division (III, 1). M. Schacht (Lehrbuch, tom. I, p. 77) et M. Naegeli (Pflanzenphysiolog. Unters. livr. I, p. 43) partagent cette manière de voir. M. Hartig (Bot. Zeitung, 1855, p. 411) admet que là où deux cellules-filles (de Spirogyra crassa) naissent d'une cellule-mère par étranglement, le noyau est attiré dans cet étranglement et fendu en deux moitiés. M. Hofmeister (Lehre v. d. Pflanzenzelle, p. 83) mentionne, à un seul endroit, que les deux noyaux secondaires très-rapprochés de Spirogyra ne se montre à la place du noyau primitif que lorsque la paroi qui doit séparer les deux nouvelles cellules, apparaît déjà sous forme d'un anneau. M. Sachs enfin (Lehrbuch, IVe édit., p. 17) admet que l'on ne distingue les deux noyaux dans la masse protoplasmatique du centre qu'au moment où une plissure se fait remarquer autour du noyau central.

en rapport avec les fils de protoplasme lui servant de soutien. Ceux-ci ont glissé pendant l'agrandissement du noyau le long du plasme de la paroi et quittent les angles du noyau dans une direction voisine de ses diagonales. Souvent, à ces fils de suspension en rapport avec les quatre coins, s'en ajoutent d'autres partant du milieu des côtés parallèles aux parois de la cellule, comme le montre la figure 2 ou 13.

Après la résorption du nucléole (fig. 5), le noyau est entré dans un état d'équilibre qui est cependant vite troublé : on voit en effet subitement sa masse affecter une disposition en filaments, dont la différenciation avance des deux surfaces latérales vers le plan du milieu; ici encore la masse du noyau se condense en une lame qui réfracte plus fortement la lumière (tab. III, fig. 6). Ces diverses modifications s'observent difficilement sur des préparations fraîches et peut-être ne les aurais-je pas remarquées si je n'avais eu en même temps à ma disposition des préparations conservées dans l'alcool.

Comme je l'ai dit plus haut, j'ai tâché de fixer par l'alcool absolu tous les degrés successifs de la division des cellules tels que je les ai observés. J'ai conservé les plus belles préparations relatives à chacun de ces degrés[1].

Malheureusement peu de cellules traitées de cette manière peuvent être utilisées pour l'observation, car la masse du noyau ne garde point, dans la préparation conservée dans l'alcool, sa place naturelle, mais est attirée vers quelque point de la paroi cellulaire; ceci s'explique probablement parce que l'alcool absolu ne peut agir immédiatement sur les filaments plasmatiques entourés de tant de liquide cellu-

(1) Les préparations se conservent très-bien dans la glycérine pure, mais il faut l'employer petit à petit, sinon il sort plus d'alcool de la cellule qu'il n'y entre de glycérine dans le même temps, de sorte que la cellule s'affaisse sous forme de ruban. Pour l'éviter, je mélange habituellement quelques gouttes de glycérine avec une grande quantité d'alcool. Je mets la préparation dans ce mélange, en laissant le tout exposé à l'air : de cette manière, l'alcool se volatilise insensiblement et il ne reste finalement que de la glycérine.

laire, mais se délaye tout d'abord dans celui-ci; par conséquent ces fils comme tous les minces prolongements du protoplasme qui plongent dans le liquide cellulaire, sont retirés, ainsi que cela se présente partout ailleurs sous l'action de l'alcool étendu. Aussi, dans mes préparations de Spirogyra, la masse du noyau a-t-elle une surface unie, tandis que son organisation interne, aussi bien que celle du protoplasme pariétal, s'est conservée d'une manière parfaite. Ce dernier protoplasme ne se sépare en nul endroit de la paroi cellulaire et, dans l'alcool absolu ou tout au moins concentré, garde parfaitement sa disposition primitive. Il ne se ratatine que si l'alcool est étendu au point de marquer moins de 65°.

Sur les préparations qui ont séjourné dans l'alcool, on voit parfaitement les stries transversales et la plaque qui leur est perpendiculaire. Dans ces stries on reconnaît facilement un plasma d'une texture filamentaire : elles nous rappellent celles que nous avons observées dans les noyaux chez les Abiétinées. La plaque du milieu ne montre à l'état frais aucune structure spéciale; par contre dans les préparations conservées dans l'alcool, elle présente également des stries dans la même direction; mais ici les stries sont beaucoup plus épaisses et on les dirait produites par la réunion latérale de plusieurs filaments. Elles forment de courts batonnets séparés les uns des autres par des intervalles de même largeur (fig. 6 et 7). La lame qu'ils constituent en se réunissant, se colore par l'iode en jaune-brun un peu plus foncé, à cause de sa plus grande densité, que le plasma finement strié avec lequel elle est latéralement en rapport. Dans cette plaque médiane nous reconnaissons la plaque nucléolaire des noyaux de l'œuf des Abiétinées. Quand on l'examine de face (ce qu'on réussit de temps en temps à faire lorsque le noyau s'est par hasard tourné convenablement dans l'alcool), on voit qu'elle a à peu près la forme d'un disque et qu'elle atteint par ses bords la périphérie du noyau. Elle ne s'étend pas au delà de la partie finement striée qui forme un cylindre solide entouré, comme la plaque, d'un revêtement du reste assez mince de protoplasme finement granuleux, non strié, ayant la forme d'un cylindre creux (fig. 6 et 7). Cette dernière couche de protoplasme finement granuleux passe sur ses bords en filaments de suspension (fig. 6 et 7) et ne s'étend pas, à ce moment, sur les deux faces terminales du noyau, de sorte que les stries de l'intérieur de celui-ci arrivent ici directement à sa périphérie. Leurs points d'attache doivent encore occuper un espace à contour circulaire et apparaissent de face comme de fines ponctuations. Dans la position naturelle de la préparation, la plaque nucléolaire a la forme d'un fuseau et la masse entière du noyau celle d'un carré dont les côtés sont un peu concaves. Cette dernière particularité est dûe à l'existence des filaments suspenseurs partant des angles du carré (fig. 6 et 7). Au moment où les stries et la plaque nucléolaire se dessinent comme je viens de le décrire, ou immédiatement avant, on voit aussi à la paroi de la cellule les premiers indices de la division (fig. 7), environ trois quarts d'heure après le premier mouvement du noyau.

Même dans les cellules qui ne se divisent pas, on remarque de petits grains à contours sombres qui se meuvent irrégulièrement sur le bord des bandes de chlorophylle et même en dehors de celles-ci, près de la couche membraneuse du protoplasme. Une observation plus attentive y démontre l'existence de nombreux courants de protoplasme finement granuleux, qui, par des voies plus ou moins larges, circulent d'ordinaire entre les bandes de chlorophylle, mais aussi parfois en dehors d'elles. Les grains plus gros sont également entraînés par ces courants; toutefois, par suite de leur poids plus considérable, ils sont à chaque instant arrêtés pour se remettre ensuite en route par secousse, ce qui leur donne un mouvement irrégulier. Souvent du bord d'une bande de protoplasme pousse un fort *pseudopodium*, sur lequel circulent de nombreux granules : ce pseudopodium se gonfle à son extrémité et se meut en tâtonant dans toutes les directions, jusqu'à ce qu'il soit entraîné par un autre courant ou qu'il puisse se fixer à une bande voisine. S'il n'atteint pas rapidement ce dernier résultat, le pseudopodium peut être de nouveau retiré. Les petits grains à contours sombres qui sont entraînés par les courants, sont, comme on peut le démontrer microchimiquement des grains de fécule, que la cellule consomme pour végéter. Ils naissent directement dans la substance des bandes vertes, tandis que les gros grains de fécule se trouvent dans les grains de chlorophylle (1). Pendant le jour ces petits grains sont très-nombreux dans les bandes; pendant la nuit ils en disparaissent et sont les premiers employés, après avoir d'abord pour la plupart, quitté leur place, ainsi que je l'ai décrit tantôt. Les gros grains de fécule se dissolvent dans l'intérieur même des grains de chlorophylle mais, par suite de leur volume, se conservent beaucoup plus longtemps. Il n'est pas impossible que leur dissolution ne se précipite d'abord sous la forme de petits grains avant d'être définitivement employée; ce qui me porte à mentionner cette opinion, c'est que fréquemment on voit de petits grains de fécule adhérer à la périphérie des grains de chlorophylle.

Dans les cellules en voie de division, on voit se mouvoir des grains de fécule plus nombreux encore, dans le plan où la division doit s'opérer. A peu près à la moitié de la longueur de la cellule, on remarque un épaississement à peine mesurable de la couche membraneuse plasmatique, sous forme d'un mince anneau circulaire (tab. III, fig. 7). Dans son intérieur, on remarque parfaitement, quand la préparation a été traitée par l'alcool, une ligne de points sombres (fig. 7), dans laquelle on reconnaît la ligne

(1) J'appelle ainsi, comme M. Naegeli (Stärkekörner, 1858, p. 403), les grains chargés de fécule qui sont compris dans les bandes de chlorophylle et auxquels M. De Bary (Conjugaten, p. 2), avait donné le nom de Amylonkerne. J'y reviendrai plus tard.

ordinaire de séparation de la couche membraneuse, ligne difficile à suivre ici à cause de la faible épaisseur de la couche de plasma dans laquelle elle se produit.

A ce moment, les grains de fécule commencent à affluer de toute part vers l'anneau de plasma, sans toutefois prendre le chemin le plus court, mais en pouvant s'écarter même temporairement de celui-ci. Cette substance est vite employée dans l'anneau et il doit donc continuellement en arriver de nouvelles quantités.

Le plus souvent, l'anneau en question ne devient apparent que par le renforcement qu'il éprouve de la part de la couche granuleuse du protoplasme, et par les nombreux grains qui s'amassent dans celle-ci. Ces grains, qui n'ont d'abord aucune disposition déterminée, se placent, peu de temps après, en deux séries séparées par une strie claire, excessivement mince (fig. 11), première ébauche de la cloison[1] transversale, qui s'adapte perpendiculairement à la paroi de la cellule-mère. Cette strie prend la place occupée primitivement par la ligne ponctuée et souvent, sur les préparations conservées dans l'alcool, on peut observer qu'elle se montre d'abord quelque peu moniliforme.

Déjà cinq quarts d'heure se sont écoulés depuis le commencement de la division. La quantité de protoplasme finement granuleux et de petits grains de fécule accumulée près de la cloison en voie de formation a encore augmenté. La membrane pénètre de plus en plus profondément dans l'intérieur de la cellule, en s'accroisant par son bord interne. Devant ce bord on voit s'avancer le protoplasme amassé sous forme d'un anneau sombre, qui, sur ses coupes optiques, apparaît comme une pelote (Knäuel) obscure[2] (tab. III,

(1) M. Sachs (Lehrbuch, IVe édit. p. 17) représente des cas de division du Spirogyra longata, dans lesquels la plissure de l'utricule primordiale est très-avancée, même jusqu'à la division complète en deux utricules, avant que la cloison de cellulose commence à se former. M. Sachs a fait des observations sur des Algues placées durant la nuit dans l'alcool étendu. Je n'ai jamais vu de phénomènes analogues chez le Spirogyra orthospira.

(2) Cet anneau n'avait pas été mentionné jusqu'ici.

fig. 20-25, tab. IV, fig. 29 et 30), et vers lequel se meuvent sans discontinuer de petits grains de fécule. La cloison, ou plutôt l'anneau de protoplasme qui la devance, en pénétrant dans l'intérieur de la cellule, pousse contre la couche chlorophyllienne et par cela même la plisse[1]; il en résulte la production d'un espace transparent, de coupe triangulaire, traversé par la jeune membrane[2] (tab. III, fig. 18 et 20-27; tab. IV, fig. 28-33). La couche membraneuse du protoplasme (Hautschicht) reste en contact avec la membrane de la cellule-mère, ainsi qu'avec la jeune cloison, et on la retrouve dans l'angle formé par ces deux membranes. On peut s'en assurer en constatant que les petits grains de fécule se meuvent le long de cette couche membraneuse jusque dans l'angle mentionné, ainsi qu'en soumettant la préparation fraîche à des réactifs ayant de l'affinité pour l'eau; de cette manière en effet, on voit la couche membraneuse du protoplasme se retirer des endroits dont il vient d'être question[3]. On peut observer en outre, de cette manière, que l'espace transparent compris entre la couche membraneuse et les rubans de chlorophylle renferme un liquide de faible densité, car, dans l'expérience, cette couche membraneuse se rapproche sans difficulté de ces

(1) De même dans BRAUN, Verjüng. p. 260 et NAEGELI, Pflanzenph. Unters. livr. I, p. 44 et 46.

(2) M. HOFMEISTER (Lehre von der Pflanzenz. p. 111) dit (en se rapportant en partie à MM. v. Mohl et Pringsheim) : les cellules d'ordinaire cylindriques qui vont former leurs cloisons, montrent vers la moitié de leur longueur, sur une zone circulaire, un léger étranglement de la couche chlorophyllienne du protoplasme pariétal, sous sa couche membraneuse, et un épaississement apparent de cette dernière couche dans une zone annulaire. Les réactifs qui absorbent de l'eau, mais qui n'agissent pas sur les nouvelles membranes en les gonflant ou en les dissolvant, laissent reconnaître que ce phénomène dépend de l'existence d'une lame annuliforme de cellulose, très-fine, très-étroite, qui s'insère à angle droit sur la paroi intérieure de la cellule-mère et étrangle le contenu protoplasmique par un sillon annulaire.

(3) Indiqué déjà exactement dans BRAUN (Verjüngung, p. 259), plus tard dans PRINGSHEIM (Pflanzenzelle, p. 31), dans NAEGELI (Pflanzenphys. Unters , livr. I, p. 43), SCHACHT (Lehrbuch, p. 78)

rubans de chlorophylle. Ce n'est que dans des cas très-rares que l'anneau de protoplasme se développe au point de remplir en majeure partie cet espace transparent.

Le bord extérieur de la cloison en voie de formation, s'insère étroitement et sans s'épaissir sur la paroi latérale de la cellule-mère[1]; son bord intérieur semble plonger dans le sombre anneau de protoplasme (tab. III, fig. 11, 18, 20-25). J'ai pu le mieux m'instruire sur ce qui se passe dans l'intérieur de cet anneau en tuant par une légère compression, mais sans les crever, des cellules arrivées à cette période de la division; de cette manière les rubans de chlorophylle se déchirent et leurs débris se transforment en plusieurs amas ressemblant à des vessies, tandis que la couche membraneuse se sépare lentement de la paroi de la cellule : le sillon par lequel s'avance la division s'élargit et la jeune paroi de cellulose devient libre. On voit aussi que cette paroi atteint le fond du sillon et que celui-ci est tapissé intérieurement par la couche membraneuse, extérieurement même par la couche granuleuse. Le retrait des bandes de chlorophylle a donné à toute la préparation une clarté et une transparence extraordinaire.

Dans les préparations intactes, les grains de fécule amassés au bord interne de la cloison montrent une faible oscillation et maintefois, en prolongeant mes observations, j'ai réussi à voir quelques-uns de ces grains diminuer en volume et enfin disparaître entièrement.

Mais retournons au noyau, qui pendant ce temps a subi

(1) M. Braun avait déjà fait connaître très-exactement ce fait dans son travail sur la division des cellules de Spirogyra (Verjüngung, p. 260), travail de grand mérite pour cette époque. La plupart des auteurs plus récents ont pu confirmer cette observation. Il n'y a que M. Tchistiakoff (Nuovo Giornale botanico italiano, tom. XV, p. 214) qui soit arrivé récemment à une opinion singulière sur tout ce procédé : dans les Spirogyra, prétend-il, une ceinture de matière gommeuse est secrétée et c'est la couche périphérique de cette matière qui s'endurcit en membranes; c'est pourquoi il se forme ici deux membranes qui se rencontrent à angle aigu et ont l'apparence d'avoir été produites par un repli du Primordialschlauch ou utricule primordiale dans un espace libre (textuellement).

également des modifications ultérieures. Il est difficile de voir, dans les cellules fraîches, les premiers changements qui suivent l'apparition de la plaque nucléolaire, mais, avec un peu de chance, on rencontre néanmoins des cellules dans lesquelles on voit assez clairement ces modifications : celles-ci dépendent de la position des bandes de chlorophylle et, plus encore, des différences de réfraction de la masse même du noyau, qui est sujette à quelques variations individuelles.

Mais utilisons d'abord les préparations conservées dans l'alcool : ce sont elles qui nous permettront de voir plus clairement les faits dont il est question, et qui nous faciliteront l'étude des cellules vivantes.

La plaque nucléolaire nous apparaît d'abord, sur la coupe transversale, comme une rangée de petits batonnets disposés parallèlement les uns aux autres (tab. III, fig. 7) et nettement séparés par des intervalles sombres correspondants. La masse entière du noyau s'est encore un peu allongée dans une direction parallèle au grand axe de la cellule; elle s'est au contraire un peu reserrée dans la direction opposée, de sorte que son diamètre placé dans le sens du grand axe commence à dépasser les autres. La masse du noyau prend ainsi l'aspect d'un tonneau, et, dès maintenant, pour éviter de plus longues descriptions, nous nommerons diamètre longitudinal celui qui est parallèle au long axe de la cellule, diamètre transversal celui qui est opposé, à angle droit, à l'autre, tandis que nous donnerons aux faces planes, placées à droite et gauche, le nom de faces terminales et aux faces courbées celui de faces latérales.

Aux deux faces terminales du tonneau s'amasse d'abord du protoplasme riche en granulations. La plaque nucléolaire devient un peu plus large, ce qui occasionne un faible étranglement au milieu des petits batonnets et un élargissement des intervalles sombres compris entre eux (fig. 9). De cette façon la plaque nucléolaire commence à se diviser en deux.

Dans un état plus avancé, que représente la fig. 10, les

extrémités gonflées des batonnets se sont un peu écartées, tandis que leur partie moyenne a été légèrement étirée. Le tonneau pendant ce temps s'est assez notablement allongé. Dans la fig. 11 nous voyons que les deux segments de la plaque se sont encore écartés davantage. Les extrémités des batonnets affectent maintenant à peu près la forme cubique et leur partie moyenne allongée est devenue filiforme. La fig. 12 nous montre un degré de développement plus avancé : les fils qui relient les deux segments deviennent de plus en plus minces; le tonneau s'est considérablement allongé, mais la distance qui sépare les segments et les extrémités correspondantes du tonneau n'ont pas beaucoup varié depuis l'origine. Les stries fines qui les séparaient, existent toujours et se perdent maintenant dans le protoplasme granuleux qui s'est amassé aux extrémités du tonneau. — Retournons maintenant à la cellule vivante que nous supposerons la plus favorable à nos recherches, de manière à pouvoir clairement y observer la division. Après la première apparition de la plaque, bien que la tranquillité semble règner dans la masse du noyau, la division doit s'y préparer, mais tout cela n'est pas visible. Quinze minutes à peu près se passent de cette manière et la séparation des deux segments de la plaque commence. Ces deux segments s'écartent si rapidement qu'on peut observer leur mouvement à l'aide d'un fort grossissement (600 fois). L'espace compris entre ces deux segments et traversé par les fils minces paraît rougeâtre, sans doute à cause de la faible densité[1] du liquide qu'il contient. Pendant que ces changements s'opèrent, le tonneau s'allonge comme nous le savons déjà; toutefois le protoplasme granuleux de ses deux extrémités ne paraît pas retiré comme dans les préparations à l'alcool; il affecte plutôt une disposition rayonnante.

(1) Il faut l'admettre ainsi, puisque les lentilles de Zeiss sont corrigées dans leur zone médiane.

En général, vers cette époque, une grande excitation règne dans la masse entière du noyau : on la voit manifestement changer de place dans l'intérieur de la cellule et se balancer tantôt dans une direction, tantôt dans une autre. Le tonneau est suspendu par ses deux extrémités et d'après son allongement les fils suspenseurs glissent le long de la paroi de la cellule ; mais on ne pourrait en aucune manière admettre que ces fils exercent une traction sur les faces terminales du tonneau ; souvent même la plupart des fils de l'une ou de l'autre face peuvent rester en retard sur la marche du noyau et sont visiblement entraînés par celui-ci le long de la paroi cellulaire.

Pendant que les deux segments de la plaque s'écartent l'une de l'autre, on voit souvent de nouveaux pseudopodium se produire en grand nombre sur le protoplasme granuleux des extrémités : beaucoup d'entr'eux sont placés sur la face terminale à peu près perpendiculairement et se dirigent librement dans l'intérieur de la cellule, ce qui donne assez bien à ce protoplasme une forme à moitié étoilée (tab. III, fig. 14). Souvent alors, tel ou tel pseudopodium reçoit tant de protoplasme, que son extrémité forme un renflement globuleux (par exemple, fig. 18 à gauche), qui, en tâtonnant, atteint la paroi de la cellule ou se fixe à un autre fil de protoplasme. C'est seulement lorsque le premier mouvement rapide d'éloignement est passé, que le protoplasme granuleux des faces terminales devient un peu plus uni et que les fils suspenseurs se retirent sur le bord de ces faces (fig. 15).

Aussitôt que la longueur du tonneau est devenue plus d'une fois et demie ce qu'elle était au moment de la division de la plaque, on voit la paroi latérale ou le manteau du tonneau se partager en fils longitudinaux (fig. 15), phénomène coïncidant avec l'époque où les segments de la plaque cessent de se mouvoir visiblement. Tout ceci se passe avec une rapidité telle que parfois je n'ai vu s'écouler que

7 minutes entre l'instant où la plaque commençait à se diviser et celui où les parois latérales du tonneau se partageaient en fils.

Ces fils périphériques du tonneau sont, par suite de leur origine, insérés en anneau, immédiatement derrière la couche de protoplasme granuleux (fig. 15). Leur nombre n'est pas considérable et probablement ne dépasse pas quinze. Ordinairement on voit, avant que commence la division des parois en fils longitudinaux, de petites granulations s'amasser vers la région équatoriale du tonneau (tab. III, fig. 14, 18), ce qui indique que les fils nucléolaires intérieurs vont être rompus. Ces fils sont ensuite attirés dans la masse des granulations qui se trouvent vers l'équateur (fig. 18, 19).

La masse du noyau présente maintenant l'aspect d'un tonneau vide à parois percées.

Pendant que les fils intérieurs sont retirés, les grains de chaque segment se réunissent en formant un disque solide se soudant en même temps du côté opposé avec le contenu qui le sépare du protoplasme granuleux des faces terminales : le disque se rapproche ainsi de ce protoplasme granuleux et arrive finalement en contact avec lui (fig. 15, 16, 19 et 20).

Pendant que les parois du tonneau se sont divisées en fils, ce mouvement des deux segments devient si lent qu'on ne pourrait plus l'observer directement, même à l'aide des grossissements les plus forts.

On distingue maintenant aux deux côtés dans le tonneau, en commençant par la face terminale (fig. 17 et 20): la couche de protoplasme granuleux qui passe sur les bords à l'état de fils suspenseurs, le disque homogène du noyau et l'espace vide intérieur. Les fils de la paroi sont attachés maintenant à la périphérie, entre le protoplasme granuleux et le disque, et leurs points d'attache se présentent comme autant de nodosités (fig. 17). Les disques continuent à s'éloigner lentement, et ainsi le tonneau s'allonge toujours sans augmenter sensiblement en largeur (fig. 18-21), ou bien les disques nucléolaires gardent tout d'abord leur distance respective, tandis que le tonneau se gonfle en largeur (fig. 15-17). Le premier cas se présente surtout dans des cellules-mères très-longues, dans lesquelles les nouveaux noyaux ont une grande distance à franchir pour arriver au milieu de leurs cellules respectives; le second cas, par contre, s'observe principalement dans les courtes cellules-mères. Tôt ou tard le tonneau se gonfle finalement de la même manière (fig. 17-23). Les fils, d'ailleurs peu nombreux comme je viens de le dire, qui composent ses parois latérales, deviennent constamment plus convexes vers l'extérieur et par conséquent s'écartent toujours latéralement entr'eux[1] (fig. 17-23). Cet écartement commence environ sept quarts d'heure après les premiers indices de la division et à ce moment la jeune paroi transversale de la cellule a pénétré dans l'intérieur environ jusqu'au quart du rayon.

La masse de granulations formée dans la zone équatoriale des fils intérieurs et augmentée après leur rupture peut, si elle reste quelque temps visible, se conserver dans sa position naturelle entre les fils de la paroi, mais plus tard, quand l'élargissement du tonneau se produit, elle passe sur les fils de la paroi et alors, dans tous les cas, s'y partage définitivement (fig. 21, 22, 23). Dans leur écartement prolongé, les fils atteignent bientôt le pli de la couche chlorophyllienne du plasma pariétal, avec laquelle ils se confondent. Si le tonneau occupe rigoureusement le milieu, les fils arrivent presque simultanément à tout le pourtour du pli (fig. 24-25); si au contraire il est excentrique, ce qui est plus rare, les fils y parviennent d'abord d'un côté. Ce contact des fils et du pli ne se produit que deux

(1) Cet état de choses a été à plusieurs reprises décrit et figuré précédemment.

heures environ après le commencement de la division.

Entretemps, des modifications importantes, que nous ne connaissons pas encore, se sont produites dans les deux ébauches des noyaux. Nous les avons vus en dernier lieu sous forme de disques homogènes et très-réfringents (fig. 14, 15, 18); bientôt après on les voit se gonfler en se dilatant vers l'intérieur du tonneau (fig. 16, 17, 19, 20) et en restant entièrement homogènes. Cependant, après quelques minutes, plusieurs globules plus réfringents se montrent vers la surface médiane de chaque disque [1] et paraissent, dans les cas normaux, s'y distribuer à quatre d'une manière symétrique (fig. 22 à droite ne montrant que trois globules simultanément; de même fig. 25 à gauche), tandis que, dans d'autres cas, je n'en ai rencontré que deux ou trois (fig. 22 à gauche et 25 à droite); jamais, que je sache, un seul. De ces globules tous disparaissent à l'exception d'un seul, qui s'accroît à mesure que les autres disparaissent (fig. 22-24). Celui qui se développe ainsi, gagne le milieu du disque, tandis que les autres se résorbent en conservant leur place primitive (fig. 23 et 24).

Pendant ce développement d'un globule et cette disparition des autres, le jeune noyau est devenu de plus en plus ventru.

Le jeune noyau de forme planoconvexe commence maintenant à devenir biconvexe, car il se gonfle aussi du côté externe (fig. 26), ce qui le rapproche de sa forme définitive. Les deux jeunes noyaux n'ont besoin que de se dilater encore un peu et le protoplasme granuleux qui se trouvait sur leur côté extérieur se répandra autour de toute leur surface; nous aurons ainsi devant nous deux noyaux entièrement semblables à celui qui a été le point de départ de nos investigations (tab. III, fig. 27). Entretemps la jeune cloison,

(1) Dans un cas, j'ai observé que la division se faisait si rapidement, qu'elle arrivait déjà à cette période en une heure, tandis que la durée ordinaire est de deux heures.

de même que le pli de la couche chlorophyllienne, a pénétré de plus en plus profondément dans l'intérieur de la cellule.

L'anneau protoplasmatique finement granulé et chargé de grains d'amidon se trouve toujours encore à l'extérieur de la couche chlorophylienne et la jeune membrane se perd avec son bord dans son intérieur. Cet anneau, qui s'est beaucoup développé, se présente sur la coupe optique transversale comme une pelote (Knäul) épaisse et obscure (fig. 20, 24 et 25). Les fils placés en arcs entre les jeunes noyaux sont, sans être brisés, refoulés vers le milieu de la cellule et par conséquent rapprochés les uns des autres. Quand la division arrive à l'état représenté par la fig. 26, les bandes de chlorophylle sont tranchées (1) et commencent alors, quoique lentement, à se retirer dans l'angle formé par la cloison transversale et la paroi de la cellule-mère (fig. 26 et 27), en même temps que l'anneau de protoplasme granuleux se fond en une plaque granuleuse complète (fig. 26). C'est à l'intérieur de celle-ci que se forme rapidement la partie qui manque encore dans la cloison transversale. J'ai toujours vu cette plaque occuper ici une position centrale et j'en conclus que l'ouverture dans la jeune cloison avait eu aussi la même place. D'autre part, M. Naegeli la trouva parfois excentrique dans la même espèce, comme dans le Spirogyra quinina, dans lequel l'excentricité correspondait à la place où le seul ruban de chlorophylle avait dû être refoulé (2).

Les points d'attache des fils nucléolaires ont passé maintenant sur le côté intérieur des noyaux déjà recouverts d'une couche uniforme de protoplasme (fig. 26 et 27) et ces fils eux-mêmes se sont plus ou moins réunis en un faisceau, sur lequel chemine, en se rapprochant de part et d'autre du noyau, l'excédant de protoplasme granuleux non

(1) Voir aussi Braun, l. c. p. 260.
(2) l. c. p. 44.

utilisé dans la division (fig. 26). Maintefois aussi une partie de ce protoplasme est retenu près de la cloison transversale où on peut encore l'observer pendant longtemps(1).

Ainsi s'achève la division. Cependant les deux nouveaux noyaux ne sont pas encore toujours arrivés au centre de leurs cellules respectives. Souvent ils ne se sont écartés de la nouvelle cloison que d'une distance égale au tiers de la longueur de leur cellule (fig. 27) et ce n'est que lentement qu'ils atteignent leur position définitive(2).

Toutes ces modifications opérées dans la cellule, après que les parois du tonneau nucléolaire se sont transformées en fils, ne peuvent être étudiées que sur des échantillons vivants; ces observations se font du reste avec la plus grande facilité et ne demandent aucune préparation spéciale. Dans l'alcool au contraire, comme je l'ai dit plus haut, les fils de protoplasme entourés d'un suc cellulaire trop abondant ne se fixent pas et les deux jeunes noyaux sont artificiellement séparés aussitôt qu'ils ne sont plus unis que par des fils isolés.

Il résulte de ce qui précède que, chez le Spirogyra orthospira, la division du noyau et celle du protoplasme de la paroi sont des phénomènes assez indépendants l'un de l'autre. Malgré cela, le protoplasme de la paroi ne se divise jamais sans que le noyau ne montre l'initative, et, dans les milliers de cellules qui ont fait l'objet de mes investigations, je n'ai pas trouvé un seul exemple du contraire. Par contre j'ai, dans un seul cas, observé une division normale du noyau, tandis que la division du protoplasme n'avait pas eu lieu, et ce fait m'a paru d'autant plus intéressant que, malgré l'absence de cloison, les deux noyaux avaient pris

(1) Les masses incolores de protoplasme que M. Naegeli a observées en voie de changement près des cloisons de Spirogyra alpina, ont probablement une origine analogue (Naegeli et Cramer, Pflanzenphysiologische Untersuchungen, livr. I, p. 44 et 45).

(2) Voir aussi Braun, l. c. p. 260.

leurs positions normales : chacun d'eux s'était éloigné de l'autre à une distance double de celle qui le séparait(1) de la cloison transversale suivante.

Les parois latérales des cellules de Spirogyra orthospira (voir tab. III, fig. 24, 26, 27 etc.) montrent d'abord à l'extérieur l'épaisse couche gélatineuse déjà décrite par MM. Braun et Naegeli. Cette couche, sur mes exemplaires de Spirogyra, mesurait en épaisseur 0,0066 mm., ce qui correspond aux observations antérieures. Déjà, sur les Algues fraîches, on peut voir dans cette couche des stries (tab. IV, fig. 34) qui affectent une disposition radiale, mais ces stries, comme MM. Braun et Naegeli l'ont déjà démontré, deviennent beaucoup plus visibles par l'action d'une solution d'iode. Elles se présentent alors comme des batonnets brunâtres, rapprochés à certains endroits, plus clair-semés dans d'autres, naissant à la limite interne de la couche gélatineuse, dans laquelle ils s'engagent jusqu'aux deux tiers de son épaisseur. La potasse caustique rend d'ordinaire méconnaissable cette couche gélatineuse; dans un seul des nombreux filaments de Spirogyra sur lesquels j'ai fait cette expérience, la couche gélatineuse s'est plus nettement dessinée sous l'influence de la solution de potasse et s'est montrée formée, sur toute son épaisseur, de petits batons fortement serrés et radialement disposés. Elle rappelait

(1) M. Naegeli a déjà fait une observation analogue sur la même espèce (Pflanzenphys. Unters. livr. I, p. 43). M. De Bary de son côté (Conjugaten, p. 2) avance avoir vu à plusieurs reprises dans les cellules du Spirogyra longata Kg. deux noyaux affectant la disposition que je viens de décrire; deux fois même il a vu trois noyaux. Dans un de ces derniers cas, les trois noyaux se trouvaient exactement sur la ligne médiane de la cellule, le premier au centre et les deux autres, à égales distances, à sa gauche et à sa droite; tandis que dans l'autre cas les trois noyaux étaient placés sans symétrie dans le voisinage de la paroi latérale. M. Prinsgheim (Flora 1852 et Jahrb. f. Wiss. Bot. tom. II, p. 230) a même vu cinq noyaux régulièrement disposés dans une jeune plante de Spirogyra jugalis naissant d'une spore de copulation. Les cellules de cette Algue, comparées à celles d'autres Spirogyra, montraient une longueur en rapport avec la production de cinq cellules filles, mais n'offraient cependant qu'une cavité intérieure.

donc par sa structure quelques revêtements cireux, par exemple ceux des feuilles de l'Heliconia farinosa et du Strelitzia ovata, ou ceux des chaumes de Saccharum officinarum, tels que M. de Bary les a figurés[1]. Cette couche de batonnets, qui était un peu moins développée sur les parois transversales, se continuait sur une quarantaine de cellules du filament et devenait entièrement invisible plus loin : elle résultait évidemment d'un développement anormal de la couche gélatineuse et constituait une variation individuelle.

Quand on fait lentement réagir de l'alcool absolu sur des filaments de Spirogyra placés dans l'eau, la couche gélatineuse se condense sous forme d'une mince pellicule et souvent en même temps les petits batons se montrent plus distinctement en devenant à la fois plus courts et plus gros. Il suffit dans ce cas d'ajouter de l'eau pour rendre à la couche son volume primitif.

Sous cette couche gélatineuse se rencontre d'abord une très-fine membrane ayant tout au plus en épaisseur 0,00066 mm., que l'on ne peut voir que sur la coupe optique rigoureusement médiane et à l'aide des plus forts grossissements. On ne la distingue nettement que lorsqu'elle est bien au foyer et chaque mouvement de la vis micrométrique la fait disparaître. Cette membrane est ordinairement un peu plus épaisse à l'entour de vieilles cloisons transversales que partout ailleurs; elle paraît rose, mais sans doute par un phénomène purement physique. J'ai pu m'en convaincre en examinant un filament mort, déjà fortement désorganisé, dans lequel cette membrane s'était séparée de la couche plus profonde et se montrait entièrement incolore. Il y a une différence considérable entre l'indice de réfraction de la couche rose (comme je l'appelerai pour plus de simplicité) et celui de la couche la plus interne, avec laquelle elle est

(1) Bot. Zeitung 1871, Sp. 145 et suiv.

en contact : cette différence dans les caractères optiques donne à cette dernière couche un contour relativement large et sombre, du côté de la couche rose.

Cette couche intérieure a environ une épaisseur double de celle de la couche rose et par conséquent mesure approximativement 0,0013 mm. Elle est en outre très-réfringente et paraît blanche sous le microscope. Tout ceci se voit sur des coupes optiques parfaitement médianes ; il suffit ensuite de faire mouvoir, ne fût-ce que très-peu, la vis micrométrique pour faire disparaître la couche rose et apparaître au contraire une quantité de lignes parallèles représentant en apparence autant de couches distinctes. C'est sans doute à cette circonstance qu'il faut attribuer l'opinion anciennement admise sur l'existence d'un nombre de couches plus considérable que celui dont je viens de parler.

Je crois devoir rappeler encore que, pour bien établir les faits avancés, j'ai fait usage des meilleures et des plus fortes lentilles donnant un grossissement de 600 à 900 fois. Mes recherches ont d'ailleurs porté souvent sur des filaments frais, d'autre fois sur des filaments traités par l'acide sulfurique, le chlorure de zinc iodé, la potasse caustique, ou bouillis dans ce dernier réactif, enfin sur des filaments morts dont les parois cellulaires présentaient, à tous les degrés, les effets de la macération dans l'eau. Dans tous ces cas, je n'ai rencontré dans la paroi latérale que ces trois couches de nature physique différente : toutefois, sous l'action de l'acide sulfurique concentré, la couche intérieure, en quelques endroits isolés, se divise en deux couches secondaires séparées par une ligne obscure ; mais ce fait se présente si rarement que je crois pouvoir plutôt le considérer comme accidentel.

La jeune cloison transversale est d'abord également épaisse dans toute son étendue et s'insère sans ligne de démarcation apparente sur la couche intérieure de la paroi latérale (tab. III. fig. 18, 20, 21, 24, 26, 27) : elle possède d'ailleurs les caractères optiques de cette couche. Une cloison transversale devenue plus âgée montre à sa base un épaississement qui, sur la coupe transversale, paraît triangulaire. Dans l'intérieur de cet épaississement il y a un espace également triangulaire, qui d'ailleurs n'est pas une cavité, mais qui est occupé par une substance moins dense que son entourage, ce qui explique son contour sombre. Dans de telles cloisons transversales, la base du triangle intérieur plonge à peine dans la couche interne de la paroi latérale (tab. IV, fig. 34[a]), de sorte que tout l'épaississement se trouve dans la cavité de la cellule et que tout le triangle repose sur le côté interne de la couche intérieure de la membrane.

A cette époque la cloison transversale paraît toujours encore simple et les réactifs chimiques ne parviennent pas à y provoquer une division en plusieurs couches. Dans une vieille cloison, au contraire, nous observons l'apparition d'une lamelle moyenne de réfringence différente (tab. IV, fig. 34[b]), particulièrement évidente dans les cellules mortes, fortement désorganisées ou traitées par l'acide sulfurique. Il est moins facile de démontrer l'existence de cette lamelle dans les préparations traitées par la potasse caustique, par suite des courbures que la cloison montre presque constamment sous l'influence de ce réactif : il apparaît alors dans la préparation tant de lignes parallèles que l'on a peine à s'y reconnaître : on pourrait croire aisément ainsi à l'existence de couches nombreuses et conclure à telle ou telle structure, d'après les changements qui se montrent en ajustant tel ou autre partie de l'objet. Quant à moi, je ne pus constater avec certitude que l'existence d'une couche unique de chaque côté de la lamelle moyenne; il est possible toutefois, comme semblent le prouver les préparations traitées par l'acide sulfurique, que dans les cloisons transversales particulièrement vieilles, les couches intérieures se doublent et se réunissent alors des deux côtés dans la couche intérieure de la paroi latérale.

Chez le Spirogyra setiformis, dont les filaments sont plus gros, la cloison transversale plus épaisse est manifestement composée de cinq couches, ainsi que le montrent les préparations traitées par l'acide sulfurique. Le Spirogyra Heerii, voisin du Sp. setiformis, possède, d'après M. Hofmeister [1], la même organisation.

Dans le Spirogyra orthospira, dont nous allons d'abord nous occuper exclusivement, la lamelle médiane des vieilles cloisons transversales peut se désorganiser sous l'action prolongée d'une dissolution concentrée de potasse caustique et prendre alors un aspect granuleux. Ces vieilles cloisons montrent à leur bord extérieur un élargissement assez considérable qui, sur la coupe transversale idéale, paraît encore toujours triangulaire; mais les côtés du triangle tournés vers l'intérieur de la cellule sont devenus un peu concaves. Ce triangle en renferme un autre triangle plus petit, qui est rempli d'une substance un peu moins réfringente et qui, dans les très-vieilles cloisons, touche par sa base au contour sombre extérieur de la couche interne de la membrane (fig. 34^{b}). En général il est difficile de distinguer la base du triangle intérieur, car elle se confond avec ce contour sombre. Cet espace triangulaire relativement grand (fig. 34^{b}) provient manifestement du petit triangle représenté par la fig. 34^{a}, comme le prouvent les états intermédiaires, que l'on n'a pas de peine à se procurer (fig. 27 la cloison à droite). On peut voir aussi comment le triangle intérieur s'accroît et se rapproche par sa base de la couche intérieure d'épaississement. En même temps les deux angles adjacents à la base du triangle s'étirent latéralement et pénètrent de part et d'autre en divisant la couche d'épaississement, mais leur allongement reste toujours très-limité et, en aucun cas, leur pointe ne continue sa marche sous forme d'une ligne divisant la couche intérieure [2] (fig. 27). La couche intérieure

(1) Lehre von der Pflanzenzelle, p. 19.

(2) Tout ceci s'observe plus distinctement sur l'Ulothrix, dont je m'occuperai plus loin.

d'épaississement, en passant de la paroi latérale sur la cloison transversale, ne devient plus mince qu'en raison de l'épaisseur de la lisière qui sépare la base du triangle intérieur et la périphérie de la couche interne sur la paroi latérale. Aussi quand la base du triangle et le contour sombre se confondent, la couche d'épaississement a-t-elle la même largeur sur la cloison et sur la paroi latérale.

La lamelle médiane des cloisons anciennes est cuticularisée et cette modification s'observe jusque sur les parois du triangle intérieur. Parfois, sur les cloisons particulièrement vieilles, la lamelle médiane fait saillie dans l'intérieur du triangle, qu'elle divise en deux d'une manière plus ou moins profonde (tab. IV, fig. 34[b]).

J'ai dû décrire la structure de la paroi latérale et de la cloison pour faire comprendre ce qui va suivre.

La jeune cloison transversale montre d'abord une épaisseur uniforme d'environ 0,0009 mm., sur toute son étendue (tab. III, fig. 26 et 27 à gauche), et, comme je l'ai dit, s'insère sans dilatation sur la couche interne de la paroi latérale. Aucune ligne de démarcation ne s'observe entre elles, même après l'emploi des réactifs chimiques. Quand on suit tout ce développement, on voit que la substance qui doit former la cloison transversale est déposée sur la surface interne de la paroi latérale et se soude avec elle, exactement comme cela se passe sur le bord interne d'une jeune cloison en voie de formation.

Pendant la formation de la cloison transversale, les parois latérales de la cellule ne gagnent pas sensiblement en épaisseur[(1)]. Cet accroissement en épaisseur ne devient visible

(1) D'après M. HOFMEISTER Pflanzenzelle, p. 153), « dans beaucoup d'Algues filamenteuses à grandes cellules, par exemple les Cladaphora et les Spirogyra, on peut se convaincre facilement, qu'en même temps qu'une cloison apparait entre deux cellules primordiales pour les séparer, les cloisons transversales et les parois latérales de la cellule-mère montrent un épaississement notable. Ce fait, si on le considère en lui-même, peut être envisagé comme la production d'une nouvelle membrane autour des jeunes cellules primordiales. Toutefois cette augmentation en épaisseur

qu'après la division et surtout pendant l'épaississement même de la nouvelle cloison transversale. D'autre part, d'après toutes mes observations, l'élargissement des bords de la cloison transversale ne devient sensible que lorsqu'à l'endroit d'insertion de celle-ci, la paroi latérale de la cellule a subi une certaine extension. L'accroissement en longueur de la paroi latérale continuant, l'espace triangulaire apparaît à l'intérieur de l'endroit d'insertion à l'état presque ponctiforme. Qu'un accroissement a réellement lieu en cet endroit, ce fait est indubitablement démontré par l'agrandissement ultérieur du triangle (tab. IV, fig. 34[a], tab. III, fig. 27, la cloison à droite et tab. IV, fig. 34[b]). Ce triangle, dans son développement, s'avance en même temps vers la périphérie de la couche interne, puisque la lamelle de celle-ci devient par extension de plus en plus mince en cet endroit. La partie de la couche interne qui se trouve à l'insertion de la cloison transversale, étant séparée par celle-ci du contenu cellulaire, n'est plus régénérée comme autrefois; d'autre part, elle est fortement étendue dans le sens de la longueur par la tendance des cellules adjacentes à s'arrondir sous la pression de leur suc, et par leur accroissement qui est dû à des causes analogues. Toutes ces causes réunies provoquent son amincissement et aussi l'agrandissement du triangle, qui n'est certainement pas un méat intercellulaire, mais se compose pourtant d'une matière moins dense que la couche intérieure.

des anciennes parois d'une cellule en voie de division n'atteint pas, à beaucoup près, la moitié de l'épaisseur de la nouvelle cloison tranversale. Ce fait s'énonce le mieux par ceci, que, chez les Cladaphora et les Spirogyra, dans les premiers temps que suivent la division et en général avant la division suivante, la différence d'épaisseur des cloisons nouvellement formées et des anciennes cloisons transversales du même filament devient très-peu sensible, à l'exception toutefois des filaments qui entrent dans l'état de repos ». Comme la jeune cloison en voie de formation du Spirogyra orthospira mesure à peine 0,0009 mm., l'épaississement sur les parois latérales devraient, d'après ce qui précède, mesurer moins de 0,00045. Or, une telle dimension ne se laisse plus guère constater avec certitude.

La tendance des cellules à s'arrondir sous l'influence de la pression de leur contenu produit même parfois leur séparation complète. Dans certains cas, cette séparation s'opère fréquemment et fournit à la plante privée de zoospores un moyen de propagation non sexuelle. On peut surtout observer cette séparation des cellules du filament, lorsque l'Algue, placée longtemps dans des conditions désavantageuses, reprend tout à coup un développement vigoureux sous des influences plus favorables. J'ai réussi ainsi à voir le phénomène à différentes reprises se passer sous mes yeux.

On voit alors, à un endroit donné du filament, deux cellules voisines se séparer d'un seul coup. Cette séparation a lieu dans les couches extérieures et atteint le contour sombre de la couche interne ; elle s'y effectue selon deux lignes circulaires qui entament transversalement la cellule, cercles qui correspondent aux deux extrémités de la base du triangle. La masse de substance moins dense, qui, sur la coupe transversale idéale, représente ce triangle, est comme je l'ai dit déjà, légèrement cuticularisée à sa périphérie et c'est aux deux bords de sa base, qui entoure circulairement la cellule, que la solution de continuité se produit, quand la tension de la couche interne contre l'externe a atteint son maximum. Toutefois, c'est sur l'une des cellules seulement que la déchirure annulaire se produit tout d'abord (fig. 35). La tension est si forte que, si rien n'y fait obstacle, les cellules en se séparant se repoussent à une courte distance. Les deux cellules voûtent au même moment leurs deux nouvelles faces terminales respectives, mais, une de ces deux faces seulement est entièrement nue, l'autre est encore recouverte d'un bonnet (fig. 35), qui, n'étant plus tendu du côté opposé, ne s'oppose pas à ce que la face qu'il recouvre se voûte en avant. Plus tard lui aussi est rejeté. Quand il est entièrement dégagé, le bonnet se présente comme un disque circulaire constitué par la lamelle moyenne de la cloison transversale entourée d'un bord élargi ayant la forme d'un cerceau. On peut déjà conclure de ce qui précède que ce cerceau est formé de la masse intérieure du triangle, qui devient plus dense au moment de la séparation, ensuite de la partie de la couche intérieure qui séparait encore la base du triangle et la périphérie sombre de cette couche, puis de la partie correspondante de la même couche rose et enfin d'une égale portion de la couche gélatineuse (fig. 36).

Quand ce cerceau devient libre, son bord mince s'enroule vers l'intérieur (fig. 36), ce qui prouve que la couche rose et la couche gélatineuse sont maintenant plus longues que la partie externe d'abord fort tendue de la couche intérieure. L'enroulement n'étant pas le même sur tous les points, le bord de ce cerceau paraît ondulé (représenté à gauche dans la figure 35).

Un disque analogue persiste entre des cellules mortes dont les parois commencent à se gonfler, et qui plus tard se séparent les unes des autres [1]. On le voit de même, mais dépourvu des parties qui correspondent à la couche rose et à la couche gélatineuse, persister entre les cellules sur lesquelles on a fait réagir l'acide sulfurique concentré.

Lorsque les cellules vivantes d'un filament se séparent, la surface devenue entièrement libre qui faisait d'abord partie de la cloison transversale, montre immédiatement la couche blanche intérieure, la couche rose et, au-dessus de celle-ci, une troisième couche également blanche [2]. A l'origine, ces trois couches ont à peu près la même épaisseur, mais bientôt cependant la couche blanche extérieure commence à gonfler et se transforme petit à petit en couche géla-

(1) M. Hofmeister décrit aussi, dans le Spirogyra Heerii (l. c. p. 190) la séparation de cellules mortes « avec mise en liberté de la lamelle médiane de la cloison transversale sous forme d'un disque circulaire muni de tous côtés d'un bord annulaire qui est placé perpendiculairement sur ce disque. »

(2) Il y a ici, selon toute apparence, une couche médiane plus riche en eau, placée entre deux couches dans lesquelles l'eau est moins abondante.

tineuse (tab. IV, fig. 35). Ces trois couches ont donc dû se former encore avant la séparation.

Si l'on observe une cellule dont la surface terminale est encore recouverte de son bonnet, et si l'on examine avec soin le bord voûté de la cloison transversale, on peut, dans le cas où la cellule est sur le point de se libérer, constater sur la couche antérieure primitive un certain épaississement, qui lui donne environ un diamètre dépassant d'un tiers celui des parois latérales. On peut y distinguer aussi, çà et là, une division en couches, mais cette distinction toutefois est difficile et souvent incertaine, car les couches ont encore à peu près les mêmes caractères optiques et sont en tout cas fortement pressées les unes contre les autres. Le contour sombre s'observe encore toujours à la périphérie de la couche entière. Après la déhiscence, les trois couches prennent, sous l'influence de l'eau ambiante, des caractères différents et deviennent apparentes, tandis que le sombre contour se déplace sur la périphérie de la couche intérieure. Il résulte de ce qui précède que les trois couches dérivent par scission de la couche intérieure primitive, et ce fait constitue même un exemple instructif qui prouve directement cette scission.

Les trois couches qui viennent de faire apparition, sont d'abord, comme je l'ai dit, d'épaisseur à peu près égale : mais il n'en est pas ainsi pendant longtemps, car la couche extérieure commence aussitôt à se gonfler et la couche intérieure, de son côté, augmente aussi en épaisseur. Arrivé à ce point, la nouvelle extrémité de la cellule ne diffère plus de ses parois latérales.

Immédiatement après être devenue libre, cette extrémité montre un accroissement longitudinal remarquable, dont l'intensité diminue toutefois rapidement, et qui, après peu de minutes, n'est plus appréciable. Par suite de cet accroissement, j'ai vu, dans un cas déterminé, le point central, de la face terminale s'avancer en ligne droite d'environ $0{,}015^{mm}$. Comme les bandes de chlorophylle ne possèdent pas tout d'abord la même intensité de croissance, on voit alors l'extrémité de la cellule entièrement dépourvue de chlorophylle. Dans l'exemple qui nous occupe, l'extrémité de la bande la plus supérieure de chlorophylle était, après que le premier allongement de la membrane cellulaire fut achevé, éloignée d'environ 0,03^{mm} du centre de la surface terminale de cette membrane.

On peut à peine distinguer, sur des cellules qui viennent de se séparer, la place où la séparation a eu lieu : le contour observé, relativement large, de la couche intérieure et diverses autres phénomènes de réfraction en rendent l'observation difficile. Si cette place se dessine mieux sur des cellules plus anciennes, c'est parce qu'ici la couche intérieure se sépare des couches extérieures sur une petite étendue à partir de cette place (tab. IV, fig. 37). Cette séparation ultérieure a été certainement occasionnée par un accroissement des autres parties de la cellule et par les tensions qui en ont résulté. Le lambeau de membrane qui se détache est formé par les deux couches extérieures; il ne mesure du reste qu'environ 0,01 mm. de longueur et se recourbe vers l'extérieur. Dès lors, il est très-facile de l'observer (fig. 37), même par un examen superficiel, sous forme d'une bande ou d'une ligne, entourant circulairement la cellule. — On pourra voir en même temps, dans l'angle formé par le lambeau soulevé et la paroi active de la cellule, comment les deux couches extérieures de la face terminale pénètrent dans le contour noir de la couche intérieure (fig. 37).

Mais il me reste encore à traiter une question d'une importance particulière; elle a rapport aux phénomènes qui se passent dans l'intérieur de la cellule pendant l'accroissement de sa nouvelle surface terminale, phénomènes que l'on ne pourrait étudier dans des conditions plus favorables.

Encore avant que la surface terminale se soit débarrassée de son bonnet, on voit le protoplasme finement granuleux affluer vers cette extrémité de la cellule, charriant de fines granulations, mais parfois aussi des grains de plus grand volume. Nous retrouvons exactement ici des faits que nous avons vus déjà dans la cellule en voie de division, et que ces nouvelles observations nous font de mieux en mieux comprendre. Le protoplasme se meut dans des directions diverses, sur les bords des bandes de chlorophylle, entre celles-ci et en dehors d'elles. Les fines granulations ne font que suivre le courant, tandis que les grains plus gros s'arrêtent de temps en temps comme étant trop lourds pour être régulièrement entraînés par le courant.

Les observations plus minutieuses se font le mieux à l'extrémité des cellules déjà débarrassées de leur bonnet et qui ont achevé leur première extension. A l'extrémité de ces cellules, on voit encore s'opérer un accroissement long et intensif, probablement parce que cette extrémité est plus sensible que les parois latérales et obéit plus aisément à la pression du suc cellulaire. Les bandes de chlorophylle sont encore en retard d'accroissement, de sorte que rien à cet endroit n'empêche l'observation. On voit alors que, dans toute la partie de la cellule qui s'accroît, partie qui ne s'étend pas beaucoup au-delà de la surface terminale et de sa courbure, s'est amassée une grande quantité de protoplasme; aussi celui-ci n'y existe-t-il plus seulement sous forme de courants isolés, mais plutôt sous forme d'une couche continue, d'ailleurs toujours très-mince.

Quand on examine cette couche avec attention, on la trouve finement ponctuée par un nombre considérable de petites granulations, tandis que des grains plus gros rompent l'uniformité de cette disposition. Sur la coupe optique transversale la couche membraneuse du protoplasme paraît antérieurement comme pavée de ces fines granulations. Çà et là seulement des renflements de protoplasme pénètrent dans l'intérieur de la cellule, mais bientôt se rejettent de nouveau dans la couche environnante. C'est uniquement le protoplasme finement granuleux qui montre une circulation, tandis que sa couche membraneuse elle-même est immobile. Celle-ci présente ici une structure très-remarquable : elle paraît composée, en effet, d'éléments en forme de batonnets fortement pressés les uns contre les autres et dirigés perpendiculairement par rapport à la paroi cellulaire (tab. IV, fig. 37 (1)). Nous avons déjà à plusieurs reprises rencontré une disposition analogue dans le protoplasme. A la face interne de cette couche membraneuse ainsi striée, on voit se mouvoir en entier la masse granuleuse. Il est certain que les courants qui arrivent sur son bord apportent des matériaux nécessaires pour la formation de la membrane de cellulose, tandis que d'autres courants s'en écartent pour aller en chercher de nouveaux. De même voyons-nous affluer continuellement des matériaux vers la masse de protoplasme placée sur le côté interne de la cloison transversale en voie de formation, bien que là la formation soit plus encore localisée qu'ici. Si l'on fait réagir une solution sucrée ou tout autre réactif indifférent et attirant de l'eau, sur la cellule qui s'accroît de cette manière, la couche membraneuse se retire de la paroi cellulaire en même temps que le reste du contenu ; au même moment la structure rayonnante de cette couche est détruite, changement qui a lieu dès le début de la réaction. Tels sont les phénomènes vitaux que l'on observe pendant l'accroissement de la paroi cellulaire (2). J'ai trouvé du reste à ces endroits de

(1) M. Hofmeister admet une structure sous quelques rapports analogue à celle-ci pour la couche membraneuse des plasmodies (Æthalium septicum), lorsque cette couche est particulièrement bien développée. « Souvent alors », dit-il, « apparaît une disposition en stries radiales et perpendiculaires aux surfaces..., stries qui, plus ou moins réfringentes, plus ou moins denses, les unes plus riches en eau que les autres, sont disposées perpendiculairement sur la surface de la membrane. Parfois aussi, mais plus rarement, on y voit des lamelles alternativement plus ou moins réfringentes, parallèles à la surface de la couche extérieure, que les stries existent ou non (Lehre v. d. Pflz. p. 24).

(2) D'après l'opinion de M. Dippel (Entst. d. wandst. Protoplasmaströmchen in der Pflanzenzelle, Abh. der Naturf. Ges, z. Halle, tom. X), dans les cellules spiralées

grande activité, la paroi à peine plus épaisse qu'en d'autres lieux. L'accroissement en longueur fait donc équilibre ici à l'accroissement en épaisseur, de sorte que celui-ci ne peut jamais notablement dépasser une certaine mesure.

J'ai observé ce phénomène d'accroissement aussi bien le jour que la nuit et n'ai pu remarquer aucune différence sensible dans son intensité : dans tous les cas le protoplasme semblait se mouvoir avec une égale rapidité, il s'amassait de la même manière près de la surface en voie d'accroissement, et la structure de la couche extérieure était identique.

Même aux endroits où la membrane qui s'accroissait me semblait exceptionnellement épaisse, je n'ai pu en aucune manière rendre visible une couche nouvelle sur son intérieur. Des masses de cellulose nouvellement sécrétées se confondent donc parfaitement avec celles qui sont plus âgées.

Comme je l'ai dit précédemment, lorsque deux cellules d'un filament se séparent, l'une seulement devient libre; l'autre, au contraire, conserve d'abord le bonnet. La tension pour ainsi dire anormale qui est nécessaire pour provoquer la séparation, ne se trouvait que dans l'une des deux cellules voisines. D'autre part, la tension normale qui règne dans l'intérieur de chaque cellule, suffit pour voûter aussi la paroi transversale de l'autre; ceci semble aussitôt déterminer un nouvel accroissement de cette surface voûtée et provoquer également la chute du bonnet. C'est de la même manière que l'on voit se voûter les parois transversales, dans l'intérieur des cellules mortes ou malades d'un filament, aussitôt que la tension intérieure y diminue et ne peut plus faire équilibre à celle des cellules voisines; ce qui conduit

comprises dans la paroi de la capsule de Marchantia, ainsi que dans les élatères des Hépatiques et dans les cellules des faisceaux de Balsamina et d'Impatiens, du protoplasme granuleux s'amasse aux endroits où la cellulose doit être exsudée, c'est-à-dire en bandes spirales dans les exemples cités. (Voir l'explication différente de M. DIPPEL, l. c. tiré à part, p. 11 et 12.)

enfin à la séparation des cellules malades. Afin de ne pas uniquement compter sur le hasard, j'ai, pour étudier les phénomènes dont il vient d'être question, découpé en morceaux des filaments vigoureux et examiné ce qui se passe sur les cloisons transversales tournées vers la coupe. J'ai aussi observé que la cloison se voûte immédiatement vers l'extérieur; mais 18 à 24 heures s'écoulent encore jusqu'à la chûte complète de la cellule coupée transversalement. Des filaments que j'avais coupés à 10 heures du matin, gardaient encore leurs tronçons de cellules à 8 heures du soir, mais les laissaient, en grande partie, tomber la nuit, de manière à montrer pour la plupart des surfaces terminales libres le lendemain matin. Des filaments coupés à 5 heures de l'après-midi avait encore en partie le lendemain matin leurs faces terminales revêtues des débris de cellules. Par contre, sur quelques filaments coupés deux jours plus tard, à 3 heures de l'après-midi, la liaison avec les tronçons de cellules s'était maintenue presque partout jusqu'au lendemain matin. Pour l'observation du phénomène, il faut choisir de préférence des plantes d'un groupe dans lequel la plupart des filaments ont déjà rejeté leur cellule terminale; il est facile alors de voir la séparation : la légère pression qu'exerce le verre couvreur suffit souvent pour la provoquer.

Nous avons vu déjà que les courants plasmatiques pariétaux se laissent observer, même dans les cellules qui ne se trouvent pas en division. Ces courants examinés en même temps sur différents filaments ne montrent pas d'ordinaire la même intensité : celle-ci varie encore, si on compare l'une à l'autre deux cellules d'un même filament. L'intensité de ce courant semble être ici partout en rapport avec l'intensité de l'accroissement.

On ne peut pas généralement déterminer la structure de la couche membraneuse dans la plupart des cellules, à cause de la minceur de cette couche. Ce n'est qu'aux extrémités récemment devenues libres, soumises à un fort accroissement, que cette couche atteint une épaisseur telle que sa structure se laisse facilement observer. Bientôt pourtant, en ces endroits aussi, l'intensité de la croissance diminue et en même temps l'on voit la couche membraneuse s'amincir et devenir méconnaissable. J'ai réussi toutefois à reconnaître la structure rayonnante de cette couche sur tout le pourtour de la cellule, en examinant une cellule douée d'un accroissement exceptionnellement rapide et montrant dans toute son étendue des courants très-intenses. La couche membraneuse ne cessait pas, malgré cela, d'être très-mince et ne se laissait bien voir qu'à l'aide des plus fortes lentilles à immersion (nº 3 de Zeiss).

Mes recherches sur les phénomènes qui accompagnent l'accroissement des membranes, ont été faites exclusivement sur le Spirogyra orthospira, qui m'a semblé s'y prêter mieux que toutes les autres Algues d'eau douce, dont j'ai pu disposer. Ces études n'ont eu du reste pour objet que d'engager à faire de nouvelles observations dans ce sens. Pour éviter tout malentendu, je répète encore ici que je ne suis nullement d'avis que la nutrition de la membrane soit la seule fonction du courant protoplasmique; mon seul but était de montrer qu'il peut servir à cette fin. Ce courant doit être fréquemment employé encore au transport d'autres matières, spécialement des substances solides ou solubles dans le protoplasme, mais insolubles dans le suc cellulaire.

Je me suis efforcé de démontrer plus haut que toutes les cellules du Spirogyra orthospira ont leurs parois latérales indistinctement formées de trois couches. Il est impossible, même en s'aidant de moyens artificiels, de faire apparaître dans aucune d'entre elles des couches secondaires. Par conséquent, la théorie des emboitements d'après laquelle, chaque cellule nouvelle s'entourant d'une membrane propre, les parois latérales seraient formées d'autant de couches qu'il y a eu de générations de cellules, doit être rejetée une fois pour toutes, du moins quant au Spirogyra orthospira. La structure des cloisons transversales se montre également indépendante du nombre de cellules engendrées. Les deux cloisons terminales d'une cellule vieille, qui depuis longtemps a cessé de se diviser, sont de même épaisseur et montrent exactement le même nombre de couches, quoique l'une doive être évidemment plus jeune que l'autre. On peut retrouver encore le même nombre de couches et la même épaisseur dans la cloison transversale d'une cellule adjacente, quoiqu'on reconnaisse bien, par les cloisons, plus éloignées qu'elle a dû depuis peu s'être divisée plusieurs fois. L'étude de la structure des cloisons transversales du Spirogyra orthospira nous fournit par conséquent, de même que l'observation directe de la division des cellules, une preuve nouvelle contre la théorie de l'emboîtement.

Une plante pour laquelle dernièrement encore on a fait valoir cette théorie de l'emboîtement des couches de la membrane en nombre correspondant aux divisions advenues, est l'Ulotrix zonata (1). C'est ce qui m'a engagé à étudier, dans ce sens, cette espèce ou du moins une forme voisine. Je me suis procuré la plante dans la Schwarza, petit torrent aux environs de Schwarzburg, dans la même station où Schacht l'avait récoltée 23 ans auparavant (2). Aujourd'hui encore les filaments verts de cette Algue couvrent presque complètement la surface des cailloux dans ce cours d'eau rapide.

J'ai pu facilement me faire une idée de la structure des membranes sur les formes relativement épaisses que j'ai examinées. Cette structure devient remarquablement distincte sur les filaments qui ont séjourné un certain temps dans l'eau après leur mort et se sont décomposés lentement. Les couches se gonflent alors peu à peu et laissent observer en

(1) Voir Dippel, Zelltheilung der Ulotrix zonata, Abhandel der Naturforsch. Gesellsch. Halle. tom. X, 1867.

(2) Pflanzenzelle, p. 121.

même temps tous les degrés intermédiaires entre les filaments chez lesquels le gonflement ne fait que commencer, et ceux dont la décomposition a déjà rendu les couches méconnaissables en occasionnant une disjonction partielle des cellules. Quoique l'on ait pu dire de la structure de l'Ulotrix, sa paroi latérale, à quelqu'endroit qu'on l'examine, n'est jamais formée que de trois couches qui se trouvent toujours dans le même rapport relatif d'épaisseur. Dans un filament de 0.038^{mm} par exemple, la couche extérieure mesure 0.009^{mm}, la couche moyenne, aux endroits où ne se trouvent pas les cloisons transversales environ 0.002^{mm} et la couche externe 0.012^{mm} (tab. IV, fig. 38). La couche extérieure est d'un blanc brillant, fortement réfringente; il en est de même de la couche interne. La couche moyenne, au contraire, est peu réfringente, transparente et toujours moins dense que les deux autres. Les cloisons sont unies à la couche interne des parois latérales. La cloison la plus jeune que j'ai pu observer d'abord, se montrait encore peu épaissie sur les bords et cet épaississement se trouvait encore sur la face intérieure de la couche interne de la cellule mère. Cette couche était continue et réunissait encore, comme dans le principe, les deux cellules-filles sous la même voute. A l'endroit épaissi de la cloison, le soi-disant méat intercellulaire était à peine visible comme un point. Tout ceci correspond parfaitement aux divers degrés de développement du Spirogyra.

Arrivée à un état un peu plus avancé la cloison transversale s'épaissit un peu sur le bord, à mesure que les deux cellules-filles qu'elle sépare prennent de l'extension et l'espace triangulaire intérieur, rempli de substances moins denses, devient plus grand. Plus tard on voit, comme chez le Spirogyra, le triangle s'avancer lentement vers la périphérie. Ce changement de position étant dans ce cas spécialement instructif, je l'ai représenté par un dessin d'après nature (tab. IV, fig. 38), qui a été fait sur un filament mort mais n'ayant encore subi que peu de changements. Les relations respectives des couches s'y montraient si distinctement qu'on pouvait les figurer avec toute la netteté et la certitude désirables. A la lettre *a* de notre figure, l'espace triangulaire se trouve au milieu de la couche interne, sans que les angles de sa base se prolongent latéralement en ligne de séparation. A la lettre *b*, la base du triangle agrandi atteint déjà le bord extérieur de la couche interne, et une très-mince lamelle de celle-ci sépare seule cette base de la couche moyenne. Dans des cellules à parois gonflées, cette lamelle se voûte un peu vers l'extérieur. A la lettre *c* enfin, le triangle aboutit librement dans la couche moyenne et c'est la couche extérieure maintenant qui se voûte à cet endroit. Cet agrandissement du triangle, dont j'ai déjà examiné les causes chez le Spirogyra, a été chez l'Ulotrix le point de départ de la théorie des emboîtements et, en effet, la position relative de ces triangles semblerait nous inviter à première vue à adopter cette opinion.

Dans les filaments vigoureux, les divisions se suivent d'ordinaire avec une grande régularité et notre dessin, par exemple, nous montre une série de cellules qui sont nées ainsi régulièrement d'une cellule-mère. La première cloison *b* a divisé la cellule *c*-*c* en deux cellules-filles égales; celles-ci, à leur tour, se sont partagées en deux petites filles par les cloisons *a*. L'espace triangulaire le plus jeune se trouve en *a* encore entièrement au milieu de la couche extérieure de la paroi latérale; en *b* il atteint déjà la périphérie de la couche interne; en *c* enfin il aboutit dans la couche moyenne. On serait dans ce cas fort tenté de supposer la base du triangle s'allongeant dans les deux sens et de fonder sur cette donnée tout un système d'emboîtement. En effet, lorsqu'on examine l'objet avec des grossissements trop faibles ou sans le mettre parfaitement au foyer sur sa coupe médiane, il se produit un système de lignes qui semble confirmer cette manière de voir. C'est en étudiant les parois latérales avec les meilleurs et les plus fortes lentilles à immersion que je suis arrivé aux résultats exposés plus haut. Comme je l'ai déjà dit, les meilleurs filaments pour l'observation sont ceux qui, ayant subi après leur mort un commencement de macération dans l'eau, ont leurs couches nettement limitées.

La théorie de l'emboîtement est encore beaucoup moins admissible pour les cloisons transversales que pour les parois latérales. Il est vrai qu'en ajustant le tube du microscope trop haut ou trop bas, surtout sur les bords élargis de cette cloison on peut facilement faire apparaître un grand nombre de lignes parallèles, mais elles disparaissent toutes si l'on peut observer dans de bonnes conditions une tranche optique rigoureusement médiane. On pourra se convaincre alors, que chez l'Ulotrix les cloisons même relativement anciennes restent très-minces au milieu, comparativement à l'épaisseur de leurs bords (tab. IV, fig. 38). Ce n'est qu'avec peine et sur des filaments dans un état avancé de décomposition, que j'ai pu me convaincre de l'existence d'une mince couche moyenne à l'intérieur de ces cloisons. Quant à la présence d'autres couches, il ne peut en être question dans aucun cas : on ne peut les apercevoir nulle part avec certitude. Je m'empresse d'ajouter que j'ai également appelé à mon aide dans ces recherches, sans en obtenir aucun secours efficace, tous les réactifs qui peuvent gonfler ou colorer les parois. Il peut être toutefois intéressant de mentionner que la coloration violette obtenue par l'emploi du chlorure de zinc iodé a un effet d'autant plus prononcé sur les filaments que leur macération dans l'eau est plus avancée ; en outre, la couche interne se colore d'une manière plus intense que la moyenne et la couche externe reste incolore.

On a affirmé qu'il est facile de libérer artificiellement de leurs gaînes (1) des cellules isolées ou unies par générations,

(1) DIPPEL, l. c. p. 8 (du tir. à part).

mais je dois dire que cette opération ne m'a jamais réussi ; peut-être les filaments que j'ai rencontrés dans mes recherches n'avaient-ils point une épaisseur suffisante. Il est possible, en effet, qu'on parvienne à séparer artificiellement la couche interne des deux autres et que les cellules alors ou bien se laissent complètement isoler ou bien restent unies ensemble tant qu'elles sont contenues par la couche interne, c'est à dire aussi longtemps que l'espace triangulaire se trouve à l'intérieur de celle-ci.

D'autres Spirogyra plus épais, entr'autres le Spirogyra nitida (tab. IV, fig. 28-33) et le Spirogyra setiformis(1), dont j'ai également étudié la structure des membranes, m'ont constamment montré trois couches dans leurs parois latérales, deux couches minces extérieures et une couche interne plus large. Elles correspondent en tous points aux trois couches du Spirogyra orthospira, dont la couche extérieure gonflée devra en tous cas être considérée comme une cuticule métamorphosée, ce qui du reste était déjà l'opinion de M. Braun(2)

Le traitement par l'acide sulfurique un peu étendu fait apparaître des couches secondaires dans la couche interne du Spirogyra setiformis et cela tant dans les parois latérales que dans les cloisons(3). Il m'avait semblé en quelque sorte étrange de rencontrer si fréquemment trois couches dans les parois latérales des Algues filamenteuses, mais ce phénomène s'explique fort bien par le fait que c'est là l'état le plus simple d'une division par fissure interne et que le plus souvent le partage ici ne va pas plus loin. Du reste, comme nous l'avons déjà vu chez le Spirogyra setiformis, le nombre des couches peut être augmenté par fissure secondaire. Par contre dans des espèces plus délicates à parois

(1) D'après Kützing, l. c. Bd. V, tab. 28.

(2) Verjungung, p. 261.

(3) Le traitement par l'acide sulfurique fait apparaître aussi un beau et grand noyau central à coupe transversale presque carrée et pourvu d'un grand nucléole.

latérales relativement minces, je n'ai pu, même à l'aide des systèmes les plus forts, distinguer plus de deux couches: une couche interne plus épaisse et une cuticule délicate. Il paraît donc que, dans les membranes très-minces, la cuticule peut se limiter directement et que c'est seulement à commencer d'une certaine épaisseur, que s'opère la division simultanée en trois couches, comme nous l'avons vu déjà dans la couche interne du Spirogyra orthospira, aux extrémités des cellules qui s'isolent. Les propriétés optiques des trois couches sont dans ce dernier cas telles que nous croyons devoir envisager la couche extérieure et la couche interne comme les plus denses, la couche moyenne au contraire comme la moins dense. La fissure a donc lieu ici suivant le mode exigé par la théorie d'intersusception de M. Naegeli (1) et nous en offre un exemple direct et complet. Mais il va de soi que cette observation n'exclut point pour d'autres cas la possibilité d'une formation de couches par apparition.

Parmi les trois couches prenant naissance par fissure, la plus extérieure se modifie bientôt par suite d'un gonflement chez le Spirogyra orthospira ou par cuticularisation dans d'autres espèces de Spirogyra, tandis que la couche interne s'épaissit grâce à une nourriture plus abondante, de sorte que l'aspect primitif est complètement modifié.

Chez l'Ulotrix, les trois couches des parois latérales s'éloignent moins de leur aspect primitif et la couche moyenne moins dense (plus riche en eau) se limite nettement des couches interne et externe plus denses (moins hydratées).

Nous avons pu observer, chez le Spirogyra orthospira et d'autres Algues filamenteuses, la division en trois couches dans les cloisons transversales comme nous l'avions vue à l'extrémité des cellules qui deviennent libres. La fissure se

(1) Exposée d'abord dans la longue dissertation sur les grains de fécule. Pflanzenphys. Unters. liv. 2, 1858 Voir aussi : NAEGELI et SCHWENDENER, Mikrosk. p. 542 et suiv. et HOFMEISTER, Lehre von der Pflanzenzelle, p. 196.

fait d'abord dans le bord élargi de la cloison et il y apparaît un anneau d'une substance moins dense, réfractant moins la lumière, qu'on a considéré comme un méat intercellulaire.

Plus tard, dès que la cloison a atteint une certaine épaisseur, une couche moyenne se forme dans toute son étendue. Chez les Cladophora nous retrouvons également trois couches dans les parois latérales des jeunes cellules (tab. V, fig. 50-53) : une couche interne plus épaisse et blanche, une couche moyenne mince entre deux contours obscurs et une cuticule également mince. Le Cladophora fascicularis permet de suivre ces trois couches jusque sur le sommet des cellules terminales. La couche moyenne y devient même plus épaisse, souvent le double des deux autres réunies, ce qui occasionne un épaississement considérable de la membrane au sommet du filament. Chez le Cladophora fracta au contraire, les cellules terminales ne laissent voir que deux couches au sommet, la couche interne et la cuticule ; la membrane est amincie à cet endroit et on ne peut y distinguer de couche moyenne. Je ne crois pas néanmoins qu'elle fasse défaut, seulement elle s'est distendue au point de se confondre avec le contour obscur de la couche interne[1]. Il me semble qu'on peut se rendre compte de ce phénomène en examinant la première apparition d'une jeune ramification latérale qui ne s'est pas encore limitée du côté de la cellule plus âgée dont elle prend naissance. On voit dans ce cas les trois couches anciennes se dilater par suite de cette formation nouvelle et la couche moyenne, déjà mince par elle-même, finir en passant dans la ramification par se confondre complètement avec le contour noir de la couche interne. Les cellules vieilles du Cladophora augmentent d'une

(1) M. HOFMEISTER admet (Lehre v. d. Pflanzenzelle, p. 194) que les membranes paraissent homogènes à l'extrémité des cellules terminales de Cl glomerata et ne montrent les premières traces de couches que vers le milieu de ces cellules. Elles seraient au contraire divisées en cinq lamelles au point d'insertion de la cloison inférieure et aux parois extérieures libres du filament.

manière tout à fait remarquable par fissure secondaire, le nombre des couches de leurs parois qu'on peut faire apparaître très-distinctement en les gonflant à l'aide de réactifs chimiques[1].

Les parois latérales des jeunes cellules d'Oedogonium tumidulum Kg. ne m'ont montré que deux couches : la couche interne épaisse et blanche et la cuticule mince (tab. IV, fig. 40-46). Mais l'origine de ces parois est tout à fait remarquable. Comme on le sait, avant que la cellule se divise, il se forme près de son extrémité supérieure un anneau de cellulose (fig. 41) et les avis sont très-partagés lorsqu'il s'agit de définir le rôle de ce dernier. M. Pringsheim [2], l'auteur de la découverte, et dernièrement encore M. Naegeli[3] et M. Hofmeister [4], le considèrent comme une formation indépendante de la paroi cellulaire primitive, une exsudation de cellulose s'accolant en forme de bourrelet à la paroi interne[5]; MM. de Bary [6], Hartig [7] et von Mohl[8], au contraire y voient un pli de la lamelle la plus interne de la cellule mère ; M. Dippel [9] enfin un pli dela paroi cellulaire interne toute entière.

Jusqu'à présent on n'a pas fait l'histoire complète du développement de cette formation dont l'origine est problématique. Il est en effet assez difficile de distinguer les toutes premières manifestations de cet anneau d'entre les corps

(1) Voir aussi HOFMEISTER, Lehre von der Pflanzenzelle, p. 191 et 194. D'après cet auteur, l'Hydrodictyon utriculatum ne présenterait que trois couches tant que la plante est vivante, mais par suite du gonflement les deux couches internes se diviseraient en un grand nombre de lamelles montrant alternativement une réfringence plus forte et plus faible (p 190).

(2) Pflanzenzelle, p. 34, 1854.

(3) Mikroskop, tom. II, p. 550.

(4) Lehre von der Pflanzenzelle, p. 102 et 154.

(5) HOFMEISTER, l. c. p. 154.

(6) Abhandl. d. Senkenberg. Ges. I, p. 39, 1854, et Bot. Zeitung, 1858, Beilage, p. 80.

(7) Bot. Zeitung, 1855. p. 417

(8) Bot. Zeitung, 1855 p. 721.

(9) Mikroskop, 1869, p. 52.

granuleux qui s'appliquent contre les parois internes des cellules, et cela d'autant plus que la cellule en voie de partition est très-riche en contenu dans sa partie supérieure. Je suis parvenu à observer ce phénomène d'une manière assez complète chez l'Oedogonium tumidulum Kg. à l'aide de réactifs qui enlèvent l'eau des cellules vivantes et sur des préparations conservées dans l'alcool. L'anneau de cellulose commence par une étroite saillie due à l'épaississement de la paroi cellulaire et ne peut être observé que sur une coupe médiane optique. Cette saillie s'élève assez semblable à une jeune cloison transversale et on peut remarquer bientôt à son insertion un petit point noir. Les choses se passent donc exactement de la même manière que dans le cas de la formation des cloisons transversales. A l'intérieur d'une étroite zone annulaire s'opère une sécrétion de cellulose qui se confond complétement avec la couche interne de la membrane de la cellule-mère et se développe en une lame annulaire. Dès que celle-ci s'est un peu élevée, une fissure apparaît à l'endroit épaissi, comme cela pourrait se présenter dans tout autre cas de l'épaississement de la couche interne. C'est ainsi que se montre ce point noir dont nous avons parlé et qui rappelle ici la formation première du triangle sur les bords des cloisons, mais se forme plus tôt, eu égard à l'épaississement plus considérable de la saillie. La lame gagne d'abord un peu en profondeur sans croître en épaisseur et le point obscur se change en une fente parallèle à ses faces latérales. A ce moment (fig. 39, tab. IV) on voit clairement que la fente s'enfonce un peu plus profondement dans les parois de la cellule-mère que ne le fait en réalité la lame à son insertion. C'est une conséquence directe de sa formation; ni maintenant ni plus tard cet anneau ne trouble en aucune manière la direction première de la couche interne de la cellule-mère.

Comme on le voit, cet anneau ne peut pas être considéré comme un repli, car nous devrions alors en dire autant de la formation des cloisons telle que nous l'avons décrite pour le Spirogyra. Nous n'avons pas affaire non plus à une exsudation d'un anneau libre de cellulose, mais plutôt à un épaississement local de la couche interne de la cellule-mère. Dès que la lame circulaire est arrivée à l'état représenté par la fig. 40, elle se gonfle à son côté interne, qui continue à se développer jusqu'à ce qu'il ait produit l'anneau de cellulose tel qu'il est généralement connu (tab. IV, fig. 41).

Je ne saurais préciser la durée de l'évolution complète, parce que, pour étudier la formation initiale de l'anneau, j'ai toujours dû commencer par tuer les cellules d'une façon ou d'une autre.

Au degré de formation indiqué par la fig. 40, tab. IV, l'image périphérique de l'anneau se marque déjà par trois lignes, dont les deux marginales correspondent à la circonférence de son intérieur et la ligne médiane à la couche séparative. Lorsque l'anneau est complétement formé (fig. 41), on peut distinguer ordinairement avec une netteté plus ou moins parfaite cinq lignes différentes ; les trois lignes internes correspondent aux bandes d'insertion et les deux lignes extérieures au plus grand diamètre de l'anneau. La bande d'insertion (fig. 41) est formée par cette partie de la lame annulaire première qui ne s'est point gonflée; elle résiste même mieux que le reste de la masse annulaire aux réactifs chimiques.

D'après ce que nous venons de voir, M. von Mohl admet avec raison (1) que « l'anneau ne s'attache pas par une large surface aux parois de la cellule-mère, mais n'y adhère que sur deux raies très-étroites et rapprochées l'une de l'autre » (2) (3).

(1) L. c. p. 721.

(2) D'après M. Hofmeister au contraire, l. c., p 102, « cet anneau est parallèle à la face apicale de la cellule et étroitement soudé à sa paroi latérale (voir aussi fig. 20).

(3) Dans le Lehrbuch de M. Sachs (IVe édit. p. 22) l'insertion de l'anneau est bien représentée par la fig. 17, mais la fente fait défaut.

La fente ne pénètre qu'à une faible profondeur dans l'anneau même lorsqu'il a atteint son état de formation complète. On peut se rendre parfaitement compte de ceci en faisant subir une légère pression à un anneau entièrement formé d'une préparation conservée dans l'alcool. La membrane mère se déchire alors à l'endroit dont nous parlons, ce qui permet d'observer clairement la structure de l'anneau.

L'anneau chez l'Oedogonium tumidulum laisse entrevoir des traces de couches et une légère différence dans les indices de réfraction entre sa masse interne et externe sans présenter cependant de délimitation nette entre ces parties. Ces différences disparaissent presque complétement lorsque l'anneau s'ouvre même artificiellement et sur des préparations conservées dans l'alcool.

Selon M. Pringsheim, la partie de l'anneau tournée vers le centre serait coloriée en bleu par la solution de chlorure de zinc iodé, tandis que la partie tournée vers la paroi cellulaire resterait incolore et leur ligne séparative semblerait indiquer que la seconde s'enchasse dans une rainure de la première[1]. Je n'ai pu observer cette particularité chez l'Oedogonium tumidulum, mais j'y ai remarqué un autre phénomène, qui pourrait avoir avec elle quelque relation. En laissant agir la solution de chlorure de zinc iodé sur une cellule de cette espèce en voie de division, j'ai vu l'anneau modifier lentement sa structure à partir de sa surface et prendre en même temps une teinte violette. La partie modifiée et colorée tranche toujours fortement sur celle qui est restée incolore et qui est bien plus réfringente, de sorte que celle-ci paraît comme enchassée dans une rainure de la première. Cependant cette partie non coloriée diminue peu à peu de volume jusqu'à disparaître tout à fait et montrer l'anneau colorié dans son entier à l'exception de ses bandes

(1) l. c. p, 35.

d'insertion. Cette coloration n'est pas accompagnée d'un gonflement appréciable, mais les contours deviennent moins nets; quant aux bandes d'insertion, elles ne subissent presque aucun changement.

Suivant M. Hofmeister (1), l'anneau de l'Oedogonium gemelliparum Pringsh. se laisse diviser en deux couches un peu avant la rupture de la paroi par l'emploi de l'oxyde de cuivre ammoniacal; ce phénomène ne se manifeste pas clairement chez l'Oedogonium tumidulum.

Lorsque la formation de l'anneau est achevée, on voit la membrane de la cellule-mère se rompre subitement en cercle par suite d'une tension endosmatique du contenu cellulaire (2). Cette rupture s'opère à l'endroit correspondant à la fente intérieure de l'insertion de l'anneau. Elle traverse la paroi cellulaire dans toute son épaisseur, tandis que la fente n'y pénétrait, comme nous l'avons vu, qu'à une très-faible profondeur. L'anneau s'ouvre jusqu'à l'extrémité de la fente et se distend par suite de la tension rapide du contenu cellulaire (tab. IV, fig. 43, 45). Cette tension est si forte que, la rupture ne s'opérant souvent pas d'une manière simultanée, toute la cellule alors se courbe momentanément sur le côté où la rupture est retardée (3). D'ailleurs c'est le corps même de l'anneau qui subit seul une extension, tandis que les deux moitiés de la bande d'insertion n'ont point changé et restent attachées à leurs endroits respectifs. On voit donc la masse épaisse des anneaux, encore peu distendue, s'amincir en tout temps sur ses deux bords (fig. 43). Dans cet état, l'anneau augmente progressivement en diamètre jusqu'au milieu de sa longueur (4); il s'amincit à mesure que l'allongement s'opère et finit par atteindre sur toute son étendue le calibre qu'il montre à ses points

(1) l. c. p. 155, fig. 45.

(2) Voir Hofmeister, l. c p. 104.

(3) Id. p. 103 et 153.

(4) Id. p. 154.

d'insertion. C'est pendant les phases finales de cet allongement que la cuticule commence à se limiter chez l'Oedogonium tumidulum (fig. 43). Aussi voyons-nous que la masse annulaire, encore peu allongée, se colore uniformément par l'emploi du chlorure de zinc iodé. Plus tard, sous l'influence du même réactif, la périphérie commence à se colorer avec moins d'intensité, mais encore sans se limiter d'une manière bien tranchée; enfin arrivée à l'état représenté par la fig. 43, elle montre une couche se colorant à peine et plus ou moins nettement séparée : c'est l'ébauche de la cuticule.

La membrane issue de l'anneau est attachée par ses deux extrémités aux bords de la rupture et distinctement au côté interne de la paroi maternelle(1). Ceci se voit fort bien pendant l'allongement, mais devient vite méconnaissable dès que celui-ci est achevé. On cesse tout d'abord de l'observer à la partie inférieure de l'insertion de la membrane, parce que c'est précisément à cet endroit que la nouvelle cloison vient s'adapter intimement. Cette observation devient ensuite également difficile dans la partie supérieure, parce que l'endroit d'insertion est très-étroit et que, par suite d'une forte tension, la bande qui en émane prend la même direction que la paroi de la cellule-mère.

Les bords de la membrane maternelle rompue, faisant saillie à l'extérieur, constituent les gaînes et les chapes déjà connues. La longue gaîne entoure complétement la cellule-fille inférieure; son bord s'arrête au niveau du point d'insertion interne de la nouvelle cloison. La chape ne couvre que le sommet de la cellule-fille supérieure et c'est en elle qu'on peut suivre le mieux les phénomènes de la sommation parceque les cellules supérieures sont le plus fréquemment le siége de divisions (fig. 48, 49). Chaque division donne une nouvelle saillie à la chape (2). Ces faits sont

(1) HOFMEISTER, l. c. p. 155.

(2) M. Hofmeister a compté jusqu'à douze saillies, l. c. p. 155.

généralement connus, mais le développement des chapes et leurs rapports réciproques donnent encore lieu à quelques controverses, notamment à la question de savoir s'il faut les considérer comme des anneaux se recouvrant par leurs bords ou comme des cupules emboitées les unes dans les autres. La première opinion a été soutenue par M. Pringsheim (1), la seconde par M. de Bary (2). La structure adoptée par ce dernier devait servir d'argument en faveur d'une sécretion de cellulose sur toute la superficie des cellules pendant la division, mais M. Hofmeister a fait valoir depuis que cet emboitement des chapes pouvait s'expliquer parfaitement par une scission intérieure de la membrane. La question a perdu dès lors une grande partie de son intérêt, et c'est uniquement pour compléter nos observations que nous nous en sommes occupés.

Ayant suivi dans ce but la méthode de M. de Bary, à savoir le traitement par l'acide sulfurique concentré, j'ai trouvé que les deux versions concernant la structure des chapes sont également vraies pour l'Oedogonium tumidulum, c'est-à-dire qu'elles peuvent être fermées aussi bien par des anneaux que par des cupules (fig. 49). Les deux formes peuvent même être réunies dans une seule et même chape. Ordinairement chaque pièce de la chape représente un anneau se confondant avec ses voisins dans une paroi intérieure commune dont il doit être arraché pour qu'on puisse réussir à l'isoler. Pour des chapes de cette espèce, il est le plus souvent impossible de suivre, dans la membrane d'insertion commune, les contours séparatifs d'un anneau et de son voisin supérieur ou inférieur. Dans d'autres chapes on réussit parfois, comme le dit M. de Bary, à isoler, au moyen de l'acide sulfurique concentré, une ou plusieurs chapes réunies en forme de cupules, (tab. IV, fig. 49) ; je

(1) Jahrb. f. wiss. Bot. I, éd. p. 16.

(2) Bot. Zeitung 1858, supplément, p. 81. — Dernièrement aussi DIPPEL, Mikroskop, p. 54.

pense, avec M. Hofmeister, que cette séparation à lieu lorsqu'entre deux divisions successives s'opèrent des fissures dans les couches de la membrane.

La jeune membrane à peine formée de l'Oedogonium tumidulum ne possède, comme nous l'avons vu, qu'une couche interne et une cuticule. Elle s'épaissit ensuite quelque peu et la couche interne se fend en trois lamelles, dont la moyenne est riche en eau et les deux autres moins hydratées. A l'état frais, ces couches restent invisibles, mais elles apparaissent par l'emploi de l'acide sulfurique concentré; c'est ainsi qu'on peut obtenir la préparation reproduite par M. Hofmeister (l. c. fig. 45, p. 155). La couche moyenne riche en eau se gonfle très-fortement, tandis que les deux autres moins hydratées changent moins. Le dessin de M. Hofmeister emprunté à une préparation traitée par l'oxide de cuivre ammoniacal devrait encore montrer une cuticule très-délicate sur la face externe pour correspondre en tout à celui que j'ai obtenu pour l'Oedogonium tumidulum à l'aide de l'acide sulfurique. Sous l'influence de cet acide concentré, le gonflement peut être poussé jusqu'à la fusion des couches, mais il n'agit tout d'abord que sur les couches comprises entre les chapes et la gaîne, et très-faiblement sur celles qui sont enfermées à l'intérieur de ces formations. M. Hofmeister a obtenu le même résultat avec l'oxide de cuivre ammoniacal.

Lorsque le gonflement est considérable, les couches inférieures à la chape se courbent d'ordinaire vers son intérieur de manière à pénétrer sous celle-ci, comme le montrent les fig. 48 et 49 de la tab. IV.

Dans des cellules anciennes en repos, qui s'épaississent fortement, on peut voir un très-grand nombre de couches par le seul emploi d'un grossissement convenable et sans le secours d'aucun réactif. Elles ont toutes pris naissance de la couche interne primitive. J'ai représenté dans la fig. 47 une portion d'une cellule ancienne de ce genre, offrant en outre cette particularité intéressante que l'allongement de la membrane annulaire s'est arrêté dans l'extension et n'a pas été suivi du développement de la cloison [1]. Ce cas est encore plus remarquable par suite de l'épaisseur de la paroi cellulaire maternelle. Je ne puis nullement décider la question de savoir si cet épaississement a eu lieu par scission intérieure après un essai de division ou si un épaississement antérieur a empêché la division.

Il arrive fréquemment dans d'autres cas, qu'un anneau se forme, mais sans pousser son développement jusqu'à la rupture ou la division de la cellule; si plus tard cette cellule s'épaissit, l'anneau sera englobé dans les couches d'épaississement (fig. 42). On voit alors les couches les plus internes se continuer sans interruption sur l'anneau, qui se trouve par conséquent enchassé entre les couches d'épaississements. Ceci semblerait à première vue offrir un argument en faveur de la croissance par opposition, mais il est possible d'expliquer ce phénomène d'une autre manière. Ces anneaux restés inutiles se fusionnent bientôt par leur face extérieure et spécialement aux bords avec la paroi cellulaire, et leur face interne, nourrie dès lors comme toute la paroi cellulaire, peut à son tour se stratifier en couches. Celles-ci, par suite d'une nutrition égale maintenant à celle de toute la paroi cellulaire, seront plus denses que la masse interne de l'anneau et auront par conséquent des propriétés optiques différentes. Une stratification par scission intérieure a été démontré ici en tout cas pour la jeune membrane latérale. Mais je repète que je n'ai nullement l'intention de vouloir généraliser les conclusions auxquelles je suis arrivé ici : je me contente de décrire la génèse de la membrane cellulaire sans mettre en question le cas où elle pourrait résulter d'une opposition.

(1) M. de Bary a observé un cas où la membrane issue de l'anneau s'est développée d'une façon normale, sans que néanmoins la cellule se soit divisée. (Abh. d. Senkbg Gesell. tom. I, p. 46.

J'ai également cherché à me rendre compte de l'accroissement ultérieur des différentes couches de la paroi latérale, chez le *Spirogyra orthospira* et l'*Ulotrix zonata*. La couche intérieure seule touche au contenu protoplasmatique qui peut servir directement à sa nutrition, tandis qu'elle sépare de ce protoplasme les deux couches intérieures. Cependant, malgré cet isolement, celles-ci ne deviennent ni plus minces, ni moins denses, pendant l'accroissement de la cellule et par conséquent elles doivent se nourrir de l'une ou de l'autre manière. On peut s'expliquer cette nutrition de deux façons différentes : elle s'opère soit parceque la partie externe de la couche intérieure se transforme petit à petit en couches extérieures, soit parceque dans celles-ci il y a une vraie nutrition par intussusception s'exerçant à travers la couche interne. Cette dernière opinion paraît être la seule exacte, car les trois couches se limitent constamment par des contours également nets, ce qui ne permet pas d'admettre que la couche interne se transforme graduellement dans les couches extérieures. En général, dans les deux Algues dont il est question, la nutrition et l'accroissement de la paroi latérale se font d'une manière uniforme ; à peine peut-on, sur toute la longueur du filament, observer quelque variation dans l'épaisseur de la paroi entière et des couches qui la composent.

C'est uniquement aux endroits d'insertion des cloisons transversales qu'on peut à cet égard observer des changements, parce que les conditions de nutrition se modifient ici. La partie de la couche intérieure qui est isolée du contenu cellulaire devient de plus en plus mince, parceque elle est fortement dilatée et n'est pas nourrie dans la même proportion : elle finit par disparaître complètement. Le triangle intérieur qui représente la couche moyenne dans le bord élargi de la cloison transversale, touche alors par sa base à la couche moyenne de la paroi latérale et il y a maintenant continuité entre ces deux couches moyennes.

Dans les très-vieilles cloisons transversales de l'Ulotrix, une partie médiane de la substance du triangle, partie qui coupe la base sous un angle droit et qui s'appuie jusque sur la cuticule, se modifie chimiquement au point de rester incolore sous l'action du chlorure de zinc iodé, tandis que la couche moyenne adjacente se colore en bleu.

Le Spirogyra nitida Kg [1] (tab. IV, fig. 28-33) nous montre une division entièrement analogue à celle du Spirogyra orthospira. Son noyau est plus grand encore que dans cette dernière espèce; il parait presque carré sur la coupe optique et à son centre se trouve un beau et grand nucléole. Je me contente donc de figurer ici quelques états de ce développement cellulaire, en les choisissant de manière à compléter ceux du Spirogyra orthospira.

J'ai étudié de même la division cellulaire dans quelques Spirogyra à noyau caché et j'ai constaté que les nouvelles cloisons transversales s'y produisent exactement de même manière que dans les espèces à noyaux apparents.

La division dans les *Zygnema* [2] se passe en réalité comme dans les Spyrogyra, bien qu'elle soit difficile à observer. Il est certain que le noyau se divise comme celui des Spirogyra [3] mais le contenu de la cellule ne permet pas de voir l'écartement des deux moitiés et le développement des jeunes noyaux. Chaque cellule de Zygnema renferme manifestement deux corps chlorophylliens de forme étoilée,

(1) Ou en tout cas une forme très-voisine de celle que M. Kützing (Tabulae phycologicae V. tab. 27) a figuré dans ce nom.

(2) Ici également j'ai artificiellement remis les divisions jusqu'au jour en soumettant la plante pendant la nuit à un abaissement de température.

(3) M. de Bary (conjugaten p. 11) admet que le noyau disparait complètement et que le pont de protoplasme entre les deux masses étoilées latérales devient plus étroit jusqu'à ce qu'il se présente sous forme d'un fil mince. Ce fil se divise finalement en deux moitiés dont chacune se réunit à la masse étoilée verte correspondante.

au centre desquels se trouve ce que l'on appelle un noyau d'amidon (Amylonkern) (1). Les deux moitiés du noyau cellulaire qui s'éloignent l'une de l'autre doivent éviter latéralement ces corps chlorophylliens et elles se portent entre les rayons verts qui attachent ces corps au protoplasma pariétal, en se maintenant, parait-il, toutes deux du même côté de la paroi. La formation de la cloison transversale suit de près les premiers indices de division de la masse du noyau et, quand cette cloison est presque complète, les prétendus noyaux d'amidon (Amylonkerne) se dédoublent aussi. Chaque corps chlorophyllien se partage de cette façon en deux moitiés, qui s'écartent l'une de l'autre et entre lesquelles se place maintenant le nouveau noyau suspendu dans un pont de protoplasme (2).

J'ai placé des filaments de Zygnema pendant leur division dans l'alcool absolu pour me faire une idée de l'organisation et de la division des prétendus noyaux d'amidon (Amytonkerne)(3). Ces observations ne réussirent même, sur les préparations conservées dans l'alcool, que pour autant que je les traitais par une solution de potasse caustique après les avoir mises préalablement dans de la glycérine. De cette manière en effet se gonflent tous les grains de fécule qui rendent les corps chlorophylliens opaques, aussi bien les petits grains éparpillés dans le protoplasme à chlorophylle qui rayonne vers l'extérieur que les gros grains de fécule des prétendus noyaux d'amidon. Ceux-ci se montrent alors comme étant de vrais grains de chlorophylle(4), formés au

(1) Voir PRINGSHEIM Pflanzenzelle, tab. III, fig. 10-14

(2) Voir PRINGSHEIM, l. c. tab. III, fig. 10-15 et l'explication de ces figures p. 87. L'auteur ne se prononce pas ici sur la manière dont le noyau se comporte. D'après M. DE BARY, l. c. p. 11, les deux nouveaux noyaux n'apparaissent que dans le pont qui relie les étoiles de chlorophylle dédoublées.

(3) Nous devons à M. BRAUN (Verjungung p. 211) les premières données sur la structure et la distribution de ces corps.

(4) Envisagés et décrits déjà comme tels par M. NAEGELI (Stärkekörner 1858, p. 401 et suiv.).

centre d'une masse solide de protoplasme et d'une paroi également de nature protoplasmatique ; entre ces deux parties on trouve des grains de fécule relativement gros, qui, si on les étudie avant de faire réagir la potasse, se montrent disposés radicalement en une simple couche concentrique [1]. Les prétendus noyaux d'amidon ne se distinguent donc pas en réalité de tant d'autres grains de chlorophylle riches en fécule. Ce qui les caractérise, c'est surtout la disposition concentrique des grains de fécule, ainsi que la masse solide qui forme leur partie centrale.

Les prétendus noyaux d'amidon que l'on trouve dans les bandes de chlorophylle de Spirogyra sont construits de même manière et se composent également d'une partie moyenne solide, de grains de fécule réunis ou tout au moins groupés en un anneau et enfin d'une couche membraneuse solide. La partie moyenne et la couche membraneuse sont, comme chez les Zygnema, colorées en vert plus sombre que le protoplasme environnant et c'est pour ce motif que j'ai déjà considéré ces grains chez les Spirogyra comme des grains de chlorophylle [2].

Quand on fait réagir délicatement de l'iode sur des cellules décolorées par leur séjour dans l'alcool, on peut voir, dans les Zygnema et les Spirogyra, comme MM. de Bary [3] et Naegeli [4] l'ont déjà démontré, la partie médiane et la paroi de ces grains prendra une teinte jaune-brunâtre, tandis que la fécule comprise entre elles devient naturellement bleue.

Par suite du gonflement des grains de fécule dans la solution de potasse caustique, la paroi du grain de chlorophylle s'étend considérablement, de sorte que, dans le Zygnema, ceux-ci prennent souvent un volume plusieurs

(1) M. de Bary partage cette manière de voir (Conjugaten. 1858, p. 9).

(2) Voir aussi sur ce sujet l'opinion de M. Cramer (in Naegeli Stärkekörner, p. 403).

(3) l. c. p. 2.

(4) l. c. p. 402.

fois plus grand que leur volume primitif. De cette manière, tous les détails de l'organisation interne des corps chlorophylliens deviennent plus apparents et on remarque maintenant qu'il n'est pas rare de trouver plus d'un grain de chlorophylle compris dans la masse rayonnante de matière verte. J'en ai ainsi observé deux placés l'un au-devant, au-dessus ou à côté de l'autre; puis quatre et même huit, tantôt sur la même coupe transversale, tantôt sur deux coupes voisines. Lorsque de cette manière on a bien remarqué cette disposition, on réussit à la retrouver également dans la cellule fraîche. Pendant la division la partie centrale du grain de chlorophylle s'allonge dans le sens de la longueur de la cellule, puis s'étrangle vers le milieu de plus en plus jusqu'à ce qu'elle se sépare enfin en deux moitiés. Aussitôt après, on voit dans le plan de la division se produire une couche de séparation, qui adhère à la couche pariétale de la périphérie et divise en deux l'espace intérieur. C'est dans l'épaisseur de cette couche de séparation que s'opère la division des deux grains de chlorophylle.

Les grains multiples de chlorophylle, compris dans une même étoile de protoplasme, naissent l'un de l'autre de la même manière.

Si nous comparons la division qui vient d'être décrite, à celle que l'on connaissait déjà pour les grains de chlorophylle [1], nous remarquons tout d'abord qu'ici la partie centrale du grain se divise comme ailleurs le grain entier; quant au procédé de division de la périphérie, il doit être envisagé comme une adaptation spéciale à l'excavation de ces grains par la fécule [2].

En tout cas, le phénomène dont il vient d'être question, ne peut être considéré que comme le procédé ordinaire d'étranglement dédoublé en deux procédés distincts.

(1) Voir Hofmeister, Pflanzenzelle, p. 372; Kny Bot. Zeitung, 1872, p. 14.

(2) On n'a pas étudié jusqu'ici la division d'autres grains de chlorophylle également creusés; il s'y passe probablement quelque chose d'analogue à ce que nous venons de décrire.

Les grains de chlorophylle des bandes de Spirogyra paraissent ne se diviser que très-rarement; de nouveaux grains semblent plutôt se former entre ceux qui existent déjà. Je renvoie, à cet égard, aux travaux de M. de Bary (Conjugaten, p. 2), qui a traité ce sujet en détail.

Ne fût-ce que par égard pour les travaux faits par mes devanciers, j'ai eu soin d'étudier également la division dans le *Cladophora,* puisque c'est chez cette plante que M. v. Mohl[1], en 1835, observa pour la première fois cette génèse cellulaire, et que depuis lors elle a servi plus souvent que toute autre à ce genre de recherche. Indépendamment de la fréquence avec laquelle on le rencontre et de la facilité de sa culture, le Cladophora présente cet autre avantage de montrer facilement presqu'à toute heure du jour des phases de la division.

Les Cladophora ne possèdent pas de noyau cellulaire, tout au moins n'ai-je pas pu en découvrir, malgré tous les moyens employés, dans les trois espèces qui ont fait l'objet de mes recherches : Cladophora fracta Kg, glomerata Kg et fasciculata Kg.

Je me propose de décrire maintenant le contenu cellulaire et la division des cellules chez le Cladophora fracta.

Dans cette espèce, sous une très-mince couche membraneuse (Hautschicht), on voit comme d'ordinaire la couche granuleuse, renfermant des grains de chlorophylle qui rappellent sous beaucoup de rapports ceux de Spirogyra et sont placés dans de petites plaques de protoplasme vert et à contours irréguliers. Ces plaques en tout cas correspondent aux bandes des Spirogyra, mais ne possèdent pourtant qu'en partie des grains de chlorophylle. Elles sont très-rapprochées les unes des autres, séparées seulement par de minces interstices incolores et donnent ainsi à la couche chlorophyl-

(1) Ueber die Vermehrung der Pflanzenzellen durch Theilung, dissertation publiée en 1835 et modifiée en 1845 dans le Vermischten Schriften, p. 362.

tienne une surface comme pavée. De la couche granuleuse de la paroi partent aussi de fines plaques de protoplasme incolore, qui se dirigent dans l'intérieur de la cellule et là se réunissent à d'autres pour former sur la coupe optique comme une espèce de réseau. En réalité, le contenu de la cellule est ainsi divisé en un grand nombre de compartiments polyédriques(1). Dans ces plaques intérieures on voit des corps chlorophylliens isolés ou même en plus grand nombre.

Il n'est pas rare de trouver chez le Cladophora fracta, entre les corps chlorophylliens de la couche granuleuse, quelques amas d'ordinaire hémisphériques de protoplasme granuleux, amas qui, à première vue, rappellent des noyaux. Ils tournent leur surface plane vers la paroi de la cellule et émettent sur leurs bords un grand nombre de fines pseudopodies, qui les fixent aux parties environnantes. Par l'action de l'iode, ils prennent une couleur jaune-brunâtre. D'ordinaire, la place qu'ils occupent se dessine déjà de l'extérieur sous forme d'une tache transparente. Le nombre multiple de ces amas de protoplasme suffit pour prouver que ce ne sont pas des noyaux, car j'ai pu, dans un cas, en compter huit, On les rencontre dans des cellules parfaitement saines et même dans des cellules en voie de division, ce qui prouve qu'on ne peut pas les envisager comme des productions pathologiques, ni comme des parasites. On peut les voir le plus facilement dans des cellules pauvres en contenu et c'est ainsi que je les ai représentés dans la tab.V, fig. 1. A certains moments, je les ai trouvés avec une grande fréquence, à d'autres, au contraire, ils étaient extrêmement rares, ce qui provient peut-être de ce qu'un certain mode de culture provoque ou du moins favorise leur apparition. Chez les Cladophora glomerata et fasciculata, j'ai vu des productions probablement analogues entre les corps chloro-

(1) Voir aussi HOFMEISTER, Pflanzenzelle, p. 38.

phylliens, mais jamais aussi librement développées que dans le Cl. fracta.

Dans le Cladophora fracta comme dans les autres espèces de ce genre, ce ne sont pas seulement les cellules terminales qui se divisent, mais aussi les cellules déjà plus âgées du filament.

Un faible grossissement permet déjà de reconnaître les cellules qui se divisent (tab. V, fig. 2-4), tant est remarquable l'étranglement de la couche à chlorophylle ou plutôt l'apparition de l'anneau transparent entourant cette couche à l'endroit de la division. Mais ce ne sont en réalité que des états déjà avancés de division qui sautent ainsi aux yeux et, pour observer les premières phases des phénomènes, il est nécessaire de chercher à l'aide de grossissements plus forts. Toutefois ces états avancés et facilement visibles nous permettent au moins de savoir si le moment est propice pour étudier les divisions; car ici également le phénomène ne se passe que rarement dans une cellule unique, mais, quand les conditions sont favorables, s'observe à la fois dans un grand nombre de cellules (1).

La division se trahit d'abord par l'apparition d'un faible amas annulaire de protoplasme incolore, auquel correspond un retrait de la couche chlorophyllienne, et aussitôt, sous forme d'un anneau, la nouvelle cloison transversale (2),

(1) M. Pringsheim a déjà touché ce point dans ses écrits (Pflanzenzelle p. 79).

(2) M. v. Mohl dans sa dissertation de 1835 (Flora 1837) considérait la division des cellules de Cladophora comme un étranglement du contenu cellulaire produit par l'accroissement d'une cloison allant de la membrane vers l'intérieur. Dans la nouvelle édition de cette dissertation (figurant dans les Gemischte Schriften, 1845, p. 369), l'auteur considère la première ébauche de la cloison transversale comme un pli de l'utricule primordiale, source de toute la division. D'après lui la membrane cellulaire se forme à la surface entière de toute l'utricule primordiale, avant que l'étranglement ne soit achevé, elle tapisse donc aussi le pli de l'utricule, à l'endroit de l'étranglement, et doit donc y être double dès le début. D'après M. Mitscherlich (en collaboration avec M. Lasch son assistant, Bericht üb. d. Verh. d. Kgl. Pr. Ak. d. Wiss. z. Berlin 1847) la masse gélatineuse se sépare un peu de la paroi cellulaire et sur celle-ci se forme d'abord un petit anneau; la masse gélati-

commence à se former, en se fixant aussi nettement que dans le Spirogyra à la paroi de la cellule-mère. Ici aussi de petits grains se meuvent le long de la couche membraneuse du protoplasme pariétal vers l'endroit où la cloison se forme, et s'amassent près du côté intérieur de celle-ci; mais ce mouvement se fait moins abondamment et par conséquent moins visiblement que dans le Spirogyra. Par contre il y a ici autour de la jeune cloison une quantité beaucoup plus forte de liquide incolore, probablement de protoplasme très-aqueux (1), tenant peut-être en dissolution des hydrates de carbone, ce qui produit à l'entour de la couche chlorophyllienne étranglée un anneau transparent d'une largeur remarquable. La couche membraneuse elle-même adhère partout à la paroi de la cellule-mère et à la cloison transversale; parfois on dirait qu'il n'en est pas ainsi, puisque on voit clairement dans la masse incolore annulaire une ligne

neuse est repoussée de plus en plus et finit par se séparer en deux, à mesure que la cloison se forme. Cette cloison est pour M. Mitscherlich une formation nouvelle et nullement un étranglement; elle se présente d'abord comme une très-fine membrane, à laquelle s'appose de plus en plus de cellulose, de sorte que finalement chaque cellule possède sa paroi propre. M. Thuret figura en 1850 (Ann. d. sc. nat. Bot. 3ᵐᵉ. Tom. XIV, tab. 16, fig. 17) une cellule de Cladophora glomerata en voie de division, sans donner la signification du phénomène. M. Pringsheim (en 1854) objecta à la dernière assertion de M. v. Mohl qu'une mince cloison en cellulose existe toujours, même dans les premières phases de la division. Cette cloison, dit M. Pringsheim, est simple; pourtant la considère-t-il, pour d'autres raisons, comme un pli de la couche la plus interne de la membrane cellulaire occasionnant la division. D'après M. Naegeli (Pflanzenphys. Unters. 1855. liv. I, p. 15), l'utricule primordiale secrète de la cellulose en un endroit annulaire. Cette secrétion continuant, il se forme une plaque annulaire, qui produit une plissure de plus en plus profonde dans l'utricule primordiale. Il renvoie l'observateur au Cladophora glomerata (tab. IV, fig. 3-11). En 1855, M. v. Mohl convient, dans le Botanische Zeitung p. 734, qu'aussitôt après l'apparition de la plus petite plissure dans l'utricule primordiale, il y a déjà en elle le commencement d'une cloison de cellulose, formée par un repli de la couche intérieure de la paroi. En dernier lieu (1869) M. Dippel (Mikroskop, p. 51) admet presqu'entièrement, pour le Cladophora glomerata, les idées mises en avant par M. v. Mohl dans les Vermischte Schriften.

(1) M. Pringsheim la désigne comme une masse incolore de consistance mucilagineuse (la couche membraneuse) l. c. Explication des figures. M. Naegeli la considère comme un protoplasme dilué, l. c. p. 46.

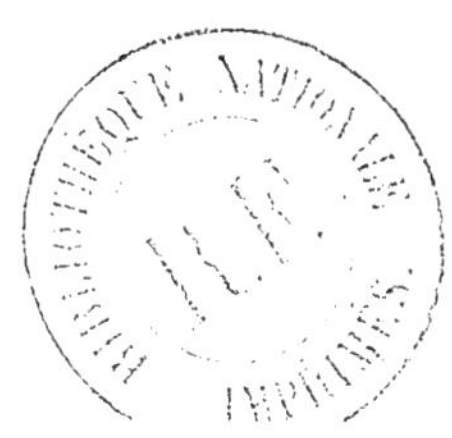

courbe que quitte de part et d'autre les parois de la cellule-mère pour se diriger vers les bords intérieurs de la cloison transversale (tab. V, fig. 2). Mais on démontre facilement, par l'emploi d'une solution sucrée, que cette ligne ne représente pas la limite extérieure de la couche membraneuse [1], car celle-ci, sous l'action de cette dissolution, se retire également des deux angles formés par la paroi de la cellule-mère et par la cloison. La ligne courbe provient de minces fils ou de bandes de protoplasme qui se sont différenciés dans la substance diluée et relient la paroi latérale avec le bord intérieur de la cloison en évitant l'angle. C'est cette route raccourcie que suivent maintenant les courants qui amènent à ce bord intérieur de petites granulations, tandis qu'on ne voit plus que rarement cheminer des grains isolés le long de la couche membraneuse dans l'angle lui-même.

On se convaint facilement, par l'emploi des réactifs qui attirent l'eau, de la faible densité de la matière entourant la cloison. Elle oppose à peine une résistance au retrait de la couche membraneuse sur la couche chlorophyllienne et finalement la couche incolore de protoplasme n'apparaît guère plus épaisse en cet endroit que dans d'autres [2].

Le contenu de la cellule renfermant la chlorophylle s'étrangle de plus en plus profondément (tab. V, fig. 3 et 4).

(1) M. Pringsheim paraît avoir pris cette ligne pour le bord même, car il dit dans l'explication des figures relatives au Cladophora : « Le plus souvent cette masse (la couche membraneuse) semble, comme la couche granuleuse, se courber un peu vers l'intérieur, laissant libre de cette manière un petit espace extérieur. » Les figures annoncent la même opinion.

(2) Pour qu'en même temps la jeune cloison reste intacte, on n'emploie que des réactifs avides d'eau, mais indifférents. M. Pringsheim a déjà démontré que les acides forts, le chlorure de zinc en solution, etc., dissolvent la jeune cloison, l. c. p. 23. M. Hofmeister énonce ce fait de la manière suivante : l'acide acétique, les solutions d'iodures métalliques ou de chlorure de calcium, et même la glycérine renfermant un acide, font gonfler la lame annulaire qui représente la jeune cloison, de manière à la soustraire à l'observation. Cette action se produit vite dans le Cladophora fracta, un peu moins facilement dans le Cl. glomerata et plus difficilement encore dans les Spirogyra (Pflanzenzelle, p. 111.)

La partie qui unit les deux cellules-sœurs devient de plus en plus étroite : elle parait verte lorsqu'elle renferme quelques corps chlorophylliens soit intérieurs soit périphériques, et incolore au contraire quand tous ceux-ci l'ont abandonnée. Comme ici tout l'intérieur de la cellule est traversé de plaques de protoplasme et que de cette manière la partie périphérique et la partie intérieure de la cellule ne forment ensemble qu'un seul corps, la couche chlorophyllienne de la périphérie n'est pas incisée, à elle seule, ainsi que cela se passe dans les Spirogyra : il s'effectue plutôt un étranglement de tout l'ensemble du système granuleux du protoplasme (tab. V, fig. 3). En même temps, la matière incolore amassée sous forme d'anneau s'oppose avec une résistance plus grande à ce que la couche chlorophyllienne revienne sur la membrane, ou, pour parler plus exactement, elle ne peut ici traverser cette couche continue aussi rapidement que chez les Spirogyra, dans lesquels la couche chlorophyllienne se compose seulement de bandes isolées. On voit donc ici, après la séparation complète du contenu granuleux des deux cellules et après l'achèvement de la cloison transversale, le contenu vert rester encore pendant un certain temps éloigné de cette cloison, de sorte que celle-ci est d'abord de part et d'autre entourée d'une substance fluide et incolore. Insensiblement celle-ci entre dans la cavité de la cellule et la couche chlorophyllienne se rapproche de la paroi. Dès le moment environ où la jeune cloison a franchi les deux tiers de sa route dans l'intérieur de la cellule, on voit les courants périphériques mentionnés plus haut, qui ne formaient qu'une seule échancrure, se transformer en un grand nombre de courants irréguliers anamostosés entre eux, traversant en toutes directions la substance incolore et charriant des petits grains isolés (tab. V, fig. 3).

La jeune paroi en formation touche ici, tout comme chez le Spirogyra, de son bord intérieur, le fond de la gouttière formée par la couche membraneuse (fig. 2, 3, 4). De même que chez les Spirogyra, cette couche est séparée de la couche granuleuse étranglée, par un anneau de protoplasme dense reconnaissable à ses rares petites granulations. M. Naegeli[1] a déjà démontré que cette couche granuleuse n'est refoulée ici que par une action mécanique; elle se sépare avec une grande facilité de la couche membraneuse, comme il est aisé de s'en convaincre même dans les cellules qui ne sont pas en division : en effet, on voit souvent la couche verte se retirer sur une étendue plus ou moins grande de la couche membraneuse et l'espace compris entre ces deux se remplir en même temps d'une substance aqueuse de faible densité.

La jeune cloison des Cladophora est presque aussi mince que celle des Spirogyra; elle est également simple et ne se laisse dédoubler en deux feuillets par aucun moyen artificiel[2]. L'élargissement de la cloison vers son bord d'insertion commence assez tôt, souvent même avant l'achèvement de la division (tab. V, fig. 3).

Les divisions restées inachevées, qu'il n'est pas rare de rencontrer chez les Cladophora sous forme de replis, ont conduit M. Pringsheim à admettre qu'un repli de la couche intérieure de la membrane est le moteur de la division. Mais déjà en 1847, M. Mitscherlich reconnut la véritable signification de ce soi-disant repli, eu égard toutefois aux idées que l'on avait alors sur l'accroissement de la membrane. D'après ses observations, la cloison était bien une formation nouvelle et nullement le résultat d'un étranglement. Parfois, selon lui, il arrivait que la paroi cellulaire ne se développait qu'à moitié ou seulement d'un seul côté; dans ce cas, des dépôts ultérieurs devaient avoir lieu sur cette formation et lui donner l'aspect d'un commencement

(1) l. c. p. 46.

(2) M. Pringsheim admet la même opinion sur l'indivisibilité de cette cloison, l. c. p. 26.

d'étranglement. Quant à notre interprétation de ces replis, nous devrions la formuler à peu près comme suit : la jeune cloison inachevée ou développée seulement d'un côté se fissure en trois lamelles en augmentant d'épaisseur; la lamelle moyenne est étendue considérablement à cause de l'accroissement longitudinal continu de la paroi latérale, même dans son point d'insertion; enfin cette lamelle moyenne, dans le cas où un espace intercellulaire se forme, peut même devenir méconnaissable. Par suite de l'accroissement continu de la paroi latérale aux endroits d'insertion des cloisons, des couches naissant dans celles-ci par fissures antérieures peuvent encore être écartées les unes des autres et chacune d'elles, continuant à s'accroitre séparément, former à son tour des replis secondaires à l'intérieur du repli primaire, comme le montre la fig. 19 tab. I du travail de M. Pringsheim sur la cellule végétale dans une cellule de Cladophora fracta. Il est clair que cette explication ne se rapporte qu'aux « replis » de la membrane se produisant dans les cloisons inachevées et nullement à ceux qui peuvent se montrer anormalement dans la couche intérieure de la membrane(1).

Il résulte de la description qu'on vient de lire, que la division cellulaire du Cladophora fracta touche de très près à celle du Spirogyra, avec cette seule différence que le noyau y manque. Nous avons remarqué déjà, en comparant le phénomène de division chez le Spirogyra avec celui de l'œuf des Abiétinées, l'indépendance relativement grande que montraient réciproquement le noyau et le protoplasme pariétal chez le Spirogyra. N'y avons-nous même pas observé exceptionnellement la division normale du noyau, sans indices de division de la cellule ?

Il est donc vraisemblable que le Cladophora ne nous offre

(1) Normalement de tels replis se produisent dans les parois transversales d'un grand nombre d'espèces de Spirogyra.

pas le procédé typique et primitif de la division cellulaire, mais bien une modification de ce procédé; on peut bien se figurer qu'après que le partage de la cellule et celui du noyau deviennent complétement indépendants l'un de l'autre, ce noyau devenu inutile disparaisse finalement de l'intérieur de la cellule.

La division de la cellule indépendante du noyau encore existant, comme dans le Spirogyra orthospira, ne se présente que dans les cellules à cavité relativement très-grande. Je pense que, dans ce cas, les rapports primitifs du noyau et du protoplasme pariétal sont interrompus par suite de l'agrandissement de la cavité cellulaire. Je mentionne surtout ce fait, parce qu'il prouve en même temps l'erreur dans laquelle on tomberait si on voulait juger du rôle primitif du noyau dans la division d'après ces cas dérivés.

Les espèces du genre *Ulothrix* nous offrent un exemple de division de cellules à noyau pariétal, dans des circonstances du reste analogues à celles que nous observons pour les Spirogyra.

L'Ulothrix que j'avais d'abord recueilli dans la Schwarza (fin novembre) et conservé dans des bocaux en verre, n'avait pas tardé à devenir maladif, de manière à ne plus montrer de division; ce qui me détermina vers la mi-janvier, au commencement du dégel, à me procurer de nouveaux matériaux pour mes investigations. Cette fois, les plantes un peu dégénérées furent transportées avec les pierres sur lesquelles elles étaient fixées et placées, dans un courant d'eau non interrompu, sous le porche d'une serre du Jardin botanique de Iéna. En utilisant dans ce but l'eau de source qui traverse ce porche, je vis pendant longtemps mes Algues se développer parfaitement dans cette eau courante, puis y montrer abondamment la division de leurs cellules et la production des zoospores. J'observais ces phénomènes pendant la matinée. Mes plantes offraient le type de l'Ulothrix zonata. Dans leurs cellules se voyait, outre la bande pariétale large et caractéristique de chlorophylle qui renferme plusieurs grains chlorophylliens contenant de la fécule, un noyau demi sphérique, couché par sa face aplatie contre la paroi latérale de la cellule et renfermant à son centre un beau nucléole[1].

Du côté où se montre le noyau, la bande de chlorophylle présente généralement une solution de continuité. Ce n'est que rarement qu'elle recouvre le noyau du côté intérieur par une mince couche et le sépare ainsi de la cavité cellulaire.

La division se manifeste d'abord par l'agrandissement du noyau et la disparition simultanée du nucléole. Les contours du noyau deviennent moins nets, et çà et là on voit apparaître la plaque dans son intérieur, mais cet examen ne peut naturellement se faire que lorsque le noyau se trouve du côté de la paroi tournée vers l'observateur.

La plaque du noyau est constamment perpendiculaire au long axe du filament. Dans quelques cas particuliers j'ai eu la chance de la voir se doubler, puis pendant un certain temps échapper à l'observation. Au même moment on peut voir — ce qui, du reste, n'est pas toujours facile — se produire, dans la couche membraneuse de la cellule, une ceinture de granulations qui ne sont pas petites, mais ne se limitent pas latéralement d'une manière nette. Un léger étranglement se manifeste dans le contenu vert de la cellule, et, lorsque la préparation est bien mise au point, on peut observer déjà, dans l'anneau transparent qui occasionne cet étranglement, les premiers commencements de la cloison transversale. Celle-ci prend la forme d'une mince lame annulaire, insérée sur la couche intérieure de la paroi latérale et tout aussi

(1) Voir aussi entre autres : NAEGELI, Die neue Alguesysteme, p. 137; DIPPEL (Zelltheilung der Ulothrix zonata), Abh. d. Naturf. Ges. Halle. tom. X, tiré à part p.4; et CRAMER, Ueber Entstehung und Paarung der Schwärmsporen von Ulothrix. Vierteljahrsschrift der Naturf. Ges. zu Zürich. tom. XV, livr. 2. tiré à part, p. 3.

étroitement que dans les exemples décrits plus haut. C'est ce que démontre à l'évidence l'action des réactifs neutres, avides d'eau, quand on les emploie avec prudence.

Cette formation de la cloison commence à peine que déjà les ébauches des deux nouveaux noyaux redeviennent distinctes. Ils sont environ de deux tiers plus petits que le noyau primitif et ne renferment pas encore de nucléoles : entr'eux des granulations se sont amassées sous forme d'une plaque perpendiculaire; on n'observe pas ici de fils unissant entr'eux les deux jeunes noyaux, mais bien souvent encore un contour commun, qui les relie en forme de tonneau. Ceci se laisse observer déjà trois quarts d'heure après la disparition des nucléoles primitifs, tandisqu'un quart d'heure plus tard un nouveau nucléole apparait dans chacun des jeunes noyaux.

Dans l'entretemps ces deux noyaux se sont considérablement gonflés jusqu'à prendre les deux tiers du volume du noyau primitif et se sont assez fortement rapprochés, ce qui est simplement la conséquence de leur agrandissement.

La cloison continue petit-à-petit à se développer de la périphérie vers le centre de la cellule, en coupant la bande de chlorophylle, et elle s'achève après un espace de temps qui varie d'une heure et demie à deux heures.

Je n'ai que peu de remarques à faire sur la manière dont le contenu protoplasmatique des cellules d'*Oedogonium tumidulum* se comporte pendant la division, car je puis pour le reste renvoyer aux publications antérieures ; je dirai tout d'abord qu'ici les cellules peuvent se diviser à n'importe quelle heure, le matin comme l'après midi, mais princi-

(1) Voir en outre : SCHACHT, Lehrbuch tom. I, p. 81 ; DIPPEL, l. c. et Mikroskop, p. 51. D'après ce dernier, le noyau qui existe au commencement de la division, se divise en deux noyaux secondaires par un étranglement; la plissure de la membrane cellulaire (c'est ainsi qu'il nomme la couche membraneuse du protoplasme) doit précéder souvent considérablement la secrétion de la cellulose, qui d'ailleurs doit s'opérer non seulement dans ce repli annulaire, mais sur tout le pourtour des cellules-filles.

palement la nuit. Quand on rencontre une cellule en voie de division, on est certain d'en trouver d'autres montrant le même phénomène; mais si la recherche n'aboutit pas vite, on pourra renoncer aux investigations ultérieures.

Le contenu granuleux s'amasse d'abord principalement dans la partie supérieure de la cellule; puis le noyau, sans quitter la paroi de la cellule, commence à s'agrandir, tandis que son nucléole central disparait. Ceci coïncide avec la formation de l'anneau, dont il a été déjà question (1). La formation des nouveaux noyaux est ici en majeure partie cachée par le contenu granuleux de la cellule; néanmoins, j'ai pu constater qu'elle ne diffère pas de celle de l'Ulothrix. Les noyaux y naissent également dans une situation pariétale (2).

Entre ces noyaux se montre, d'ordinaire après l'achèvement de l'anneau, la couche protoplasmatique séparatrice des cellules-filles (3). La manière dont cette couche se forme, à savoir simultanément sur toute la coupe transversale de la cellule-mère ou bien successivement en avançant petit à petit de la périphérie vers le centre (4), paraît dépendre de la répartition du contenu de la cellule-mère. Elle est formée simultanément si la cellule-mère est remplie complétement de protoplasme à l'endroit de sa formation, successivement si ce protoplasme y est interrompu par du liquide cellulaire.

Les préparations conservées dans l'alcool (5) permettent de voir ici, tout comme nous l'avons observé ailleurs, l'apparition d'une série de points noirs qui traversent la couche séparatrice de protoplasme et indiquent le commencement de la formation des deux couches membraneuses séparées. C'est alors que les parois de la cellule-mère se

(1) Hofmeister, l. c. p. 103; Dippel, Mikroskop, p. 53.

(2) de Bary, Abhand. d. Senkenberg. Ges. p. 39 et suiv. et tab. II, fig. 9 et 10; Hofmeister, l. c. p. 103.

(3) v. Mohl, Bot. Zeitung, 1855, p. 729; Hofmeister, l. c. p. 103.

(4) Comme le veut M. Hofmeister, l. c. p. 103.

(5) A étudier surtout quand on les place dans l'eau.

rompent et que les deux cellules-sœurs s'allongent de la manière que l'on connaît. Pendant cet allongement, la membrane de cellulose se forme dans la couche de séparation et est soulevée par la cellule inférieure, jusqu'à ce qu'elle atteigne de ses bords l'insertion inférieure de l'anneau distendu, avec laquelle elle se confond (tab. IV, fig. 45).

La cellule inférieure est celle des deux cellules-sœurs qui s'accroît d'abord le plus rapidement en même temps qu'à son extrémité supérieure s'amasse un liquide incolore qui, par conséquent sépare le contenu granuleux et la jeune membrane. La cellule supérieure, dont l'allongement n'a pas été jusqu'ici appréciable, est au contraire encore remplie d'un contenu granuleux qui touche directement à la jeune membrane. Lorsque cette membrane s'attache à la paroi latérale, elle est voûtée un peu dans la cellule supérieure, par suite de la pression du suc cellulaire de la cellule inférieure (tab. IV, fig. 45; la cloison a éclaté sous une pression artificielle).

Je fus porté à admettre, contrairement à l'opinion la plus accréditée [1], que la membrane de cellulose se forme encore pendant le déplacement de la couche séparatrice, surtout parce que les meilleurs lentilles ne m'ont pas permis d'établir la moindre distinction optique dans cette couche, d'une part peu de temps avant qu'elle eut atteint le bord supérieur de la gaîne et d'autre part après qu'elle se fut fixée à la paroi latérale. Comme je disposais de nombreuses préparations durcies dans l'alcool et de tous les degrés voulus de développement, je fus aussi en mesure d'étudier comparativement la cloison dans les différentes phases de son déplacement. Je ne trouvai d'ailleurs pas extraordinaire la soudure tardive de la cloison transversale et de la paroi latérale, puisque la jeune cloison transversale de Spirogyra peut bien se souder à la vieille paroi latérale de la

(1) DE BARY, Bot. Zeitung, 1858. suppl. p. 80; HOFMEISTER, l. c. p. 103.

cellule et que les bords internes de cette cloison finissent par se confondre. Une sécrétion de cellulose sur le bord extérieur de la jeune cloison pouvait donc ici aussi effectuer sa réunion au bord inférieur de l'anneau distendu.

Une autre observation parle encore contre l'opinion admettant que la limite de deux cellules n'est formée que par la couche membraneuse jusqu'à ce qu'elle ait atteint le point d'insertion; c'est qu'antérieurement déjà cette limite se comporte comme une fine membrane de cellulose, qu'elle peut se rider par l'action des réactifs chimiques et qu'elle se montre alors plus résistante qu'au moment de son apparition(1).

Si la limite n'était formée que par la couche membraneuse, ses caractères se seraient modifiés à peine pendant le déplacement : mais en réalité, avant d'être arrivée au but, elle prend des contours nets et d'autres propriétés, analogues à celles d'une jeune cloison de Cladophora en voie de formation. Si d'ailleurs elle continue encore à être détruite par l'action de réactifs énergiques, c'est un caractère qu'elle possède en commun avec de jeunes membranes de cellulose. Pour tous ces motifs il a pu exister une controverse sur la nature de cette membrane et ce fut surtout M. Pringsheim qui soutint qu'elle était une membrane de cellulose (2). C'est aussi l'opinion avancée plus récemment par M. Dippel (3), mais à la vérité ces deux auteurs admettaient en outre qu'une telle membrane était formée en même temps autour des cellules-sœurs entières.

J'ai essayé, à l'aide de chlorure de zinc iodé, ce qui n'a pas été fait jusqu'ici, ou bien de démontrer directement l'existence d'une membrane de cellulose entre les cellules-sœurs, pendant le déplacement même, ou bien de m'assurer ainsi de son absence. Je n'avais pas tardé à voir qu'il était impossible d'atteindre ce but sur des Algues fraîches. En

(1) Voir aussi PRINGSHEIM, Pflanzenzelle, p. 39.
(2) l. c. p. 39 et Jahrb. p. 15.
(3) l. c. p. 53.

effet, cette membrane qui ne traverse que le contenu de la cellule, devait, en même temps que celui-ci, être contractée par l'emploi du chlorure de zinc iodé et la réaction du contenu devait masquer la réaction de la membrane. Il n'en fut pas de même quand je me servis de préparations conservées dans l'alcool, car ici le contenu était fixé et ne se contractait pas sous l'influence du réactif, tandis que la jeune membrane s'était dans certains cas un peu retirée des granulations de cellule supérieure et pouvait facilement se distinguer. Je vis ainsi que cette membrane se colore en réalité en violet, tout en montrant encore d'autres particularités. Dans l'état représenté par la fig. 44, tab. IV, la membrane colorée se montre presqu'homogéne sur toute son étendue; au contraire, arrivée à la hauteur indiquée par la figure 43, elle représente une coupe transversale granulée ou moniliforme. Je pus même de cette manière poursuivre l'exsudation de cellulose depuis son début. Elle commence immédiatement avant que la cellule se rompe, ou simultanément avec ce phénomène, et l'on voit, comme son premier indice, une série de points d'un violet foncé traverser la couche membraneuse. L'exsudation de cellulose suit donc ici en tout cas de très près la formation de la plaque membraneuse et accompagne la division de celle-ci en deux moitiés. Toutefois pour voir clairement les phénomènes de coloration qui viennent d'être décrits, il faut faire réagir le chlorure de zinc iodé lentement et seulement en petite quantité.

La couche séparatrice, surtout aux premiers états de développement, peut aussi dans les préparations alcooliques être plus ou moins détruite par le gonflement du contenu restant de la cellule. Sur les deux côtés des jeunes membranes traitées par le chlorure de zinc iodé, se dessine une ligne brunâtre, dans laquelle je crois pouvoir reconnaître la couche membraneuse adjacente, qui se comporte d'ailleurs complétement comme la couche membraneuse des parois latérales.

L'examen de tous les états que j'ai pu observer et la nature même de la formation de la membrane de cellulose prouventqué celle-ci se produit simultanément sur toute son étendue, etsous ce rapport, le phénomène dontil est question, correspond à celui que nous avons observé dans les divisions de l'œuf des Abiétinées (1).

La jeune cloison transversale se soude, comme nous l'avons déjà dit, au bord inférieur du cylindre creux formé par la membrane issue de l'anneau, bord qui, dans cette période de la division, fait encore saillie. L'anneau qui correspond à cette soudure se caractérise bientôt par une épaisseur et une réfringence un peu plus grandes que les reste de la paroi cellulaire (tab. IV, fig. 46).

Sur plusieurs centaines de cellules dans lesquelles j'ai observé la division, j'en ai vu une qui se divisait comme celles du Spirogyra orthospira. M. Pringsheim dit que chez les Bulbochaete il est extrêmement rare de voir une cellule se diviser, d'après la méthode ordinaire, sans que la membrane de la cellule-mère se rompe et que ce fait ne s'observe

(1) M. Hofmeister admet au contraire que, chez l'Oedogonium, la cloison n'apparait qu'après que la couche séparatrice des deux cellules ait quelque peu dépassé le bord supérieur de la gaîne de la cellule-mère. Cette cloison s'attache à angle droit au bord inférieur de la partie de la membrane nouvellement intercalée, et avance dans son développement de la périphérie vers le centre, successivement, quoique avec célérité, l. c. p. 104. Il me semble intéressant, pour juger ces relations, d'ajouter que M. de Bary (Abhandl. d. Senkenberg. Naturforsch. Gesellsch. tom. I, 1854-1855, p. 43) avait d'abord prétendu que la cloison ne se formait pas ici simultanément sur toute son étendue, puisque l'utricule primordiale contractée par la réaction du chlorure de zinc iodé passait parfois clairement à travers une cloison encore incomplète. On ne réussit cependant pas toujours, écrivait-il, à cause des stries transversales et de la forte adhésion de l'utricule primordiale aux cloisons transversales, à obtenir une image nette du phénomène. Le même auteur dit plus tard (dans le Botanische Zeitung, 1858. Suppl. p. 81) n'avoir pu découvrir dans de nouvelles recherches le mode de formation des cloisons : elles se forment en tout cas très-rapidement sans qu'on puisse décider si c'est par accroissement centripète d'une lamelle membraneuse annuliforme, ou bien simultanément sur toute leur étendue. L'auteur admet en outre que la membrane de cellulose ne remplace la lamelle de protoplasme que lorsque celle-ci est arrivée à l'orifice de la gaîne.

que dans de très-vieilles cellules; il ajoute n'avoir jamais retrouvé cette anomalie dans les Oedogonium. Le cas dont je parle, est donc excessivement rare. La cellule dans laquelle il s'est passé, était encore jeune; dans la supérieure des deux cellule-sœurs en voie de formation, l'anneau avait été formé, mais il ne s'était point ouvert, et au milieu de la longueur de la cellule-mère on voyait sur la paroi latérale de celle-ci un commencement de cloison transversale, pénétrant déjà jusqu'au tiers environ du diamètre. Malheureusement je ne vis pas cette cellule à l'état frais : elle avait déjà séjourné dans l'alcool. Je pus observer néanmoins que le contenu était étranglé, de la même manière que chez le Spirogyra, à l'endroit où la cloison pénétrait dans l'intérieur, et que, dans la partie centrale unissant encore les deux cellules, il n'existait pas de couche séparatrice préformée. Les deux nouveaux noyaux étaient encore réunis sous forme d'un tonneau, traversant latéralement la partie qui unissait les cellules. La cellule était relativement pauvre en contenu.

Nous pouvons, je pense, considérer ce cas comme un exemple d'atavisme, car tout porte à croire que le mode de division des Oedogonium est, malgré ses particularités, dérivé du mode de division tel qu'il est répandu chez les autres Conferves.

J'ai suivi aussi un cas en apparence bien simple de division sans noyau dans les cellules tubuliformes des *Saprolegniées*. On sait que le protoplasme granuleux afflue d'abord vers l'extrémité supérieure de ces tubes unicellulaires, quand cette extrémité doit être séparée par une cloison du reste du tube, et transformée en sporange ou oogonium. Les premières observations concernant ce phénomène furent faites par MM. Unger (1) et Naegeli (2), plus tard, à la suite de recherches

(1) Linnaea, 1843, p. 135.
(2) Zeitsch. f. wiss. Bot. I, livr. I, p. 102, 1844 et livr. 3-4, p. 28, 1846.

bien minutieuses, par MM. Pringsheim[1], de Bary[2], et plusieurs autres. M. Unger pensait qu'une cloison simple se formait pour séparer le bout de la ramification destinée à devenir sporange, tandis que M. Naegeli croyait à la production d'une cellule, remplissant complétement cette extrémité. M. Pringsheim penchait pour cette dernière opinion, en y ajoutant[3] que la paroi de séparation était double, la supérieure appartenant au jeune sporange, l'inférieure, au contraire, n'étant qu'une cloison transversale née après la formation du jeune sporange et limitant de nouveau le tube adjacent à son extrémité. Dans ses recherches sur la cellule végétale (p. 64, remarq. 2), M. Pringsheim ajoute que la paroi qui se forme en dessous du sporange et limite ainsi la partie restante du tube, nait probablement parce qu'une couche membraneuse s'amasse sous la paroi du sporange, se durcit de manière à se transformer en membrane et s'adapte exactement aux parois latérales du tube. M. de Bary pense que le contenu se divise d'abord et que la cloison se forme ensuite, en une fois, sur toute son étendue; que cette cloison se produit par la juxtaposition des parois issues des utricules primordiales des deux cellules-filles engendrées dans la cellule-mère. Tandis que, d'après M. de Bary, ces deux membranes des cellules-filles ne se montrent jamais séparées chez l'Achlya prolifera, il n'est pas rare de rencontrer chez le Saprolegnia ferax l'exemple du contraire.

C'est ainsi qu'un phénomène, en apparence si simple, se laisse interpréter de tant de manières différentes, d'après les points de vue théoriques auxquels ces auteurs se sont placés dans leurs investigations.

M. Pringsheim annonce en outre que par l'observation directe on reconnaît l'apparition d'une ligne de démarcation

(1) Die Entwicklungsges. d. Achlya prolifera in N. Act A L. C. N. C. 23. 1 1850, p. 400, etc.

(2) Bot. Zeitung, 1852, p. 476.

(3) l. c. p. 439.

nette du protoplasme, remplissant l'extrémité du tube à l'endroit où ce protoplasme touche à la partie inférieure vide du tube.

J'ai trouvé, de mon côté, surtout chez le Saprolegnia ferax[1], que ce n'est pas l'amas entier de protoplasme de la partie renflée qui se délimite en cellule et devient sporange ou oogonium, mais que la cloison se forme plutôt dans l'amas lui-même de protoplasme dense, comme M. Pringsheim l'a récemment figuré d'une manière très-exacte pour l'oogonium de l'Achlya racemosa (Jahrb. f. wiss. Bot. IX, tab. XIX, fig. 6). Dans l'intérieur de cet amas de protoplasme dense, et même assez loin de la limite inférieure de celui-ci, s'opère la division chez le Saprolegnia ferax. Il se forme ici une plaque plus dense et incolore de protoplasme, souvent d'une épaisseur remarquable et, dans l'intérieur de celle-ci, une membrane de cellulose affectant d'abord l'aspect grainé que nous connaissons déjà.

Elle nait simultanément sur toute sa surface ou, tout au moins, traverse très-vite toute la coupe transversale ; d'abord très-mince, elle s'épaissit bientôt et se voûte alors sous la pression du contenu du sporange. Si parfois elle est très-bombée, il arrive que le contenu adjacent du tube se retire de l'angle circulaire, périphérique, ainsi formé et s'arrondit aussi contre la paroi voutée, ce qui pourrait bien avoir éveillé l'opinion sur l'existence de deux membranes à cet endroit. En tout cas on voit, immédiatement après la formation de la membrane, la partie du protoplasme amassé qui est échu à la cellule tubuliforme, quitter sa place et se repartir dans celle-ci d'une manière uniforme. C'est ainsi que la densité du contenu devient toute différente des deux côtés de la cloison ; ce n'est que maintenant qu'elle limite d'un côté la « partie vide » du tube. J'ai cru nécessaire d'insister sur ces points, parce qu'ils prouvent que la for-

(1) C'est ainsi que je dois appeler l'espèce conformément aux dernieres publications de M. Pringsheim sur les Saprolegnia Jahrb. f. wiss. Bot. tom. IX, p. 191.

mation du sporange est dû en réalité à un procédé de division et nullement à la délimitation d'une masse plus dense de protoplasme par un procédé voisin de la formation libre (1). Il y a plutôt ici un cas correspondant à la division cellulaire de l'Oedogonium où le contenu protoplasmatique s'amasse également dans l'extrémité supérieure de la cellule avant la division et où la cloison se forme au sein de cet amas plus dense (2).

J'ai maintenant épuisé la liste des plantes vivantes chez lesquelles il m'a été possible d'étudier en continuité directe le procédé de la bipartition cellulaire et j'ai ainsi rassemblé des faits suffisants pour faire comprendre les cas de divisions qui ne se laissent observer que sur des phases isolées. Nous savons maintenant ce que nous pouvons demander à cet objet, quelles sont les phases de la division qui se passent rapidement et quelles sont celles qui se passent lentement, quels sont par conséquent les états que nous devrons rencontrer plus fréquemment que d'autres. Certaines images caractéristiques offertes pendant la division et dont la signification nous est maintenant connue, pourront à elles seules suffire pour l'interprétation de tout un phénomène. D'autre part nous pouvons maintenant estimer à leur juste valeur les préparations conservées dans l'alcool, préparations dont nous nous servirons de préférence dans les recherches ultérieures.

On a déjà à plusieurs reprises décrit et figuré les divisions dans les stomates et nous pouvons consulter à cet égard les

(1) M. PRINGSHEIM (Pflanzenzelle, p. 64) cite la formation du sporange d'Achlya et de Vaucheria comme exemple de formation libre de cellules : dans l'intérieur d'une cellule-mère se forme une nouvelle cellule, à une place indéterminée et aux dépens d'une partie du contenu ; la partie restante du contenu de la cellule-mère se sépare de la cellule-fille par la production d'une cloison.

(2) Pour autant que j'ai pu les observer jusqu'ici les sporanges et les organes de reproduction des Vaucheria se forment de même manière que chez les Saprolignia, voir aussi THURET, Ann. des sc. nat. 2e sér. t. 19, p. 270 pl. 11.

travaux de MM. v. Mohl [1], Naegeli [2], les miens propres [3], ceux de M. Sachs [4], en partie ceux de M. Hofmeister [5] et enfin ceux de M. Prantl [6]. Il se présente ici d'abord une controverse sur la manière dont se comporte le noyau. D'après M. Naegeli le noyau de la cellule-mère se résorbe, un autre noyau secondaire se forme probablement alors et se divise en deux. M. v. Mohl croyait au contraire à la division immédiate du noyau de la cellule-mère, opinion à laquelle je m'était également rallié. MM. Sachs et Prantl ne réussirent pas à observer de noyau immédiatement avant la division et longtemps après ce phénomène. Quant à la cloison entre les deux cellules de bordure, elle n'est formée, d'après MM. Naegeli et Garreau [7], que par la juxtaposition des membranes de deux cellules nouvellement individualisées, tandis qu'elle n'est pour M. v. Mohl qu'une paroi séparative commençant sous forme d'anneau; enfin MM. Hofmeister, Sachs et Prantl admettent la formation simultanée de cette membrane sur toute son étendue.

J'entrepris mes nouvelles recherches sur des objets d'anciennes investigations l'*Iris pumila* et l'*Hyacinthus orientalis*, d'abord à l'état frais sous l'eau ou sous l'albumine, puis comme préparation alcoolique. Ces objets frais ne me donnèrent pas de résultat certain, ce qui explique aussi les controverses antérieures; parcontre on réussit souvent avec facilité à s'orienter, par une seule préparation fixée par l'alcool absolu, sur tout le procédé de division; aussi, pour ce motif, peut-on recommander ces préparations à ceux qui veulent se former un jugement rapide sur la question que nous traitons ici. La cellule-mère des cellules de bordure

(1) Linnaea 1838, p. 544, Vermischte Schriften, p. 252 et suppl. p. 254.
(2) Linnaea, 1842, p. 237.
(3) Jahrb. fur wis. Bot. tom. V.
(4) Lehrbuch, éd. I, p. 72, éd. V. p. 77.
(5) Lehre von der Pflanzenzelle, p. 113, rem. 2.
(6) Flora, 1872, p. 311.
(7) Ann. d. sc. nat. 4me sér. tom. I, p. 215.

renferme d'abord, chez l'Iris pumila, un grand noyau avec un grand nucléole ou plusieurs nucléoles plus petits (tab. VI, fig. 40). Ce noyau grossit en devenant homogène, puis on voit apparaitre dans son intérieur les stries convergeant vers ses deux pôles, et, à l'équateur, la plaque nucléaire, qui le divise en deux moitiés, l'une droite et l'autre gauche. Le noyau en même temps fusiforme ne cesse de trancher nettement sur le protoplasme ambiant (fig. 41 et 42). La plaque maintenant se dédouble et ses deux segments commencent à s'écarter l'un de l'autre (fig. 43).

Les parties médianes de la plaque sont étendus de nouveau en nombreux fils de la manière si caractéristique que nous connaissons. Les deux segments de la plaque s'épuisent presque dans la formation de ces fils (fig. 44 et 45). L'écartement des deux segments doit se passer vite, du moins l'avons nous trouvé ainsi ailleurs, en observant des sujets vivants; ce qui fait qu'on n'en trouve que fort rarement les états intermédiaires fixés par l'alcool (fig. 43 et 44). Suit la formation définitive des nouveaux noyaux correspondant chacun à l'une des deux moitiés écartées du noyau primaire (fig. 43-47).

Alors, dans les fils écartés se forme la plaque cellulaire (fig. 48) dont le développement est analogue à celui que nous avons observé dans les Abiétinées. Sa formation commence par un épaississement des fils vers la région équatoriale. Les parties épaissies sont d'abord séparées latéralement par des intervalles qui paraissent sombres sous le microscope (fig. 48), mais qui se réunissent bientôt pour constituer la plaque de la couche membraneuse (fig. 49). Celle-ci commence aussitôt à se diviser en deux et à sécréter de la cellulose entre ses deux moitiés, division et sécrétion que l'on n'observe d'abord que sur des points isolés, mais qui ne tardent pas à devenir continue. La

(1) Je renonce à l'expression de cellule-mère spéciale (Specialemutterzelle) que j'avais proposé autrefois.

division de la plaque cellulaire est, au fond, analogue au dédoublement de la plaque nucléolaire, avec cette différence que, dans la première, les deux demi-plaques s'écartent très-peu l'une de l'autre et retirent bientôt tous les fils qui les relient ensemble.

Les fils du noyau peuvent ici, au moment de la formation de la plaque cellulaire, s'étendre jusqu'à la paroi de la cellule-mère, mais cependant mainte fois ils n'arrivent pas jusque là et la plaque est complétée à son bord par une couche correspondante dans le protoplasme de la cellule. Nous avons déjà vu, dans l'œuf des Abiétinées, comment une telle couche se forme dans le protoplasme de la cellule. Suit la formation presque simultanée d'une membrane de cellulose dans toute l'étendue de la plaque et, comme conséquence de cette formation, un partage définitif de la cellule-mère en deux cellules de bordure (tab. VI, fig. 50).

Les noyaux disparaissent quand les cellules de bordure vieillissent.

En examinant de très-jeunes cellules épidermiques, principalement encore celles qui ont séjourné dans l'alcool, on s'aperçoit que la cellule-mère du stomate naît d'une manière entièrement analogue à celle qui vient d'être décrite. La jeune cellule épidermique n'est d'ailleurs pas complétement remplie de protoplasme, mais celui-ci forme plutôt une simple couche pariétale épaisse entourant un espace rempli de liquide cellulaire. Le noyau à peu près sphérique montre un diamètre qui n'est que d'un tiers plus petit que le diamètre transversal de la cellule et par conséquent il plonge par ses bords dans le protoplasme pariétal.

Quand une cellule-mère du sporange doit se former, le noyau se porte dans l'extrémité de la cellule épidermique et remplit cette extrémité; il se divise alors comme je viens de le décrire, avec cette seule différence qu'ici ses deux moitiés s'écartent très peu l'une de l'autre (tab. V, fig. 38). Entre ces deux nouveaux noyaux se montre alors la plaque de la cellule, développant à son tour dans son intérieur, la membrane de cellulose (fig. 39). Le noyau de la cellule épidermique reste encore pendant un certain temps adhérent à cette membrane et finalement s'éloigne de celle-ci.

On peut tout aussi bien, et même mieux peut-être, se faire rapidement une idée de la division du noyau et du protoplasme en se servant de préparations alcooliques du jeune endosperme de *Phaseolus multiflorus*. Après que les premières cellules de ce tissu se sont produites par formation libre, comme je l'ai décrit plus haut, elles continuent, longtemps encore à se multiplier par division. Le noyau ici est ou bien plus ou moins central et suspendu au milieu d'un espace rempli de liquide cellulaire, ou bien attaché à la paroi de la cellule : il contient un gros nucléole central (tab. V, fig. 17). Ce nucléole se résorbe d'abord, tandis que le noyau grossit, se strie et développe sa plaque (fig. 18), qui se compose d'un nombre relativement faible de batonnets, se séparant bientôt en deux segments (fig. 19). Les fils sont tendus entre les segments et forment un corps en forme de tonneau, aux deux bouts duquel les nouveaux noyaux des cellules-filles s'individualisent, aux dépens des moitiés du noyau partagé de la cellule-mère (fig. 20 et 21). Plus tard apparaît dans les fils la plaque cellulaire, et, comme cette plaque est séparée de la paroi de la cellule par l'espace rempli de liquide cellulaire, soit sur toute sa circonférence, soit au moins sur la plus grande partie de celle-ci, elle doit se compléter partiellement dans l'intérieur de cet espace. On voit alors se passer des phénomènes analogues à ceux que l'on observe dans Spirogyra orthospira. La paroi se forme graduellement de la périphérie vers le milieu et sa formation commence avant même que la plaque cellulaire se soit montrée dans les fils. C'est dans l'intérieur de cette dernière plaque, que la partie manquante de la membrane se forme en une fois, car, contrairement à ce qui se passe dans le Spirogyra, ici les fils et leur plaque se conservent jusqu'au moment de former la membrane. Dans ce cas le noyau et le protoplasme de cellule coopèrent encore à la division cellulaire, tandis que, chez le Spirogyra, la division du noyau et celle du protoplasme sont devenues sensiblement indépendantes.

Les noyaux obtiennent ensuite plusieurs nucléoles disposés en un seul plan, suivent le plus grand axe du noyau. Ces nucléoles disparaissent presque tous, à l'exception d'un seul, qui se conserve et augmente en volume.

Les fils qui relient les noyaux s'étendent souvent latéralement d'une manière notable et augmentent ainsi le diamètre latéral de la plaque qu'ils forment (tab. V, fig. 22, 23). De cette manière encore, la masse des fils, qui affectait la forme d'un tonneau, est changée en corps lenticulaire, biconvexe et les deux nouveaux noyaux qui y adhèrent, sont rapprochés l'un de l'autre. Après l'achèvement de la cloison, la masse des fils s'élargit finalement encore sur celle-ci, en la recouvrant de part et d'autre d'une couche protoplasmatique d'égale épaisseur, dans laquelle les stries, correspondant aux fils, peuvent s'observer encore longtemps (fig. 24 et 25). Il en résulte que les deux noyaux se rapprochent (fig. 25) le plus souvent jusqu'à contact, de la nouvelle cloison, pour y rester adhérer longtemps, mais s'en séparer finalement (fig. 17, cellule à gauche). Nous avons donc dans l'endosperme du Phaseolus un exemple d'une cloison qui, contrairement à l'opinion généralement admise pour l'intérieur de tissus, ne se produit pas simultanément sur toute son étendue, mais successivement et celà d'après un type en quelque sorte mixte, puisqu'une partie de cette paroi se forme en s'avançant de l'extérieur vers l'intérieur, tandis qu'une autre apparaît subitement[1].

(1) Voir par contre la description et les figures entièrement différentes de M. Dippel, Mikroskop, p. 49 et tab. II, fig. 18, II. Moi même, j'ai fait connaître

Des embryons assez âgés de *Pinus silvestris,* qui montrent déjà les ébauches de leurs cotylédons et dont je recherchai les divisions cellulaires, me montrèrent entièrement les mêmes phénomènes que ceux qui se passent dans les premières cellules limitées dans l'œuf. Ici, comme au début du développement embryonnaire, les cellules étaient complétement remplies de protoplasme et la division s'y effectuait donc aussi de la même manière.

Chez un autre Conifère, le *Ginkgo biloba*, l'embryon, dès son premier état de développement, montre des cellules qui ne sont que partiellement remplies de protoplasme, avec une cavité intérieure et un noyau suspendu au centre de celle-ci. De sorte que la division se passe ici comme dans l'endosperme de Phaseolus.

Pour éviter des répétitions, je me contente donc de renvoyer ici à la table V, dont la fig. 26 montre d'une manière très-claire la formation de la plaque du noyau; les figures 27 et 28 représentent des états plus avancés du développement des nouveaux noyaux et la jeune membrane encore annuliforme fixée à la paroi latérale de la cellule-mère.

Un embryon de *Triticum vulgare,* formé d'une vingtaine de cellules nous montre de nouveau, comme celui de Pinus silvestris, des cellules entièrement remplies de protoplasme

d'une manière inexacte la division du noyau dans l'endosperme des Conifères dans mon travail : Coniferen und Gnetaceen, p. 85 et tab. IV, fig. 32; M. HANSTEIN (Stz. der Niederrh. Gesell. in Bonn, 1870, p. 230) dit que, dans les cellules parenchymateuses des plantes supérieures, par exemple de Sambucus, Helianthus, Lysimachia, Polygonum, Silene, etc., le noyau se divise simultanément avec la cellule, mais il décrit ce phénomène autrement que je ne l'ai fait plus haut. D'après lui, on verrait dans le noyau, au lieu d'un nucléole unique, au moins deux nucléoles, dont la mode de formation n'est pas encore établi; après cela, on verrait une limite de partition très-mince diviser le noyau en deux moitiés, qui ne seraient pas toujours exactement disposées dans le sens de cellules-filles futures. Plus tard, dans le protoplasme qui entoure le noyau et qui, dès le début du phénomène, s'amasse dans la surface de division, s'établirait au plan de séparation, dans lequel se formerait petit à petit la nouvelle paroi de cellulose.

et une division analogue à celle que nous avons observée dans l'embryon des Abiétinées.

Je désirais vivement aussi m'instruire, par l'observation directe, des phénomènes qui se passent dans le *cambium des Conifères*. Selon les assertions récentes de deux auteurs différents (1), la cellule-mère du cambium ne développe pas seulement une cloison, mais plutôt des membranes qui entourent complètement les cellules-filles. Toutefois les figures si exactes et si fidèles du travail de M. Sanio me semblèrent se prêter aussi à une interprétation différente, de même que son assertion, que la séparation de « la membrane primitive » en deux feuillets ne réussit jamais (2).

Je fis des recherches sur des pousses de première année du *Pinus silvestris,* qui à cette époque (fin de mai) avaient fini de s'accroître en longueur et commençaient à se développer en épaisseur. Je choisis de préférence ces jeunes pousses parce que j'y avais observé une multiplication cellulaire très-active; je n'avais pas d'ailleurs à m'occuper d'autres questions relatives à l'accroissement de la membrane cellulaire et pour la solution desquelles M. Sanio recommande (3) particulièrement des bois plus âgés.

Ainsi que M. Sanio le dit très-exactement, les cellules cambiales du Pinus silvestris ont un protoplasme distribué dans leur intérieur sous forme d'une couche pariétale, et un gros noyau qui occupe le milieu de la cellule et atteint presque entièrement le petit diamètre transversal de celle-ci. Si l'on pratique des coupes transversales dans les préparations durcies dans l'alcool absolu, on trouve que, sur ces coupes, les cellules cambiales et celles qui en dérivent les

(1) Dippel, Mikroskop, p. 49 et tab. II, fig. 18, I, et Flora 1874, p. 266; Sanio Jahrb. f. wiss Bot. tom. IV, p. 57 et Flora 1874, p. 549.

(2) Jahrbücher, p. 68; M. Dippel (Flora, p. 266), prétend avoir divisé la membrane primaire ou lamelle médiane (Mittellamelle) en trois feuillets, ce qui donne également au milieu un feuillet indivisible.

(3) Jahrb. tom. IX, p. 51.

premières, sont ou bien intérieurement vides et munies seulement d'une couche peu épaisse de protoplasme pariétal, ou bien, au contraire, entièrement gorgées d'un protoplasme sombre. Cette différence provient de l'endroit où la coupe a été faite soit au-dessus du noyau, soit au-dessous de lui, soit sur le noyau lui-même. Le noyau de la cellule cambiale est sensiblement sphérique ou tout au plus légèrement allongé dans le sens du grand axe de la cellule : et il renferme plusieurs nucléoles. Ceux-ci disparaissent, tandis que le noyau grossit; alors on voit les stries que nous connaissons déjà, apparaître dans le noyau, transversalement, par rapport au plan de la division future, et l'on observe de même la formation de la plaque nucléolaire, plaque peu prononcée dans ce cas et dont les deux moitiés ne peuvent s'écarter que très-peu l'une de l'autre, faute de place suffisante. La fig. 29 de la tab. V montre, dans la cellule moyenne de la rangée inférieure, ces plaques qui commencent à s'élargir. La fig. 30 représente, sur la coupe longitudinale, un état un peu plus avancé. On y voit déjà la plaque cellulaire formée dans les fils nucléaires. La fig. 31 laisse apercevoir dans la seconde cellule, à droite, les deux nouveaux noyaux fixés près de la jeune cloison. La cellule moyenne de la rangée supérieure, représentée par la fig. 29, s'est récemment divisée; elle a été coupée au-dessus ou en-dessous du noyau, de sorte que la jeune cloison est entièrement libre. La formation de cette cloison s'opère ici comme dans le Phaseolus, non pas d'une manière simultanée, mais successivement, la partie seule qui se trouve entre les noyaux se complétant en une fois. Les cellules cambiales plus larges des rayons médullaires permettent le mieux (tab. V, fig. 33) de voir qu'il en est ainsi, et montrent aussi plus clairement toutes les autres phases de leur division. Il faut d'ailleurs, dans tous les cas, longtemps chercher avant de trouver ici les états de la division. Dans les fibres ligneuses plus agées le noyau est considérablement allongé et ses nucléoles s'écartent les uns des autres, en se disposant d'ordinaire en un plan unique (fig. 32). Le noyau se conserve jusqu'à un état avancé de la formation des macules.

Comme M. Sanio le décrit et le figure avec raison, les parois radiales du combium sont déjà d'une épaisseur apparente, même sur les pousses aussi jeunes que je l'ai dit plus haut. L'auteur en voit la cause dans ce fait, que chaque cellule-fille, à chaque division, s'entoure de cellulose sur tout son pourtour. « Si donc, dit-il, le nombre des cellules du cambium augmente continuellement par des divisions tangentielles et que les parties radiales des parois provenant des cellules-mères ne se résorbent pas, ces parois doivent graduellement arriver à une épaisseur plus ou moins grande[1]. — Quant à moi, je trouve plutôt la cause de cet épaississement dans la nutrition continuelle des parois radiales de ces rangées combiales par le contenu de leurs cellules. Les cloisons tangentielles se fixent aux épaisses parois radiales de la même manière que les cloisons de Spirogyra s'attachent aux parois latérales de leur cellule-mère. La jeune cloison est ici extrêmement mince et ne se laisse dédoubler par aucun des moyens mis en usage ; elle est d'abord fixée sur le côté intérieur de la paroi latérale, d'une manière très-nette et par un bord très-mince. Plus tard, comme dans les Spirogyra ou d'autres Algues, on voit (sur des coupes transversales) les cloisons devenir plus épaisses à leur point d'attache, et successivement le triangle se forme à leur base, d'abord sous forme d'un point, puis avec des proportions plus grandes. Dans quelques parois radiales, surtout d'après M. Sanio dans le cambium du bois âgé, on peut observer une séparation en trois feuillets, dont l'une est large et à ce qu'il parait moins dense et occupe la partie moyenne, tandis que les deux autres latéraux sont plus minces et plus denses.

(1) Jahrb. tom. IX, p. 63.

C'est à ces feuillets latéraux que se fixent les jeunes cloisons en montrant les mêmes caractères optiques qu'eux. Quant au triangle des vieilles cloisons, il se confond avec la couche moyenne. Aux endroits où trois ou quatre cellules se touchent, les triangles donnent naissance au coin dans lequel peut se former plus tard un méat intercellulaire. Je ne me sens pas compétent pour traiter les questions relatives à l'épaississement ultérieur des cellules issues du cambium et je renvoie, sous ce rapport, au travail de M. Sanio que j'ai cité à différentes reprises. J'ajouterai toutefois qu'il est hors de doute que chaque rangée de cellule libérienne et ligneuse ne possède dans le cambium qu'une seule et même cellule-mère (Sanio l. c. p. 58). S'il y avait au contraire deux cellules-mères, la cloison qui devrait séparer celles-ci dans le cambium devrait être aussi épaissie que les parois radiales, soit qu'on admette son épaississement par le dépôt successif des membranes de cellules-mères des divisions antérieures, soit qu'on admette l'intussusception.

Voulant aussi étudier, au moins dans un seul cas, la division cellulaire dans les poils, je choisis de préférence ceux du *Tradescantia virginica*. Tant que les poils placés sur les étamines de cette plante n'ont pas encore achevé leur développement, les trois cellules supérieures sont ordinairement en état de se diviser. Le noyau est d'abord à peu près sphérique et contient plusieurs nucléoles (tab. V, fig. 34); bientôt il s'accroît en longueur, et, tandis que ses nucléoles disparaissent, il se change en un tonneau à filaments épais. La plaque du noyau se dessine moins nettement (tab. V, fig. 35). Entre ses deux segments, sont ensuite tendus, comme d'ordinaire, de fins filaments qui s'écartent latéralement, de manière à produire un corps biconvexe, lenticulaire, qui atteint presque aux parois latérales de la cellule. Les deux nouveaux noyaux sont d'abord transparents et homogènes, mais bientôt plusieurs nucléoles se forment dans leur intérieur, d'ordinaire en un seul plan (tab. V, fig. 34 en haut et 37). La plaque cellulaire traverse les filaments de la manière que l'on connait déjà (fig. 34 et 37) et forme la cloison simultanément.

M. Naegeli[1] prétend avoir vu les noyaux (Kernbläschen) des cellules terminales dans les poils d'étamines de Tradescantia se diviser par l'apparition d'une cloison transversale en deux noyaux qui se séparent l'un de l'autre.

D'après M. Hofmeister[2] on pourrait observer dans les poils de diverses plantes vasculaires, des cellules en voie de division montrer l'ébauche annulaire des parois transversales. Tels sont, par exemple, les jeunes poils de l'Ecbalium agreste. Dans d'autres végétaux une paroi offrant de la résistance à l'eau apparaîtrait brusquement et, avant son apparition, il existerait à cet endroit une plaque traversant la cavité de la cellule, plaque dont le pouvoir réfringent différerait de celui du reste du contenu cellulaire. Cette plaque, écrit M. Hofmeister, ne résiste pas longtemps à l'action de l'eau et disparaît par un séjour prolongé de la préparation dans ce liquide. Tel est le cas des poils d'étamines du Tradescantia virginica et de ceux des pétales de l'Hibiscus Trionum. Les noyaux des poils (p. 81) se comporteraient du reste comme ailleurs, c'est-à-dire que le noyau de la cellule-mère serait chaque fois dissout pendant la division et que deux noyaux secondaires se formeraient à sa place[3].

(1) Zeitschrift für wiss. Bot. livr. I, 1844, p. 62, et livr. III, 1846, p. 102.

(2) Lehre von der Pflz. p. 112.

(3) M. Hofmeister dans son travail sur la formation de l'embryon chez les phanérogames (1849), dit encore spécialement au sujet du phénomène en question (p. 8) : « Après la résorption de la membrane du noyau primitif, le contenu de celui-ci reste condensé au milieu de la cellule, comme c'est également le cas pour la cellule-mère des grains de pollen.... La masse mucilagineuse, ellipsoïdale, non revêtue d'une membrane, se divise d'abord en deux masses sphériques ; chacune de celles-ci contient ordinairement quelques grains plus fermes et se couvre extérieurement d'une membrane. Les deux jeunes noyaux sont dès-lors formés » (voir fig. 20-28 de la table XIV).

M. Weiss[1] au contraire, a cru découvrir que l'augmentation du nombre des cellules a lieu dans les poils par une formation libre aux dépens d'une partie du protoplasme[2]. Il décrit pour le Tradescantia virginica[3] des noyaux prenant la forme de semelle, et se partageant ensuite sur une mince ligne de démarcation en deux; puis il figure des cellules qui possèdent deux noyaux placés l'un à côté de l'autre. « Les deux noyaux ou cytoblastes s'écartent l'un de l'autre et le protoplasme placé entre eux se condense en deux, en trois, ou en un plus grand nombre de cellules primordiales. Ceci prouve déjà que le cytoblaste n'est pas essentiel à l'individualisation des cellules primordiales puis que, dans le cas où trois de ces cellules prennent naissance dans une cellule-mère, l'une d'entre elles en est constamment dépourvue[4]. »

D'après l'opinion de M. Hofmeister[5] l'ébauche annulaire de la paroi séparative s'accroîtrait très-lentement dans les cellules terminales des poils radiculaires épais des *Mousses*, de sorte qu'une nouvelle bipartition serait, en règle générale, déjà préparée par l'apparition de deux noyaux dans la moitié supérieure de la jeune cellule, avant que l'anneau ait atteint le quart du diamètre transversal. Je cite ce cas comme une irrégularité intéressante dans la marche des choses. Selon M. Pringsheim[6] les cellules des filaments dichotomes du *Saprolegnia lactea* (Leptomitus lacteus Ag.) ne seraient séparées entre elles que par des rétrécissements annulaires, mais chaque segment compris entre deux de ces rétrécisse-

(1) Die Pflanzenhaare, 1867, dans les Botanischen Untersuchungen de M. Karsten tom. I, p. 339.

(2) Comparez la citation de M. Hofmeister dans l'Algemeine Morphologie, p. 543, remarque.

(3) l. c. p. 491.

(4) l. c. p. 493.

(5) Lehre v. d. Pflz. p. 112.

(6) Jahrb. f. wiss. Bot. tom. II, p. 230.

ments contiendrait un gros noyau et représenterait par con séquent une cellule. Le nucléus changerait de place et souvent en s'engageant dans le rétrécissement oblitérerait celui-ci. Dans les articles anciens on trouve plusieurs noyaux issu paraît-il, du noyau primitif au moyen d'un bourgeonnement suivi d'une séparation. Cette dernière opinion rend la signification du noyau plus que douteuse, comme M. Pringsheim lui-même l'admet également.

Je n'ai fait mention de cette plante que dans le but d'attirer de nouveau l'attention sur elle. Il faudrait avant tout y observer avec soin comment le noyau se comporte pendant la formation du nouveau rétrécissement.

Je passerai encore rapidement en revue, ne fût-ce qu'à titre d'indication, d'autres procédés qui s'écartent plus ou moins de la division binaire habituelle, mais doivent cependant être considérés comme de simples modifications de celle-ci. Je le ferai surtout pour prévenir qu'on ne m'oppose ces cas comme restant inexpliqués d'après mes vues sur la division cellulaire. On comprendra toutefois que je ne puis entrer ici dans tous les détails, dont plusieurs devraient faire l'objet de recherches ultérieures.

La bipartition cellulaire, qui, dans son genre, s'éloigne de la façon la plus remarquable de la division binaire habituelle, se rencontre dans la génèse de la cellule-mère, en forme d'O, des stomates de quelques espèces d'*Aneimia* (1) et de *Niphobolus* (2) et dans les cellules annulaires des anthéridies de beaucoup de Fougères (3). Les cellules en forme d'O des Aneimia seraient des productions tout-à-fait incompréhensibles si elles étaient isolées et si le phénomène qui

(1) Voir mon mémoire sur le développement des stomates. Jahr. für wiss. Bot. tom. V, p. 311 et suivantes, et tom. VII, p. 393, remarque 1.

(2) RAUTER, Mitth. d. naturw. Vereins f. Steiermark, tom. II, livr. II, 1870.

(3) Voir KNY, Monatsber. d. Kgl. Akad. d. Wiss. mai 1869 et mon Mémoire, Jahr. f. wiss. Bot. tom. VII, p. 392.

leur donne naissance ne se reliait pas, par tous les états intermédiaires, à la formation habituelle des cellules-mères des stomates par division binaire, comme M. Rauter [1] et moi [2] nous l'avons déjà démontré.

Nous pouvons reprendre ici l'exemple de l'Iris pumila (tab. V, fig. 38 et 39) qui doit nous être encore resté présent à la mémoire.

Nous avons vu, dans cet Iris le noyau d'une jeune cellule de l'épiderme se transporter dans son extrémité antérieure [3] remplir celle-ci presque complètement et se diviser ensuite. Entre les deux jeunes noyaux et dans les fils qui relient ceux-ci, se forme alors une cloison qui s'attache à angle droit aux parois de la cellule-mère et divise ainsi la cellule épidermoïdale en une petite cellule antérieure et une cellule postérieure plusieurs fois plus grande. La première est en outre la plus riche en contenu, puisqu'elle est presqu'entièrement remplie par le noyau et le protoplasme pariétal entourant celui-ci. La cellule postérieure au contraire n'est transversalement remplie qu'au seul endroit où vient se placer le noyau. Nous pouvons trouver une analogie complète entre l'Iris et plusieurs Fougères (p. ex. Asplenium furcatum [4]; chez d'autres Fougères au contraire (p. ex. Chrysodium vulgare [5], Asplenium bulbiferum [6]), la cellule épidermoïdale est diamétralement beaucoup plus large, relativement à la taille du noyau, et la cloison formée entre les jeunes noyaux, après la division du noyau primitif, ne se dirige plus directement à angle droit vers les parois de la cellule-mère : elle affecte plutôt la disposition d'un U dont les jambes s'attachent à la paroi antérieure de la cellule-mère. Un amas plus considérable

(1) l. c.
(2) Jahrb. f. wiss. Bot. tom. V, p. 312
(3) C'est-à-dire tournée vers l'extrémité de la feuille.
(4) Jahrb. tom. V, tab. XXXVI, fig. 33.
(5) Ibid. tab. XXXVII, fig. (42) 47.
(6) Ibid. tab. XXXVI. fig. 36.

de contenu s'est réuni dans ce cas autour du jeune noyau antérieur tout comme dans la partie correspondante de la cellule de l'Iris. Ce contenu atteint ici également la paroi antérieure de la cellule mais ne parvient pas à remplir, dans toute sa largeur, la cavité de celle-ci, et, comme la cloison née dans les fils tendus entre les noyaux se maintient toujours, pendant son développement ultérieur, dans le contenu plus dense, elle finit par prendre la forme d'un U. La cellule épidermoïdale est divisée ainsi en deux cellules inégales, dont la postérieure, moins riche en contenu, entoure l'antérieure, selon la forme affectée par la cloison.

Nous retrouvons en tout cas ici une division modifiée par suite d'une adaptation spéciale, pouvant bien dériver de procédés semblables à ceux que l'on observe dans l'Iris.

Examinons maintenant des cas où des modifications plus considérables s'accumulent sous l'effet de l'héridité en s'écartant toujours de plus en plus des procédés primitifs. Nous voyons notamment les deux faces latérales (les deux jambes) de la cellule en forme d'U se rapprocher l'une de l'autre, puis chez l'Aneimia villosa finir par se rejoindre, de sorte que la membrane de la cellule-mère du stomate n'est plus fixée que par une ligne étroite à la paroi antérieure de la cellule-mère(1). Chez l'Aneimia fraxinifolia enfin cette dernière paroi est tout-à-fait isolée, de sorte qu'une des deux cellules qui sont issues de la cellule épidermoïdale est complètement entourée par l'autre(2).

J'ai cherché à fixer la suite de ce développement chez l'Aneimia fraxinifolia au moyen de l'alcool absolu, afin de pouvoir m'en rendre un compte plus exact encore. J'ai observé ainsi que le noyau se divise dans ce cas tout-à-fait comme dans la cellule qui formait le point de départ de toute cette série de modifications; il est encore rapproché de l'ex-

(1) Jahrb. tom. V, tab. XXXVII, fig. 49.

2) Ibid. tab. XXXVII, fig. 53 ; RAUTER, l. c. fig. 7-10 pour l'Aneimia fraxinifolia et fig. 12-22 pour le Niphobolus Lingua.

trémité antérieure de la cellule épidermoïdale, quoiqu'un peu moins que dans le cas précédent, mais il prend en même temps une position très-inclinée relativement aux parois inférieure et supérieure de la cellule. Par suite de cette inclinaison, le plus antérieur des deux jeunes noyaux finit par être beaucoup plus rapproché que l'autre de la paroi supérieure de la cellule. C'est pourquoi la jeune cloison qui se produit ensuite, prend la forme d'un entonnoir qui est uni par sa partie étroite à la paroi intérieure de la cellule-mère; puis s'élargissant rapidement vers le haut, vient s'adapter à la paroi extérieure. La portion de cette paroi, circonscrite par la nouvelle cloison se voute aussitôt vers l'extérieur, de sorte que la jeune cellule-mère du stomate paraît être soulevée au-dessus des cellules épidermiques voisines(1).

Outre les cas extrêmes que nous venons de décrire, nous pouvons encore, par exception, en rencontrer d'autres dans l'Aneimia fraxinifolia. A parfois la nouvelle cloison s'inserre sur la paroi antérieure de la cellule-mère, ainsi que chez l'Aneimia villosa (2); parfois aussi, mais très-rarement, elle s'ouvre antérieurement sous forme d'U (3), parfois même elle s'attache à la paroi latérale de la cellule-mère en ne montrant qu'une courbure relativement faible.

S'il est possible de démontrer que les diverses phases de la formation des cellules-mères des stomates dérivent de la bipartition habituelle, on peut également rapporter à ce même mode de génèse la production des cellules annulaires des *anthéridies de Fougères* (4). Du reste, l'analogie entre

(1) Voir les dessins de RAUTER, l. c.

(2) Voir la fig. 4 dans RAUTER l. c.

(3) Fig. 3 ibid., ainsi que les fig. 15, A, B, C pour le Niphobolus Lingua.

(4) Pendant l'impression du texte allemand, M. BAUKE (Jahrb. f. wiss. Bot. tom. X, p. 67) a observé dans l'anthéridie des Cyathéacées des exemples qui confirment de la manière la plus éclatante ce qui vient d'être dit. Dans cet anthéridie, la première paroi annuliforme est attachée sur toute sa hauteur à un endroit de la paroi latérale, exactement comme dans l'Aneimia villosa. Dans quelques cas mêm'

ces deux modes de génération a été déjà suffisamment démontrée [1]. Une coupe transversale d'une jeune cellule-mère de stomate ressemble d'une manière frappante à la coupe optique de l'anthéridie de certaines Fougères, vue de profil; il suffit, pour se représenter ce dernier organe, de se figurer la paroi extérieure de la cellule épidermique encore plus voûtée, qu'elle ne l'est en réalité, à l'endroit où la cloison en forme d'entonnoir s'y attache et de faire abstraction des cellules environnantes de l'épiderme. La partie soulevée rappelle alors exactement la cellule supérieure de l'anthéridie qui se divise plus tard, tandis que la cellule-sœur qui entoure l'entonnoir, représente la cellule inférieure annulaire de l'anthéridie. Un coup d'œil jeté sur les fig. 11 et 12 du travail de M. Kny montre que le noyau prend à peu près dans ce cas la même position oblique que dans l'Aneimia.

Il a été soutenu déjà, dernièrement encore par M. Sachs [2], que le soi-disant bourgeonnement et l'étranglement successif se relient par des degrés intermédiaires à la division cellulaire habituelle. Ici également les extrêmes seuls s'écartent d'une manière sensible par accumulation de modifications des procédés typiques [3]. Généralement le bourgeonnement de la cellule devance la division, qui s'opère du reste d'une manière peu modifiée. Aussi pourrait-on le mieux rapporter cette génèse à celle que nous avons observée dans la division du tube de Saprolegnia pour la formation du sporange. Dans les cas où un noyau existe, il se divise vrai-

l'anneau ne se ferme pas complètement, mais s'attache par une partie ouverte à la paroi latérale de l'anthéridie. Nous voyons donc également ici un rapprochement vers la division binaire habituelle, rapprochement en tout semblable à celui que nous avons poursuivi dans les stomates.

(1) Voir Jahrb. VII, p. 393 et Rauter, l. c. p. 14, remarque.

(2) Lehrbuch IV édit. p. 16.

(3) Tels sont les cas d'étranglement simultané, dont il sera question plus loin.

semblablement comme à l'ordinaire[1]; du moins n'a-t-on pas vu se conformer l'opinion de M. Naegeli[2], d'après laquelle dans les rameaux partant des cellules des Algues, Floridées, etc., « et de presque toutes les plantes » se formerait un nouveau noyau, tandis que le noyau primitif subsisterait dans la cavité de la cellule-mère. Jusqu'à présent mes observations personnelles prouvent contre cette manière de voir de M. Naegeli. On pouvait d'ailleurs invoquer à l'appui de cette opinion quelques rares exemples qui, à mon avis pourtant, se restreignent à des cas tout-à-fait spéciaux.

Ainsi d'après M. Hofmeister[3], au moment de l'apparition des vésicules embryonnaires, dans le sac embryonnaire de *Bartonia aurea*, il se forme, dans l'extrémité micropylaire de ce sac, une saillie convexe dans laquelle prend librement naissance un noyau sphérique; une cloison vient ensuite séparer toute cette saillie du reste du sac embryonnaire[4].

(1) Tant que le développement n'est pas abrégé comme dans l'étranglement simultané (voir plus loin pour les détails). — Les phénomènes qui se passent dans la vésicule embryonnaire, allongée en tube, du Bartonia aurea (ainsi que des Monotropa, Martynia, Fritillaria, Gagea, Linum), comme M. HOFMEISTER les a figurés (Entstehung des Embryo, p. 40, tab. III, fig. 7-11, p. 61, etc.), pourraient également, comme je le présume, être ramenés à la division binaire. D'après l'assertion de M. Hofmeister, le noyau primitif de la vésicule embryonnaire disparaît et il s'en forme ensuite un nouveau dans l'extrémité antérieure de la vésicule, extrémité opposée au micropyle, dans laquelle s'est amassé du protoplasme granuleux. Cette extrémité antérieure se distingue, par sa richesse en contenu, de l'extrémité postérieure, qui ne contient qu'un liquide clair comme de l'eau. Peut-être y a-t-il ici, comme dans tant d'autres cas où l'on avait cru voir une dissolution du noyau, une vraie division de cet organe, mais avec désorganisation rapide du jeune noyau postérieur. Il serait beaucoup moins probable qu'il y eut un développement abrégé avec dissolution du noyau primitif et formation d'un seul noyau de telle ou telle génération dans l'extrémité antérieure de la vésicule embryonnaire. Je n'ai pu encore, faire des recherches personnelles que sur le Linum perenne dans le nombre des plantes nommées ci-dessus. J'ai trouvé, du reste, que la vésicule embryonnaire se divise dans ce cas de la manière ordinaire.

(2) Zeitschr. für wiss. Bot. tom. III, p. 71 et 72.

(3) Entstehung d. Embr. p 39.

(4) Voir aussi l. c. tab. II, fig. 37-40.

Antérieurement à l'apparition de cette saillie, il y avait eu une résorption de cellules au micropyle et c'est dans le creux résultant de cette résorption que le sac embryonnaire a commencé à s'accroître. Quant au noyau primitif du sac, il ne participe pas davantage à la formation du noyau de la saillie qu'à la production antérieure des noyaux des vésicules embryonnaires.

Le sac embryonnaire, déjà en voie de se diviser pour former l'endosperme, peut encore donner naissance à des saillies et des gonflements latéraux chez le Pedicularis silvatica [1], les Veronica hederaefolia et triphyllos [2] et le Plantago lanceolata [3]. Ces saillies ne sont pas dans ce cas limitées par des cloisons spéciales ; elles peuvent posséder un noyau ou en être privées; les saillies supérieures du sac embryonnaire des Veronica peuvent montrer pendant quelque temps plusieurs noyaux transitoires et jusqu'à des cellules dans leur intérieur [4]. Ces saillies et gonflements sont alors le plus souvent traversés par des courants de protoplasme et plus tard par des poutrelles de cellulose. Quoiqu'il en soit, nous nous trouvons ici en présence d'une adaptation à un cas tout-à-fait spécial, dans lequel on peut rencontrer, en partie la formation libre du noyau ou de la cellule, en partie au contraire, comme dans le sac embryonnaire de Bartonia, la formation libre du noyau accompagnée d'une division du protoplasme. Je dois avouer du reste que jusqu'ici je n'ai pas été en mesure de faire des recherches sur ces phénomènes.

Des obseravations anciennes, ainsi que les derniers travaux de M. Reess [5], ont fait connaître d'autre part que dans la formation des cellules intravasales, une cellule du

(1) Schacht, Jahrb. f. Wiss. Bot., III, p. 339 et Hofmeister, Abhandl. d. k. s. Ges. d. Wiss., VI, p. 613.

(2) Hofmeister, l. c., p. 620.

(3) Ibid., p. 624.

(4) Aussi d'après Hofmeister chez les Veronica, l. c., p. 620.

(5) Bot. Zeitung, 1868, p. 6.

parenchyme ligneux ou du rayon médullaire pénètre à travers une macule dans l'intérieur d'un vaisseau voisin et, continuant à s'y développer, obtient souvent un noyau libre, tout en se séparant enfin par une cloison de la partie restée en dehors du vaisseau (1). D'après M. Stoll (2), chez le Passiflora quadrangularis, les cellules intravasales formées dans les vaisseaux au niveau de la section des boutures, sont aussi sujettes à se diviser et débordent assez généralement à l'extérieur du vaisseau coupé, de manière à prendre part à la formation du bourrelet. On n'a pas, que je sache, étudié jusqu'à présent, au point de vue de leur contenu, les cellules du parenchyme et celles du cambium qui se divisent pour produire ce bourrelet. Dans la formation de cellules intravasales, nous avons en tout cas affaire à un phénomène spécial de régénération, dans lequel la nouvelle cellule-fille obtient un noyau par formation libre et limite son protoplasme de celui de la cellule-mère d'une manière encore inconnue.

Il nous reste à examiner de plus près la production des spores des Cryptogames supérieures et du pollen des Phanérogames. Ces organes se prêtant tous deux d'une manière remarquable à l'étude de la division cellulaire, ont été par conséquent l'objet de maintes recherches antérieures. Les résultats obtenus par mes prédécesseurs rendaient presque superflues de nouvelles recherches de ma part. On peut, en effet, conclure avec assez de certitude de la manière dont la division a lieu ici d'après ce qui a été écrit et figuré çà et là sur ce sujet. Ainsi M. Hofmeister a vu déjà des amas en forme de plaques composées de grumeaux irréguliers dans le plan équatorial de la cellule-mère de Psilotum (Equisetum, Tradescantia, Pinus), mais il les considérait

(1) Voir aussi l. c. tab. I.

(2) Bot. Zeitung, 1874, sp. 765 et ailleurs.

comme le produit d'une coagulation. Le même auteur et ensuite M. Sachs ont aussi remarqué des plaques de granules entre les noyaux, et M. Russow a bien reconnu plus tard que les plaques de batonnets précèdant la formation des noyaux (les résultats de la coagulation d'après M. Hofmeister) sont des productions normale; il les a observées dans un grand nombre de spores et de grains de pollen, a indiqué leurs rapports avec les noyaux et montré en quoi elles diffèrent des plaques de granules. Enfin, pendant que j'écrivais ce travail, M. Tschistiakoff a publié des recherches dans lesquelles il décrit et figure également des stries, dont la signification nous est déjà connue, mais qu'il prend, il est vrai, pour des stries superficielles de son « pronucleus » en les rattachant encore à d'autres conceptions singulières.

Je fais suivre ici, en texte plus petit, un aperçu de tout ce qui a été écrit concernant le sujet en question. Je l'ai réduit le plus possible, tout en le laissant aussi complet que je l'ai cru nécessaire. De cette manière, mes propositions se traduiront d'une manière plus distincte et un nombre plus grand de recherches nouvelles deviendra superflu.

M. Mirbel (Recherches sur le Marchantia polymorpha, 1833) avait déjà admis que les cellules-mères des grains de pollen se divisent par des cloisons qui s'accroissent de l'extérieur vers l'intérieur, et cette observation (sur le Cucurbita Pepo) est une des plus anciennes qui ait été faites sur la division cellulaire.

Dans le courant de la même année 1833 (Flora), M. v. Mohl montra que les spores prennent naissance par le partage de la masse granuleuse d'une cellule-mère en quatre parties qui se recouvrent d'une membrane propre. En 1839 (Linnaea), il fait paraître la première description du développement des spores dans l'Anthoceros laevis; la description ainsi que les dessins sont exacts pour tous les points essentiels. Il vit la division successive d'un disque vert-jaunâtre accolé au noyau primaire, la disposition de cordons filamenteux entre les quatre portions tétradiquement disposées, enfin la dissolution du noyau primaire et la formation des cloisons. Celles-ci lui semblèrent être des saillies prenant naissance sur le côté intérieur de la paroi cellulaire et croissant vers l'intérieur pour finir par s'y réunir. Il crut aussi d'une manière très-certaine avoir observé plus tard, chez les grains de pollen, l'accroissement des cloisons de l'extérieur vers l'intérieur, simultanément avec l'étranglement du contenu (Grundzüge der Anatomie und Physiologie der vegetabilischen Zelle, 1851 : tirage à part de Rud. Wagner Handwörterbuch der Physiologie).

D'après M. Naegeli au contraire (Entwickelungsgeschichte des Pollens, 1842), la division du contenu s'affectue d'abord; les cloisons ne seraient formées qu'ensuite par l'aposition des membranes de ces cellules déjà parfaites (Zeitsch. f. wiss. Bot. part. I, p. 78, 1844). Pour ce qui regarde le contenu de la cellule-mère, il avance que le noyau primitif latéral y est résorbé, qu'il se forme ensuite un nouveau noyau secondaire central, résorbé à son tour, mais seulement après que, sous son influence, se sont formés deux ou quatre autres noyaux. Dans le premier cas le contenu se divise par l'apparition de cloisons en deux cellules qui se dédoublent à leur tour après avoir divisé en deux leurs noyaux; dans le dernier cas, au contraire, il se forme simultanément quatre cellules correspondant aux quatre nouveaux noyaux (Zeitschrift f. wiss. Bot. part. III, 1846, p. 70).

M. Unger, de son côté, se rangeant de l'avis de M. v. Mohl, soutient avoir observé les cloisons s'avançant de l'extérieur vers l'intérieur, dans la cellule-mère des grains de pollen (Ueber die merismatische Zellbildung bei der Entwickelung des Pollens, 1844).

M. Wimmel (Bot. Zeitung, 1850, p. 225 et suivantes) prétend avoir vu le noyau de la cellule-mère du pollen se diviser de la même manière que la cellule elle-même. Il se dilaterait dans une direction déterminée et se partagerait en deux noyaux. Cet auteur n'a vu, dans aucun cas, se former directement, dans la génération du pollen, plus de deux nouvelles cellules aux dépens d'une cellule ancienne.

M. Schacht (Bot. Zeitung, 1849, p. 537 et suivantes) a spécialement étudié la formation des spores de Fougères, notamment de l'Asplenium Petrarcae. Il admet que le noyau de la cellule-mère se divise par une ligne délicate en deux moitiés qui se subdivisent à leur tour de la même manière; ces quatre noyaux s'arrondiraient ensuite en se séparant, et, autour de chacun d'eux, prendrait naissance les jeunes parois cellulaires séparées des noyaux par un contenu granuleux (voir ici tab. VIII). Plus tard l'auteur a lui-même revoqué cette théorie en doute, et je l'aurais passée sous silence si, dernièrement, M. Tschistiakoff n'avait cru pouvoir la confirmer. Quant à l'Anthoceros laevis, M. Schacht (Bot. Zeitung, 1850, p. 457 et suiv.) arrive à des résultats analogues à ceux de M. v. Mohl; toutefois il admet autour de chacun des noyaux, l'apparition d'une utricule primordiale, au-dessus de laquelle se formerait ensuite « une cellule en cellulose » (Zellstoffzelle). Pour ce qui concerne la production du pollen dans l'Althaea rosea (Pflanzenzelle, 1872, p. 58), l'auteur est presqu'en tous points d'accord avec M. v. Mohl. M. Schacht a vu enfin dans les cellules-mères du pollen de Viscum album (Lehrbuch, 1856, I, p. 82) les quatre noyaux reliés par des courants, encore avant la divison du contenu, phénomène semblable à celui de l'Anthoceros, mais moins distinct à cause du contenu granuleux.

M. Pringsheim (Pflanzenzelle, 1854, p. 50 et suiv.) a étudié la division successive dans les cellules-mères du pollen de l'Allium victoriale et la division simultanée dans l'Althaea rosea. Quant au noyau, l'auteur se borne à dire que sa division précède le commencement de la formation de la cloison : celle-ci s'avance de l'extérieur vers l'intérieur, et, quoiqu'elle paraisse simple et très-mince dans le principe, les circonstances théoriques la font regarder comme double, puisqu'elle résulte d'un repli de la couche interne d'épaississement de la paroi cellulaire.

M. Sanio figure (en dernier lieu, Bot. Zeitung, 1857, p. 657) une formation anormale dans les cellules-mères des spores d'Equisetum palustre, dans laquelle il a pu suivre graduellement la division binaire du noyau par étranglement successif (tab. X, fig. 8-11). Il croit que les choses doivent se passer ainsi normalement,

Les travaux de M. Hofmeister concernant cette question remontent à l'année 1848, époque à laquelle parut dans le Botanische Zeitung, p. 425, 649 et 670 son étude sur le développement du pollen. De nombreuses données ont été publiées plus tard dans ses ouvrages (Enstehung des Embryo der Phanerogamen, 1849, (Vergleichende Untersuchungen der höheren Kryptogamen, 1851 et dans un grand nombre de mémoires faisant partie des Abhandlungen der Kgl. sächsischen Gesellschaft der Wissenschaften). L'auteur, du reste, n'a guère modifié depuis 1848 son opinion relativement à la division cellulaire, de sorte que je puis me borner dans cet aperçu à l'examen de la dernière publication de 1867 : die Lehre von der Pflanzenzelle, publication dans laquelle il donne lui-même un résumé de tous ses travaux antérieurs.

L'étude du développement du pollen de quelques Phanérogames et des spores de quelques Cryptogames vasculaires démontrerait clairement que le noyau de la cellule-mère commence par se dissoudre en un liquide qui remplit la cavité intérieure de la cellule. Tel est le cas chez les Tradescantia, Pinus, Equisetum, Psilotum. Lorsque la dissolution est complète, la substance qui composait le noyau se coagule en plusieurs masses beaucoup plus petites, dispersées sans ordre apparent, dans la cellule du Tradescantia et du Pinus. Chez l'Equisetum au contraire, ces petites masses se rassemblent surtout dans la région équatoriale, tandis que chez le Psilotum, elles se rangent en une plaque horizontale. Cette phase du développement est immédiatement suivie de la formation de deux noyaux secondaires de forme ellipsoïdale aplatie, dont le contour, au moment de leur apparition, est tout aussi difficile à reconnaître que celui du noyau primitif, immédiatement avant sa dissolution. La matière qui compose chacun de ces deux nouveaux noyaux, donne alors naissance de la même manière à deux noyaux tertiaires. Chez le Tradescantia, ces noyaux tertiaires ne naissent qu'après l'apparition d'une cloison dans la région équatoriale de la cellule, tandis que chez le Pinus, l'Equisetum et le Psilotum, leur formation précède l'apparition de cette cloison.

Dans les cellules-mères des spores d'Anthoceros, Physcomitrium et Funaria, le noyau primaire devient insensiblement plus pâle et plus transparent, mais il se conserve jusqu'au complet achèvement des noyaux tertiaires et il ne se dissout que peu de temps avant la formation des parois des cellules-mères spéciales (p. 83).

« Après la formation de deux nouveaux noyaux secondaires dans une cellule en voie de multiplication, de nouveaux indices de la séparation du contenu protoplasmatique se manifestent en ce que des produits granuleux compris dans le protoplasme s'accumulent entre les deux noyaux sous forme d'une plaque perpendiculaire à la ligne qui joint ceux-ci. C'est ce que l'on peut observer dans les cellules-mères du pollen chez un grand nombre de Phanérogames, par exemple chez le Passiflora coerulea et dans les cellules-mères des spores d'Equisetum ». La cloison qui finit par diviser la cellule en deux moitiés, passe exactement par le milieu de cette plaque granuleuse (p. 84). Cette accumulation se fait souvent d'une manière si étroite qu'elle offre simplement l'aspect d'une strie obscure, par exemple dans les cellules-mères du pollen d'Hemerocalis. Ailleurs la plaque est remplacée par une ceinture granuleuse, c'est-à-dire un anneau de granulations ; il en est fréquemment ainsi dans les cellules-mères des spores d'Equisetum et de Psilotum, et constamment dans le pollen de Pinus. « Ici cet anneau se fend en deux zones parallèles, entre lesquelles passe la cloison partageant la cellule en deux moitiés, bien entendu dans les cas où réellement la formation de cette cloison a lieu et où les deux noyaux secondaires ne se dissolvent pas avant la fissure du contenu de la cellule-mère en deux cellules-filles, pour être remplacés par quatre noyaux tertiaires, disposés comme les angles d'un tétraèdre » (p. 85). « Souvent la plaque granuleuse du Passiflora et ordinairement l'anneau du Pinus et de l'Equisetum se dissolvent de nouveau, de même que les deux gros noyaux secondaires, avant que la formation de nouvelles utricules primordiales commence. Il se forme souvent même chez le Passiflora coerulea un plus grand nombre de noyaux tertiaires et entre chaque paire de ceux-ci de nouvelles plaques granuleuses. Alors seulement s'opère la division de la cellule-mère en autant de cellules-filles qu'il y avait de noyaux » (p. 85).

Partout où, dans la formation des spores et du pollen, la division simultanée du contenu donne quatre cellules primordiales (rarement davantage), il ne se forme d'abord que deux noyaux secondaires. Nous ne devons donc voir dans ce phénomène qu'une « subdivision accélérée et précipitée du protoplasme, qui avait commencé par ne se partager qu'en deux moitiés (p. 100). » Chez la plupart des Monocotylées, la production des cloisons qui partagent la cellule-mère du pollen en quatre cellules-mères spéciales (rarement plus), a lieu tout d'un coup. « Il en est de même pour les cellules-mères du pollen des Abiétinées et des spores d'Equisétacées. » Toutefois, dans tous ces cas, la séparation du contenu de la cellule-mère n'a pas lieu d'une manière simultanée, mais s'opère très-vite de la circonférence vers le centre (p. 109). Chez la plupart des Dicotylées et chez l'Anthoceros laevis, la formation de la cloison avance plus lentement et elle s'épaissit déjà fortement avant d'être complète : alors les lames pénétrant dans l'intérieur de la cellule, montrent une coupe transversale triangulaire. Sous cette forme, les cloisons se développent jusqu'à ce qu'elles aient atteint environ chez les Passiflorées 1/12, chez l'Anthoceros laevis 1/5, chez les Cucurbitacées 1/4 et enfin chez les Malvacées (Althaea) 1/3 du diamètre intérieur de la cellule. Le contenu cellulaire est divisé, par des étranglements profonds, en plusieurs (ordinairement quatre) lobes encore unis au centre de la cellule. Le développement devient ensuite très-vif et les lames triangulaires passent vers l'intérieur en des lamelles très-minces, qui, en s'accroissant par leurs bords intérieurs, se réunissent bientôt au centre de la cellule (p. 110, voir aussi les fig. 24 et 25, p. 110 et 111). Chaque cellule pollinique issue de cette division s'entoure alors, dans toute sa périphérie, d'une membrane spéciale, distincte des membranes séparatives. — Quant aux cas spéciaux traités dans cette publication ou dans d'autres plus anciennes, je prie le lecteur de consulter les citations données plus loin sous forme de remarque.

Selon M. Dippel (en dernier lieu dans le Mikroskop, p. 54 et suiv. 1869), dans les cellules-mères des spores des Cryptogames supérieures et du pollen, les noyaux se divisent les premiers ; vient ensuite l'étranglement de la couche membraneuse primitive (Hautschicht), qui est immédiatement suivi de la sécrétion de la jeune enveloppe de cellulose autour des cellules filles. Conformément à des opinions antérieures, la division de la cellule-mère se ferait tantôt successivement (Monocotylées), tantôt simultanément (Dicotylées et Cryptogames supérieures).

M. Sachs (Lehrbuch, I éd. 1868, IV éd. 1874) prétend (IV éd. p. 13) que la division et la séparation du protoplasme d'une cellule-mère de spores du Funaria hygrometrica se font sans sécrétion simultanée de cellulose ; chaque portion de la cellule ne se recouvrirait de cellulose qu'après la séparation complète. Chez l'Equisetum les noyaux primaires des cellules-mères de spores se dissoudraient ; des granules vert-jaunâtres viendraient se ranger en un disque médian au milieu du protoplasme transparent de la cellule-mère ; le contenu se troublerait ensuite de nouveau de chaque côté du disque, par suite d'une agrégation de granules observée d'abord aux deux pôles de ce disque et s'avançant vers son centre, de manière à ne plus laisser libre à sa droite et à sa gauche qu'un petit espace transparent de forme ellipsoïdale. Ces deux espaces transparents sont des noyaux. La plaque granuleuse se déplace alors ; les deux noyaux disparaissent et l'on en voit apparaître quatre autres plus petits, disposés entre eux comme les angles du tétraèdre. Chacun de ceux-ci est entouré, du côté qui fait face à son voisin, d'une partie des granules vert-jaunâtres composant d'abord le disque. Alors commence, en procédant de l'intérieur vers l'extérieur, la séparation des quatre portions du protoplasme, et chaque noyau se munit d'un nucléole. Enfin, les spores sont complètement isolées, quoique encore adhérentes : elles sont encore nues, mais ne tardent pas cependant à s'entourer d'une membrane (p. 14 et fig. 10). — M. Sachs décrit comme M. Hofmeister, les phénomènes qui se passent dans les cellules-mères du pollen, seulement il admet que, dans le Funkia ovata, les lamelles de cellulose se forment simultanément dans les « surfaces claires de séparation » entre les noyaux.

Les Vergleichende Untersuchungen der Leitbündel-Kryptogamen de M. Russow (Memoires Acad. Petersb. sér. VII, tom. XIX, N°. I, 1872) contiennent un grand nombre de renseignements sur la formation du pollen et tout spécialement sur celle des spores.

Chez le Marsilia Drummondii (p. 51), les noyaux des cellules-mères des spores disparaissent ; un grand nombre de gros corpuscules prennent alors naissance et se rangent en une plaque qui divise la cavité de la cellule en deux parties égales (voir tab. VI, fig. 90). Quant aux noyaux, on ne les aperçoit pas jusqu'au complet achèvement des spores. La première plaque granuleuse doit bientôt faire place à six autres plaques qui divisent la cellule en quatre cavités égales de forme tétraédrique (fig. 1). Chacune des six plaques de protoplasme se fend ensuite en deux lames nouvelles qui tantôt (ce qui parait rare) s'écartent l'une de l'autre en exsudant entre elles un liquide aqueux, tantôt restent étroitement accolées et ne montrent leur séparation que par une étroite ligne sombre. Après cela on voit se former, à l'endroit de cette ligne ou dans la fente remplie de liquide, des cloisons étroites, mais à double contour. L'individualisation des spores a lieu, comme celle des grains de pollen, par la formation d'une membrane dont s'entoure tout le contenu de la cellule-mère spéciale, membrane chimiquement différente de la membrane existante, contre laquelle elle s'applique étroitement.

Les cellules-mères des Polypodiacées (p. 89) montrent de très-gros noyaux généralement excentriques (fig. 104 et 405). D'autres possèdent, au lieu d'un noyau, une plaque arrondie occupant la moitié ou le tiers de la cavité et formée de grains allongés ou de bâtonnets fortement réfringents. Chez les Ophioglossées et les Equisétacées (fig. 121, 122, 123, 126), ces dernières plaques sont encore plus grandes et plus nettement limitées (dans la dernière de ces familles, elles sont souvent courbées et faiblement colorées en rose ou en rouge brique, p. 148). C'est dans les cellules-mères du pollen du Lilium bulbiferum (p. 132), qu'elles sont les plus grandes et les plus clairement visibles et formées en outre de corpuscules très-irréguliers.

Ces plaques de bâtonnets, comme M. Russow le fait spécialement remarquer (p. 90), diffèrent complétement de ce que l'on appelle les plaques granuleuses ou plaques de protoplasme (Körnerplatten oder Protoplasmaplatten), qui, après la dissolution du noyau primaire et l'apparition de deux nouveaux noyaux (secondaires), apparaissent entre ceux-ci et partagent en deux parties la cellule-mère, ou viennent former les parois des cellules-mères des spores après l'apparition des quatre noyaux tertiaires. Au moment où les plaques de bâtonnets existent, on n'aperçoit pas de noyaux et, comme on peut l'observer facilement dans l'Ophioglossum et le Lilium bulbiferum, après l'apparition de la plaque granuleuse qui divise la cellule-mère en deux, on voit, de chaque côté de l'endroit où le noyau se trouve d'ordinaire, se produire une plaque de bâtonnets ayant la moitié du diamètre de la plaque primaire de bâtonnets; on peut donc en conclure qu'il existe une étroite liaison entre le noyau et la plaque de bâtonnets, si l'on ne veut admettre que l'une provient de l'autre.

La division de la cellule-mère des spores (p. 91) se continue chez les Polypodiacées par l'apparition de la plaque granuleuse, qui partage la cellule et qui devient visible entre les deux nouveaux noyaux secondaires. Ceux-ci disparaissent et quatre nouveaux noyaux plus petits prennent naissance; de nouvelles plaques granuleuses se forment entre chaque paire de noyaux; les quatre noyaux se disposent entre eux comme les quatre angles du tétraèdre; les cloisons se forment alors dans les plaques de la manière déjà décrite (voir fig. 106-110).

M Juranyi (Jahrb. f wiss. Bot. tom. VIII, p. 387, 1872) prétend avoir vu également la disparition du noyau primaire et l'apparition de deux noyaux plus petits dans les cellules-mères du pollen de Ceratozamia longifolia. La cloison se montre sous l'aspect d'une bande mince et large, formant, sur la coupe transversale optique de la cellule, une petite saillie cunéiforme. Elle croît d'abord presque également en épaisseur et en largeur, et paraît ainsi comme un cône plus ou moins obtu et à base large. Dès lors, ce cône ne s'accroît plus qu'au sommet, où il se transforme en une membrane assez mince, qui termine vite la division. La division des deux cellules-filles a lieu ensuite, soit dans le même plan, soit dans deux plans qui se coupent en croix. La formation de la cloison est ici exceptionnellement rapide, de sorte qu'il est rare et difficile d'en observer les degrés interméiaires (voir également tab. XXXI et XXXII.)

L'ensemble de cet aperçu (abstraction faite des opinions de M. Tschistiakoff) nous prouve d'une manière suffisante que le procédé est identique dans ses points principaux pour la formation des spores de toutes les Cryptogames supérieures et celle du pollen des Phanérogames. L'exception la plus forte se trouve, de l'avis général [1], dans le cas où le noyau primaire de la cellule-mère reste longtemps intact, tandis qu'un nouveau noyau prend naissance à côté de lui et, en se divisant, produit d'autres noyaux. Cette exception semblait se restreindre à la famille des Mousses, mais nous la retrouvons cependant ailleurs. Pour le reste, les différences que l'on a décrites jusqu'à présent dans le phénomène en question, sont comprises dans les limites assez restreintes que voici : la division est-elle oui ou non accompagnée ou suivie d'une exsudation de cellulose?

Je dois maintenant m'efforcer de constater si la division a lieu, dans les cellules-mères des spores de Cryptogames supérieures et du pollen des Phanérogames, de la même manière que dans les cas passés en revue plus haut, et à montrer comment les phénomènes qui accompagnent généralement la division, peuvent se modifier. Ce thème m'entraînerait très-loin, si je voulais prendre les assertions de M. Tschistiakoff comme bases de nouvelles recherches, mais j'y renonce ici et je préfère examiner d'abord ailleurs jusqu'à quel point ces assertions peuvent être envisagées comme de nouveaux problèmes scientifiques [2].

Les phénomènes de division qui s'observent dans les cellules-mères du pollen chez les Monocotylées, sont des plus instructifs. Je commencerai par décrire ce que j'ai vu dans l'*Allium narcissiflorum*, plante qui, de toutes celles dont je disposais, me parut la plus avantageuse pour ces recherches. Les préparations conservées dans l'alcool donnent ici encore les plus belles images. Les jeunes cellules-mères du pollen, à peine dégagées de leurs liens, montrent un gros noyau pourvu d'un nucléole. Ce noyau, qui remplit

(1) Contrairement aussi à celui de M. Tschistiakoff, Bot. Zeitung. 1875, p. 23.

(2) L'examen des travaux de M. Tschistiakoff ne pourra d'ailleurs prendre place que dans la partie spéciale, car il n'est possible d'en déduire aucune considération générale.

la plus grande partie de la cellule-mère, est très-riche en contenu. Après la séparation complète des cellules-mères, leurs parois s'épaississent d'une manière remarquable ; leurs noyaux deviennent fusiformes et striés et bientôt montrent dans leur plan équatorial des grains volumineux disposés de manière à former une plaque nucléolaire (1) (tab. VI, fig. 52 et 53). Les stries relativement peu marquées des deux côtés de la plaque convergent vers les pôles. Les grains composant la plaque ne sont souvent pas en nombre supérieur à dix (fig. 52 et 53), et parfois ils sont latéralement adhérents les uns aux autres et soudés en une plaque continue (fig. 55 vue de côté, fig. 56 vue de face). La plaque examinée de face offre, même quand elle est formée de grains isolés, un contour continu (fig. 54), le contour primitif du noyau, qui, au contraire, n'est que difficilement visible sur les parties filamentaires. La plaque nucléolaire commence à se fendre de la manière que nous connaissons déjà. J'ai réussi à observer plusieurs fois ce degré de développement (fig. 57 et 58) dans les nombreuses cellules que j'ai examinées; les deux segments de la plaque nucléolaire s'écartent l'un de l'autre, tout comme dans d'autres cellules qui se divisent, et tendent entre eux de nombreux fils de protoplasme (fig. 57, 58 et 59). On peut très-bien observer ici (fig. 58, 59 et 60) la formation des noyaux des cellules-filles par la fusion des masses constituant chaque demi noyau de la cellule-mère. Les jeunes noyaux des cellules-filles paraissent d'abord entièrement transparents et homogènes (fig. 60 et 61). Bientôt naissent dans leur masse de petites cavités toutes disposées dans un même plan (fig. 62). Entretemps aussi, les fils tendus entre les noyaux se sont épaissis dans la région équatoriale et forment la plaque cellulaire (fig. 62 et 63),

(1) Une plaque de ce genre a été décrite en premier lieu par M. Russow comme une production normale et distinguée, sous le nom de plaque de bâtonnets (Stäbchenplatte), de la plaque granuleuse déjà décrite, l. c. p. 90.

qui est traversée bientôt par une membrane de cellulose (fig. 64). Souvent j'ai pu distinctement reconnaître l'ébauche de cette cloison de cellulose adhérente à la paroi de la cellule-mère sous forme d'un anneau [1]; mais, dans la plupart des cas, elle m'a paru se produire simultanément dans la plaque cellulaire toute entière [2]. Ainsi que des expériences antérieures nous l'ont démontré, la sécrétion simultanée de la paroi de cellulose est possible ici dans tous les cas, attendu qu'elle est précédée dans son apparition par la plaque cellulaire développée sur toute son étendue. La jeune cloison est très-sujette à se gonfler et présente à cause de cela, dès le début, sur les préparations, une épaisseur remarquable. On la voit, de même que ses pareilles, se gonfler aussitôt que l'on place la préparation conservée à l'alcool dans de la glycérine concentrée. Si on veut donc observer son épaisseur normale, il importe de l'examiner directement dans l'alcool absolu.

Dans les deux cellules-sœurs, limitées maintenant d'une manière complète, se répètent les mêmes phénomènes observés dans la cellule-mère. Les deux cellules se divisent, soit dans le même plan (fig. 65), soit dans deux plans qui se coupent en croix (fig. 66). Lorsque les cloisons se sont également formées, chaque cellule s'entoure d'une couche d'épaississement d'abord extrêmemeut mince, mais bientôt de plus en plus puissante et accolée aux parois de la « cellule-mère spéciale » (fig. 67 et 68). Cette couche d'épaississement est plus réfringente et paraît plus blanche que la paroi primitive de la cellule-mère et les cloisons qui s'y attachent. Alors ces cloisons et les parois de la cellule-mère se liquéfient si rapidement, qu'il faut souvent chercher longtemps avant de saisir le moment de cette liquéfaction. Entretemps, les jeunes grains de pollen commencent déjà à mon-

(1) M. Hofmeister, L. v. d. Pflz., admet aussi pour l'Allium victoriale l'ébauche annulaire de la cloison.

trer leur sillon vers le côté extérieur, c'est-à-dire celui qui regarde la paroi de la cellule-mère.

Dans les préparations de cellules-mères du pollen de l'*Anthericum ramosum*, faiblement contractées dans l'alcool et placées dans de la glycerine, j'ai souvent observé, lors du début de la division du contenu, une fente se produire dans le milieu de la plaque cellulaire, tandis que cette plaque était encore intacte sur les bords[1] (tab. VI, fig. 69). Ce phénomène, que je n'ai pas retrouvé ailleurs d'une manière aussi remarquable qu'ici, provient de ce que le partage de la plaque en deux couches membraneuses se fait un peu plus tôt dans la région des filaments réunissant les noyaux qu'en dehors de cette région.

Il s'agissait pour moi de décider également si, dans les cas d'une vraie division tétraédrique, les noyaux se divisent en deux fois ou bien si des plaques disposées tétraédriquement apparaissent dans le noyau de la cellule-mère qui se séparerait ainsi aussitôt en quatre parties [2]. — Je choisis comme objet de mes recherches le *Tropaeolum majus*, qui doit en tout cas être très-voisin du T. minus figuré par M. Sachs (Lehrbuch IV éd. p. 15). Les cellules-mères renferment ici d'abord un noyau relativement petit comme celui de l'Allium (tab. VI, fig. 70 et 71), mais contenant un grand nucléole. Ce noyau grandit et montre bientôt les stries que nous connaissons déjà ainsi qu'une seule plaque équatoriale. Dans la fig. 73 nous voyons la plaque du noyau de face; dans la fig. 72 de côté. La plaque ici est moins clairement accusée que chez l'Allium, elle est formée de grains beaucoup plus petits, mais arrangés également en une couche unique; par contre les fils constituant

(1) M. Tschistiakoff représente des phénomènes analogues dans les cellules-mères des spores d'Angiopteris et d'Isoëtes, Bot. Zeitung 1875, p. 21.

(2) Comme M. Tschistiakoff l'a décrit dans ces derniers temps. Bot. Zeitung 1875, p. 6.

la masse restante du noyau sont notablement plus gros [1]. Après que les segments de la plaque se sont écartés (fig. 74 et 75) en éloignant l'une de l'autre les deux moitiés du noyau de la cellule-mère, et que les deux jeunes noyaux se sont complétement différenciés (fig. 76), on voit les fils tendus entre eux s'épaissir dans la région équatoriale et ainsi la plaque cellulaire se déssiner (fig. 77). Il ne se forme pourtant pas encore de cloison de cellulose dans cette plaque, mais les deux jeunes noyaux se divisent aussitôt de nouveau dans un plan qui se croise avec le premier (fig. 78-79). Les quatre jeunes noyaux agissent réciproquement les uns sur les autres et prennent pour ce motif une disposition tétraédrique (fig. 80). L'ébauche de la plaque cellulaire ne contrarie pas cette action réciproque; elle est même pliée en quatre plaques affectant la forme de quadrants. A ces quatre plaques s'en ajoutent alors deux autres qui séparent les paires de noyaux formés en dernier lieu. C'est ainsi que tout le contenu montre une division nettement tétraédrique, division qui n'est pas possible dans l'Allium et dans la plupart des autres Monocotylées, c'est-à-dire partout où à la première division en deux succède immédiatement la formation d'une membrane solide de cellulose. Il en résulte que chez ces Monocotylées les grains de pollen sont simplement disposés en un plan ou en croix.

Les six plaques cellulaires du Tropaeolum ont aussitôt atteint le même degré de développement; puis, lorsqu'elles y sont parvenues, on voit des saillies correspondant aux plaques naître sur la paroi commune très-épaissie de la cellule-mère. Je crois que leur formation est précédée d'un commencement d'arrondissement, qui occasionne un faible étranglement des jeunes portions tétraédriques, aux endroits où leur séparation doit se faire. L'épaississement

(1) C'est un état analogue qui a sans aucun doute donné lieu au dessin de M. Tschistiakoff, Bot. Zeitung, tab. I, fig. XXIX.

de la membrane de la cellule-mère se fait sous forme de lamelles larges vers leur insertion, mais s'amincissant rapidement, de sorte que leur coupe transversale optique ressemble à un triangle (tab. VI, fig. 81).

L'opinion, encore existante, d'après laquelle ces lamelles seraient d'abord très-minces pour s'apaissir rapidement ensuite, est manifestement inexacte, tout aussi bien que celle d'après laquelle ces premières saillies lamellaires, s'accroissant lentement vers l'intérieur, produiraient l'étranglement du contenu. Il est plus facile de démontrer par l'examen de l'étranglement du contenu, étranglement dû à des causes internes, que ses dimensions, comme la profondeur à laquelle pénètre la saillie lamellaire, ne varient d'une préparation à l'autre qu'entre des limites insignifiantes. La formation des véritables cloisons de séparation des parties tétraédriques s'opère seulement plus tard par la sécrétion de cellulose entre les deux couches membraneuses qui se forment des plaques cellulaires. Cette sécrétion se fait simultanément sur tout le trajet des cloisons, qui, ainsi produites, s'attachent par leur bord extérieur à la saillie de forme lamellaire préalablement formée sur la paroi de la cellule-mère (1). Les parois intérieures, nouvellement formées, sont ici aussi très-sujettes à se gonfler et même, dans la glycerine concentrée, augmentent considérablement en diamètre, de manière à éloigner les jeunes cellules-sœurs les unes des autres (tab. VI, fig. 82). La génèse du pollen se termine bientôt par une exsudation de la paroi persistante du pollen sous forme d'une couche intérieure d'épaississement, couche apposée, paraît-il, à la membrane de la cellule-mère spéciale (fig. 83), dont la dissolution s'opère bientôt.

Ce qui vient d'être dit pour le Tropaeolum majus se passe

(1) C'est ce qui explique l'opinion de M. Hofmeister (Lehr. v. d. Pflz. p. 110) d'après laquelle une grande accélération dans l'étranglement du contenu a lieu après la formation de la saillie triangulaire jusqu'à une certaine profondeur.

également dans le genre *Cucumis* (tab. VI, fig. 84) et dans d'autres Dicotylées dont j'ai eu l'occasion d'observer la formation tétraédrique du pollen. Je pourrais donc en conclure déjà qu'il n'existe pas ici de division tétraédrique du noyau, mais qu'il y a partout une division en deux temps pour transformer le noyau primitif de la cellule-mère en quatre noyaux distincts. Dans tous les cas, la première division binaire de la cellule-mère s'opère par la formation d'une plaque cellulaire entre les deux premiers noyaux secondaires, avant que les deux divisions binaires suivantes ne s'effectuent (1).

M. Tschistiakoff a publié cette année (Bot. Zeitung 1875, nº 6) l'histoire du développement du pollen dans l'Epilobium augustifolium, les Magnolias (purpurea et Yulan) et plusieurs Conifères. Le protoplasme de la cellule-mère du pollen d'Epilobium et de Magnolia contient, d'après cet auteur, un « pronucleus » possédant à son centre un noyau avec ses vrais caractères morphologiques. Chez les Conifères, au contraire, la cellule-mère renferme un vrai noyau, visible sans l'action de l'eau mais qui sert bientôt à l'organisation du pronucleus et du pronucleolus. Le pronucleus et le pronucleolus paraissent, dans tous les exemples cités, croître jusqu'à la périphérie du contenu. Chez l'Epilobium le pronucleus est alors divisé simultanément par une ou trois (six) fentes en deux ou quatre portions; chez les Conifères on voit apparaître dans son intérieur une ou six très-fines lamelles de division, de nature protoplasmatique, indiquant ainsi que la division va se faire en deux parties ou immédiatement en quatre parties tétraédriquement disposées. Chez le Magnolia, on voit alors le pronucleus devenir plus dense à la région équatoriale et à ses pôles. La lamelle équatoriale s'élargit considérablement et montre des stries méridionales (eine meridionale Streifung), tandis que la substance des pôles se prépare à former dans la suite deux nouveaux pronuclei. La zone striée s'élargit de plus en plus; les stries qui constamment, comme dans toutes les autres parties du protoplasme, ne s'observent que sous l'influence de l'eau, deviennent vagues tandis que les rudiments des deux nouveaux pronuclei deviennent de plus en plus grands. Enfin, la zone striée prend entièrement les propriétés du protoplasme ambiant, de sorte que les deux pronuclei secondaires sont éloignés l'un de l'autre en cachant

(1) Voir aussi Hofmeister, l. c. p. 100.

déjà dans leur sein quatre nucléoles. « Ce procédé de division se repète dans chaque pronucleus secondaire puisque le contenu se partage en deux moitiés par un étranglement qui s'avance de la périphérie vers l'intérieur ». La division primaire se passe à peu près en même temps que la division secondaire. Le contenu s'étrangle sans intervention de l'utricule primordiale qui disparaît à cet endroit. Mais pendant ce temps de la cellulose est exsudée et il en résulte un étranglement mécanique du contenu. Ce procédé peut se continuer jusqu'à la fin de la division ou bien s'arrêter par séparation subite du contenu déjà à moitié étranglé. M. Tschistiakoff ne mentionne point des stries sur le pronucleus de l'Epilobium; après la division qui vient d'être décrite, les parties formées s'éloignent selon lui les unes des autres pour devenir enfin invisibles. C'est alors que deux ou quatre pronuclei se forment dans le protoplasme. La division du plasme elle même s'opère, d'après l'auteur, par la formation brusque de cloisons solides dont l'épaississement se fait graduellement de la périphérie vers le centre. Chez les Conifères, ce n'est qu'après l'apparition des lamelles de division dont il a été question, que des stries se dessinent à la surface du pronucleus, sous forme de nombreuses lignes serpentées d'un protoplasme dense et brillant, qui bientôt se réunissent sous forme de lames méridiennes. Les lamelles de division des pronucleus sont alors élargies et se montrent formées de masses de protoplasme brillant. Les noyaux secondaires se forment comme dans le Magnolia. La division se fait d'une manière successive dans le cas où le premier noyau ne s'est pas tétraédriquement divisé. Les stries disparaissent de la zone équatoriale et des grains de fécule s'amassent alors pour former une ceinture équatoriale, nettement limitée, qui s'avance bientôt jusqu'au centre du protoplasme; il n'y a qu'une de ces ceintures dans la division binaire, et six dans la division tétraédrique. Cette ceinture ou lamelle qui correspond à la « plaque granuleuse (Körnerplättchen) » se fend maintenant en deux. La membrane de cellule-mère développe une couche d'épaississement saillante et, au milieu de la lamelle renfermant de la fécule, se produit une membrane de cellulose qui ne gonfle pas : elle s'accroit vers la périphérie où elle se soude à la couche d'épaissement saillante. La division primaire n'est pas encore achevée que déjà commence la division secondaire. L'exine, d'après M. Tschistiakoff, se formerait par une modification de l'utricule primordiale dans tous les cas cités ; l'intine par une exsudation de cellulose. — Voir pour le reste, Bot. Zeitung, l. c.)

Parmi les figures qui composent la table I du Bot. Zeitung, le plus petit nombre s'approche de la réalité ; la plupart d'entre elles ne peuvent être considérées que comme des productions artificielles.

J'ai analysé ici in extenso les travaux de M. Tschistiakoff sur le pollen, pour permettre au lecteur de les juger, par lui-même, d'une manière plus exacte.

Les cellules-mères relativement grandes des spores de *Psilotum triquetrum* laissent voir parfaitement les particularités relatives à la division, bien que leur contenu, dans certaines phases de développement, se contracte un peu sous l'influence de l'alcool absolu, ce qui occasionne fréquemment un déplacement des diverses parties.

Chez le Psilotum, les quatre spores issues d'une seule cellule-mère sont placées presque toujours dans un même plan ; malgré cela les deux divisions se succèdent tout aussi rapidement que dans la formation tétraédrique des grains de pollen dont il a été question plus haut; si on examine de nombreuses cellules-mères de Psilotum, on en trouve une çà et là qui se divise aussi tétraédriquement.

Au moment où les cellules-mères des spores se désagrégent, elles présentent déjà un noyau qui n'est pas beaucoup plus petit que la cellule entière et qui renferme un gros ou plusieurs petits nucléoles, sinon un contenu finement granuleux et uniformement répandu dans son intérieur. — Lorsque les cellules-mères des spores se sont arrondies (tab. VI, fig. 85), la masse du noyau commence à se strier (1) et la plaque nucléolaire fait son apparition (2). Cette

(1) M. Tschistiakoff est le premier qui ait entrevu cette structure. Il la décrit (Bot. Zeitung 1875, p. 20) de la manière suivante dans les cellules-mères des microspores d'Isoëtes Durieui : Le « pronucleus » a la forme ellipsoide..... A sa surface on remarque facilement l'apparition de stries plus ou moins brillantes, c'est-à-dire plus ou moins denses, disposées dans le sens de sa longueur, ce qui indique une différenciation dans sa substance. Les stries sont disposées comme des méridiens. Dans un état un peu plus avancé, on observe à la surface du pronucleus un bourrelet équatorial formé d'une matière plus dense encore. « Ce bourrelet n'est autre chose qu'un feuillet de protoplasme épais qui divise le protoplasme à son centre physiologique et qui est entièrement analogue à celui que j'ai rencontré

plaque est formée ici de bâtonnets relativement longs (fig. 80, 90 et 92), dont on voit le mieux la disposition en les regardant de face (fig. 87). Les fils de la masse restante du noyau convergent fortement vers les pôles, sans toutefois s'y réunir; ils s'y terminent plutôt librement les uns à côté des autres (fig. 90 et 92). On peut se convaincre de cet état de choses sur un grand nombre de préparations quoique, chez la plupart, par l'action contractante de l'alcool absolu, les fils convergents se pressent si fort les uns contre les autres à leur extrémité que le corps du noyau semble de part et d'autre se terminer en une pointe effilée (fig. 86). La masse striée du noyau et la plaque de celui-ci tranchent ici distinctement sur le protoplasme ambiant; le contour de la plaque est surtout remarquable quand on examine celle-ci de face (fig. 87).

Je fus assez heureux pour fixer à plusieurs reprises, par le dépôt des préparations dans l'alcool, la division de la plaque et les diverses phases de l'écartement de ses segments terminaux, aussi que le fait voir la fig. 93. Dans la figure 88, les deux noyaux issus du noyau primitif de la cellule-mère sont déjà formés; les fils tendus commencent à s'épaissir à la région équatoriale. La figure 89 représente un état plus avancé et montre déjà l'ébauche de la plaque de la cellule. Les deux jeunes noyaux, comme nous l'avons d'ailleurs observé dans les cellules-mères des grains de pollen, se sont ici tellement éloignés l'un de l'autre, qu'ils touchent presque de leur face extérieure aux parois de la cellule-mère. Ces noyaux uniformement granuleux sont

dans le pronucleus d'Angiopteris au début de la division du protoplasme ». Aux pôles du pronucleus se montrent maintenant deux petites sphères transparentes de nature protoplasmatique qui, pendant l'observation, se transforment rapidement en de petites vacuoles et ne sont que le pronucleus destiné aux fonctions physiologiques dans les diverses portions du protoplasme après la division, etc.

(2) Plaque observée et figurée par M HOFMEISTER. l. c. p. 82, fig. 16 *d* et *e*; mais (p. 83) envisagée comme une production artificielle.

aussitôt après leur formation soumis à une nouvelle division, qui s'opère dans la même direction (fig. 90, 91, 93 et 94) ou, ce qui est exceptionnel, dans une direction se croisant avec la première (fig. 95).

Les figures 90, 93 et 96, tab. VI, nous montrent que les phénomènes qui ont accompagné la première division se repètent ici ; seulement les bâtonnets de la plaque du noyau et la masse striée de celui-ci sont relativement plus petits. Par suite de la contraction inégale occasionnée par l'alcool, qui agit d'une manière exceptionnellement forte sur la cellule parvenue à cet état, les deux noyaux striés avec leur plaques sont le plus souvent déplacés l'un par rapport à l'autre et il est par conséquent rare de les retrouver dans leur position normale. Entre les noyaux tertiaires en voie de formation, qui s'éloignent aussi presque jusqu'à toucher aux parois de la cellule-mère, se forment les deux nouvelles plaques cellulaires qui bientôt paraissent arrivées au même degré de développement que celles qui existaient précédemment entre les noyaux secondaires (fig. 94 et 95). Les plaques cellulaires formées dans les fils des noyaux, tant les premières que les secondes, s'étendent aussitôt, comme cela a même lieu ordinairement dans les cellules-mères du pollen, jusqu'à la couche membraneuse de la cellule-mère, de sorte qu'elles n'ont plus besoin d'être complétées sur leurs bords. On peut parfaitement poursuivre ici la division de la plaque en deux moitiés représentant les deux couches membraneuses : on voit d'abord y apparaître une série de points qui se réunissent peu à peu pour former la surface de séparation. Toutefois ces préparations montrant la série de points sont excessivement rares, ce qui prouve en tout cas que cette phase de la division est très-courte.

En même temps que la division de la plaque, s'opère l'exsudation de cellulose, simultanément dans tout le plan de séparation. On n'observe pas que des substances granuleuses s'y amassent en vue de cette production de cellose ; celle-ci se forme donc aux dépens de substances amenées de plus loin à l'état de dissolution.

La paroi de la cellule-mère, aussi bien que les jeunes cloisons[1], sont ici extrêmement sujettes à se gonfler, même dans de la glycerine concentrée ; aussi pour les voir non gonflées ai-je du examiner dans l'alcool les préparations conservées déjà dans ce même milieu. Mes dessins sont faits par contre sur des préparations placées dans la glycerine attendu que le gonflement de la paroi ne pouvait plus gêner beaucoup le contenu déjà durci. J'ai réussi également, mais pendant peu de temps, à observer des préparations fraîches, encore intactes, placées dans l'albumine ; toutefois, pendant la division, les masses protoplasmatiques intérieures différaient si peu en réfringence que j'ai pu à peine entrevoir de cette manière les détails du phénomène[2]. Je me suis contenté d'établir ainsi que l'examen des préparations fraîches ne contredit pas les résultats acquis par l'observation des préparations conservées dans l'alcool, preuve qui peut paraître à peu près superflue puisque j'ai vu ailleurs se dérouler sous mes yeux des phénomènes correspondant tout-à-fait à la division que je décris ici.

Les noyaux des spores sont, comme nous l'avons déjà dit uniformément granuleux quand on les observe sur des préparations durcies par l'alcool ; à l'état frais ils paraissent tout-à-fait homogènes. Dans les très-jeunes spores, qui s'écartent un peu les unes des autres à cause du gonflement des cloisons, on peut voir souvent encore les fils de protoplasme allant du noyau à la paroi de séparation et se termi-

(1) M. Tschistiakoff prétend que les cloisons des spores et des grains de pollen se forment aux dépens de la lamelle moyenne durcie d'une gélatine qui a été exsudée. Cette opinion est aussi inexacte ici que dans les Spirogyra, où l'auteur croit avoir observé le même fait Ici comme partout ailleurs toute la cellulose secrétée se durcit pour constituer la membrane.

(2) M. Tschistiakoff en conclut que ces modifications ne sont pas morphologiques mais chimiques (voir Bot. Zeitung 1875, p. 7).

nant près de celle-ci dans la couche membraneuse (fig. 98 et 99). Mais bientôt cette disposition s'efface. Les spores forment de la manière ordinaire leurs parois propres et deviennent libres à la suite de la résorption des cellules-mères spéciales (fig. 100).

Les cellules-mères des spores de *Funaria hygrometrica*, d'ailleurs trop petites, ne se prêtent pas bien à l'observation des particularités qui accompagnent la division (1). Mais aussi s'agissait-il seulement pour moi d'établir si des cloisons transversales sont formées ici, comme dans d'autres cas, ou bien si, conformément aux assertions de M. Sachs (2) leur formation n'a pas lieu. Les exemplaires que j'ai étudiés m'ont montré les cloisons en question (3); les préparations alcooliques m'ont permis surtout de les voir de la manière la plus certaine.

D'autre part, d'après les opinions concordantes de M. Sanio (4) et de M. Sachs, les cellules-mères des spores d'*Equisetum* devaient être entièrement nues. Par contre je réussis, sur des préparations alcooliques, à me convaincre, du moins chez l'Equisetum limosum, de l'existence d'une membrane très-délicate, de laquelle le protoplasme peut se retirer (tab. VI, fig. 102 et les suivantes). Le partage des cellules-mères des spores, a lieu ici tétraédriquement, et

(1) M. Hofmeister (Vergl. Unters, p. 75 et tab. XVI, fig. 1-4 ; Lehre v. d. Pilz. p. 83) admet que le noyau primaire se conserve dans les cellules-mères des spores de Funaria jusqu'a la formation des noyaux tertiaires. M. Sachs ne mentionne pas ce fait. Des préparations fraîches, que j'ai observées dans de l'eau, parlaient en faveur de l'opinion de M. Hofmeister, de même que des préparations de Physcomitrium pyriforme. Chez l'Encalyptaa vulgaris au contraire le noyau primaire se partage comme à l'ordinaire.

(2) Lehrbuch IV, édit. p. 13.

(3) M. Hofmeister est du même avis, Vergl. Unters. p. 75.

(4) Bot. Zeitung 1856, p. 178, voir aussi Tschistiakoff Nuovo. Giorn. Bot. Italiano, vol. VI, p. 223.

fournit sur les préparations alcooliques, un objet extrêmement favorable à l'observation et dont je ne puis assez recommander l'étude. Les états de développement des spores à l'intérieur d'un seul et même compartiment sporogène n'étant pas entièrement égaux, il est relativement facile de trouver ici tous les états intermédiaires. La fig. 101 de notre tab. VI montre tout d'abord quatre cellules-mères des spores encore génétiquement réunies. La fig. 102, que nous avons déjà citée, montre fort nettement, le noyau cellulaire, au moment où il devient strié et où il forme sa plaque nucléaire [1]. Les figures 103 et 104 ne montrent que des modifications de ce même état.

Mais ce qu'il y a moyen de voir ici bien mieux que partout ailleurs, ce sont les états de la séparation et de l'éloignement des deux segments de la plaque nucléaire, c'est-à-dire des deux moitiés du noyau primaire. (fig. 105, 106, 107 ainsi que fig. 111 et 112) et la formation des deux noyaux secondaires de ces dernières. Les deux moitiés du noyau primaire se dessinent nettement (sur des préparations alcooliques), pendant toute la durée de leur transformation en noyaux secondaires, contre le protoplasme ambiant, et il est possible de poursuivre, presque dans tous ses états, la fusion des filaments de chaque moitié pour la formation des noyaux homogènes secondaires. A la fin les deux noyaux cellulaires ont pris leur forme définitive et leur position périphérique dans la cellule-mère des spores; les filaments nucléaires, s'écartant latéralement comme à l'ordinaire, nous donnent des images comme celle que représente la fig. 108. Cet état est vite suivi de celui où la plaque cellulaire est formée (fig. 109 et 110). Viennent ensuite les divisions dans les deux cellules-sœurs qui reproduisent exactement les procédés ci-dessus décrits. La division a lieu,

(1) Comp. la figure 11 de la planche VII et les figures 9 et 10 de la planche IX, l. c. dans le travail de M. Tschistiakoff.

comme je l'ai déjà dit, en deux plans qui se croisent. Les figures 111-116 n'ont besoin, je pense, d'aucune autre explication. La fig. 117 nous montre de quelle façon les jeunes spores, encore entourées de la paroi de leur cellule-mère, commencent à s'arrondir, et comment leurs noyaux cellulaires, qui dans la fig. 116 étaient encore aplatis et excentriques, se sont arrondis et sont devenus centraux. Des nucléoles distincts apparaissent en même temps dans ces noyaux. La dissolution des membranes des cellules-mères spéciales et l'affranchissement des jeunes spores nous sont démontrés par la fig. 118. En effet, ces jeunes spores restent d'abord nues, pendant un court espace de temps (1) (fig. 118 et 119), mais elles s'entourent bien vite d'une membrane très-fine (fig. 120), dont je n'ai plus poursuivi le développement ultérieur. Dès le moment de l'isolement des cellules-mères, on trouve celles-ci dans l'intérieur d'un compartiment sporogène, empêtrées dans une substance mucilagineuse, qui renferme beaucoup de grains de fécule et qui, durcie par de l'alcool absolu, se laisse couper, de façon que les cellules-mères des spores, gardent dans les préparations leur position naturelle. Cette substance intermédiaire n'est indiquée qu'à l'entour des fig. 102, 103, 118. Sans nul doute les jeunes spores prennent dans cette substance les matériaux nécessaires à leur développement, surtout pour la formation de leur membrane; aussi voit-on cette substance disparaître à mesure qu'elles mûrissent.

Il est très-intéressant de suivre la formation des spores dans les Hépatiques, dont les cellules-mères montrent à leur surface des renflements correspondant aux spores. Dans le *Pellia epiphylla* que j'étudiai dans ce but, les cellules-mères encore sphériques se remplissent, d'après M. Hofmeister (Vergl. Unters. p. 20), de nombreux petits corps

(1) HOFMEISTER, l. v. d. Pflz. p. 149; RUSSOW, l. c. p. 149; SACHS, l. c. p. 14.

chlorophylliens. Ensuite a lieu, d'après M. Dippel (Mikroskop, p. 57), la formation des quatre noyaux, formation masquée par la chlorphylle. On voit alors se produire sur la paroi de la cellule-mère quatre renflements à des endroits qui, prétend-on, correspondent de position aux quatre noyaux, tantôt en croix, tantôt tétraédriquement, et dans l'intérieur desquelles se dirigent, dit-on encore, un à un, les noyaux, qui restent presque complétement cachés par le contenu épais et riche en grains de chlorophylle. Les renflements prennent bientôt l'aspect d'un œuf, mais sont encore réunis de manière à communiquer ensemble.

Les préparations que je pus examiner à la fin de décembre montrèrent tous les degrés ultérieurs du développement des spores, jusqu'à leur séparation. Dans mes recherches je trouvai avantageux d'employer au lieu d'eau pure de l'albumine étendue avec de l'eau distillée.

La membrane de la cellule-mère est surtout épaissie au bord intérieur des quatre renflements (1) et forme ainsi en quelque sorte dans l'intérieur de la cavité commune des saillies ayant sur la coupe transversale optique la forme de cônes (2). Si les spores sont disposées en croix, ces saillies sont au nombre de trois : l'une formant un anneau complet, les deux autres deux demi anneaux ; si, au contraire, les spores sont placées tétraédriquement, il y a six saillies disposées de la manière connue. Lorsque les cellules-mères étaient favorablement placées, j'ai pu voir avec certitude qu'ici aussi la division a lieu par l'intermédiaire des plaques cellulaires. Celles-ci se fixent à ces lamelles qui font saillie à l'intérieur. Il est impossible de déterminer ici la relation qui existe entre les noyaux et le reste de la cellule, par rapport à la division, le contenu dense et fortement granuleux cachant ces rapports.

(1) Voir aussi Hofmeister, l. c. p. 20.

(2) Voir le travail de M. Hofmeister, l. c., tab. VI, et Dippel, l. c. tab. IV.

Si l'on a réussi à donner à la solution d'albumine dans laquelle on veut observer ces spores, le degré voulu de concentration, celles-ci deviennent un peu plus transparentes sans éclater, de sorte qu'on peut voir alors plus clairement les plaques de la cellule. Dans l'intérieur de ces plaques, la division en deux et la sécrétion de cellulose doivent commencer bientôt. Cette cellulose est très-sujette à se gonfler, de sorte qu'après sa formation, les jeunes spores sont aussitôt écartées les unes des autres et qu'ainsi se forme en apparence un espace vide, surtout quand la préparation est placée dans l'eau. C'est ce qui a occasionné sans doute les opinions concordantes de MM. Hofmeister [1] et Dippel [2], qui admettent que les spores sont, par une cloison convexe vers l'intérieur, séparées de la cavité centrale et tétraédrique de la cellule-mère, cavité remplie d'un liquide clair et transparent. D'après M. Hofmeister « cette membrane ne s'est pas appliquée aux bords des larges saillies qui s'avancent dans la cavité cellulaire, mais elle se serre contre la surface de cette saillie et entoure tout le contenu du renflement ; celui représente alors une cellule ovoïde à parois très-minces, qui n'est autre que la jeune spore ».

Mais ce que M. Hofmeister décrit ainsi comme le procédé même de la division est déjà la formation de la paroi définitive propre de la spore, qui est formée comme à l'ordinaire et n'apparaît qu'après l'organisation des cloisons intérieures et dilatables de la cellule-mère. La membrane des spores présente bientôt des pores étroits et il n'est pas rare d'observer à sa surface de fins prolongements. On voit souvent alors, sans doute par suite d'un faible gonflement des spores dans la solution d'albumine, les parois minces de la cellule-mère se déchirer aux extrémités des renflements et les spores se dégager de leurs enveloppes, tandis que celles-ci restent complétement vidées. Par contre, dans l'état de

(1) l. c. p. 20.
(2) l. c. p. 58.

nature, les parties minces des parois de la cellule-mère se dissolvent pour mettre les spores en liberté et ce ne sont que les parties épaissies qui se conservent pendant un certain temps ; celles-ci, comme M. Hofmeister l'a déjà indiqué, se laissent magnifiquement observer au miscrocope et sont placées dans la capsule entre les spores (l. c. p. 21). Leur aspect varie suivant que les spores ont eu une position croisée ou tétraédrique.

J'ai trouvé également très-intéressant d'étudier le développement des spores de l'*Anthoceros*. J'avais à ma disposition de nombreux matériaux pour faire des recherches chez l'Anthoceros laevis. J'ai d'abord pendant longtemps étudié des préparations placées dans l'albumine, puis aussi, avec les mêmes résultats, des préparatïons conservées dans l'alcool. Ces dernières conviennent d'ailleurs très-peu à l'observation et sont beaucoup plus modifiées que dans la plupart des autres cas. J'insiste sur ce point afin d'épargner quelques déceptions à ceux qui voudront à l'avenir étudier des préparations durcies par l'alcool. Il importe de faire des essais avec chaque nouvel objet et de se fixer d'abord sur l'effet que l'alcool absolu exerce sur lui.

Dans un seul et même sporogone d'Anthoceros se trouvent réunies des spores dans tous les degrés de développement, parce que la maturation des cellules-mères s'avance graduellement de la pointe vers la base de la capsule siliquaeforme. Mais le développement de ces spores a été décrit et figuré tant de fois, (1) que je me contenterai d'être très-bref et de renvoyer à d'anciennes figures. Il est d'abord certain que le noyau de la cellule-mère n'entre pas ici en division (2) mais reste sans emploi et finalement est résorbé,

(1) Par M. v. Mohl, Linnaea 1839 et Verm. Schriften, p. 84 ; par M. Naegeli, Zeitsch. f. w. Bot. t. II, livr. I. p. 49 ; par M. Schacht, Bot. Zeitung 1850 ; par M. Hofmeister, Vergl. Unters 1851, p. 7 et Lehr. v. d. Pflz. 1867, p. 111 et 112.

(2) M. Tschistiakoff seul est d'un autre avis, Bot. Zeitung 1857, p. 23.

tandis que de nouveaux noyaux se forment d'une plaque de protoplasme incolore (chez l'A. punctatus, Hofm. l. c. p. 7) ou contenant de la chorophylle (A. laevis), plaque qui s'amasse unilatéralement près du noyau de la cellule-mère. Cette plaque unilatérale se divise d'abord en deux moitiés qui s'éloignent l'une de l'autre en tendant des fils entre elles et se divisent encore chacune en deux de la même manière. Les grains de fécule empêchent, dans l'Anthoceros laevis, d'observer les détails de cette formation des noyaux. Ceux-ci sont relativement petits et ne se laissent voir que rarement entre les grains de fécule dans la masse desquels ils sont cachés. Des fils sont tendus, comme d'ordinaire, entre les quatre masses nucléaires, qui se placent tétraédriquement et atteignent à peu près les parois de la cellule-mère. Ces fils ont été observés dans ce cas, depuis très-longtemps (v. Mohl 1839). Le noyau primaire de la cellule-mère, après le partage tétraédrique complet de la nouvelle masse nucléaire, se trouve au milieu de ces nouveaux noyaux, devenant toujours de plus en plus pâle et finalement se dissolvant. Le nucléole reste d'ordinaire visible un peu plus longtemps que le noyau. C'est alors que commence, dans les fils des noyaux, la formation des plaques cellulaires : ces six plaques se forment ici toutes à la fois et développent dans leur sein les cloisons séparatives.

MM. Hugo v. Mohl et Hofmeister (voir les fig. du Lehr. v. d. Pflz. p. 111) prétendent avoir vu les cloisons s'avancer graduellement de la paroi de la cellule-mère vers le centre. Il n'est pas impossible que les choses se passent ainsi, mais cependant je n'ai pu m'en assurer d'une manière certaine ; en tout cas, ce qui serait normal, ce serait la formation de la paroi simultanément dans la plaque cellulaire entièrement préformée. Les jeunes cloisons sont ici également sujettes à se gonfler d'une manière extraordinaire, comme dans tous les cas où elles sont destinées à se dissoudre sans retard. Ce gonflement est moindre aux endroits où les cloisons sont insérées et de même moins apparent sur leurs bords internes ; il s'en suit que les cloisons gonflées paraissent ventrues dans leur partie moyenne.

Si on met au point la surface de la paroi de la cellule-mère, le bord extérieur et étroit de la cloison se présente comme une ligne très-réfringente se dessinant au milieu de la partie sousjacente largement gonflée ; ce qui a pu sans doute faire croire que la cloison nait ici sous forme d'une lamelle durcie, au milieu d'une masse gélatineuse(1). Chaque spore maintenant sécrète sa membrane propre, qui s'appose comme une couche très-mince et fortement réfringente aux parois existantes. Puis les membranes propres augmentent bientôt d'épaisseur et envoient dans ces parois les prolongements qui se forment à leurs surfaces extérieures (comme pour les grains de pollen ; voir entre autres les dessins dans Sachs, Lehrb. IV éd. p. 33, fig. 34). En même temps les spores commencent à brunir et deviennent libres par la résorption de la paroi de la cellule-mère ainsi que des cloisons.

M. Hofmeister (Vergleichenden Untersuchungen p. 74 et 75, et en dernier lieu Lehr. v. d. Pflz. p. 83) cite l'Anthoceros ainsi que les Physcomitrium et le Funaria comme étant des plantes chez lesquelles le noyau primaire de la cellule-mère persiste jusqu'après la formation des noyaux tertiaires. Nous pouvons encore confirmer ces dernières indications (2).

Il n'est pas sans intérêt d'ajouter que ces mêmes phénomènes se passent également dans les cellules-mères des macrospores de l'*Isoëtes Durieui* Bor. Je recueillis cette plante, à la fin de mai en 1874, en compagnie de MM. Thuret et Bornet, sur le bord de la mer, près d'Antibes. Je réussis à la transporter vivante à Iéna, où, plantée en pots dans une

(1) Ainsi dans Tschistiakoff, Bot. Zeitung 1875, p. 23.

(2) Voir plus haut pour ces dernières plantes.

terre sablonneuse, elle continue jusqu'ici à parfaitement se développer.

D'après M. Hofmeister [1] les cellules-mères des macrospores de l'Isoëtes lacustris sont notablement plus grandes que celles des microspores. Les cellules-mères des spores contiennent un grand noyau qui pâlit insensiblement et finalement se résorbe, après l'apparition de deux amas sphériques très-déprimés d'un mucilage granuleux entre la périphérie de ce noyau et la paroi interne de la cellule. Après la résorption de la membrane du noyau primaire, ces amas de matière mucilagineuse prennent aussitôt une forme ellipsoïdale et se présentent comme deux noyaux secondaires. C'est entre eux que la cellule se divise maintenant, à moins que les noyaux secondaires ne se dissolvent alors tous deux et que quatre noyaux nouveaux n'apparaissent avant que la division commence. Ce dernier cas est le plus rare. Les quatre cellules se trouvent dans un même plan ; parfois cependant, mais très-rarement, elles prennent la position des angles du tétraédre. Je suppose que cette description ne concerne que les cellules-mères des microspores, auxquelles se rapportent d'ailleurs les figures (tab. XIV). M. Hofmeister n'en dit rien nulle part dans le texte, mais on peut lire plus loin : « Les cellules-mères spéciales des grandes spores ont sans exception un arrangement tétraédrique, etc. »

M. Tschistiakoff a publié dans le Nuovo Giornale botonico italiano (tom. V, p. 207 et suivantes) des remarques prélimaires sur le développement des sporanges et des spores de l'Isoëtes Durieui [2]. Je préférerais dire avec M. Sachs [3] « que les raisonnements de M. Tschistiakoff sur le noyau cellulaire et sur les phénomènes de division me sont restés

(1) Beiträge zur Kenntniss der Gefässpflanzen, dans les M. P. Cl. d. Kl. Sächs. Gezells. d. Wiss. tom. II, p. 152 (1855).

(2) Notice préliminaire sur l'histoire du développement des sporanges et des spores de l'Isoëtes Durieui Bor.

(3) Lehrbuch, IV édit. p. 472.

incompréhensibles » ; mais je vais cependant essayer de le suivre dans ses explications. — D'après lui, le noyau et le nucléole (auct.) n'apparaitraient dans les cellules-mères isolées des microspores, pendant toutes les phases de leur division, que sous l'influence de l'eau ; c'est pourquoi il ne considère ces organes que comme étant physiologiques jusqu'à la séparation du protoplasme en deux portions. L'eau employée comme réactif chimique rend le noyau et le nucléole visibles en les transformant en noyau et nucléole des auteurs.

Le noyau (auct.) primaire excentrique disparaît au moment de la division en deux de sorte que l'action de l'eau ne laisse plus paraître alors aucun noyau, mais bientôt un nouveau noyau (auct.) central se montre et se divise en deux (comme M. Naegeli l'a déjà vu), tandis que l'eau nous permet d'y voir plusieurs sphères concentriques, qui sont bien ce que, d'après les auteurs, on devrait nommer les noyaux concentriques. Le dédoublement du protoplasme se manifeste du centre à la périphérie. Les cellules-mères se divisent constamment en deux reprises et la seconde division en deux s'effectue comme la première. Plus tard on aperçoit les cellules-mères spéciales des spores, mais non point dans le sens des cellules spéciales (Specialzellen) de M. Naegeli, qui n'existent nulle part. Les cellules-mères des microspores ont des propriétés toutes différentes, mais analogues à celles des cellules-mères des spores d'Anthoceros laevis. Les vrais noyaux se forment ici en présence du vrai noyau primaire. Les poutrelles de protoplasme qui les relient les uns aux autres, naissent aux dépens de plusieurs filaments protoplasmatiques qui se soudent ensemble. La division se manifeste également du centre à la périphérie et est constamment tétraédrique. Dans le Botanische Zeitung (1875, p. 20 et suiv.) M. Tschistiakoff paraît avoir modifié en partie ses assertions, auxquelles il ajoute encore de nouveaux détails. On serait porté à croire que pendant cet intervalle l'auteur a examiné aussi des préparations conservées dans l'alcool.

Ainsi que je l'ai déjà exposé précédemment dans une note, des stries se forment ici avant tout, selon M. Tschistiakoff, à la surface du pronucleus en prenant la disposition de méridiens ; puis apparaît le bourrelet équatorial, une petite plaque plus dense, divisant le protoplasme à son centre physiologique. Plus tard se montrent aux deux pôles du pronucleus les sphères de protoplasme qui se changent rapidement en vacuoles et sont les pronuclei. La division procède du centre vers le périphérie : elle s'opère par le groupement des molécules d'après leur polarité, de sorte que les groupes différents par leur nature doivent se séparer par suite de la force de répulsion réciproque. M. Tschistiakoff admet maintenant, contrairement à ses opinions antérieures, que dans les cellules-mères des macrospores, les masses de fécule ne sont pas des noyaux.

Les quatre noyaux secondaires se forment au sein du noyau primaire qui se dissout après leur avoir donné naissance : alors ils se placent chacun devant une des masses de fécule tétraédriquement disposées pendant ce temps. Dans le voisinage de ces masses divergent en tout sens d'innombrables petits filaments protoplasmatiques. Là où ces filaments s'entrecroisent, se produisent des plaques tétraédriquement disposées, denses et uniformes, destinées, en se séparant plus tard en deux plaques, à diviser le protoplasme en portions isolées.

Mais je passe, sans plus tarder, à mes propres recherches.

Les cellules-mères des macrospores de l'Isoëtes Durieui sont d'une taille très-peu commune parmi les cellules-mères des spores et des grains de pollen et, de plus, elles sont entièrement transparentes. Elles se laissent fixer parfaitement par l'alcool absolu dans toutes les phases de leur développement et fournissent alors, quand on les place dans la glycerine, des préparations très-instructives.

Les cellules-mères sphériques, à peine isolées, atteignent déjà un diamètre voisin de 0,075 mm. Le noyau central est plus au moins recouvert d'un côté de gros grains de fécule et de protoplasme dense ; ce noyau est pauvre en contenu, tandis que le reste de la cellule-mère est rempli d'un protoplasme à mailles assez larges et délicates (tab. VII, fig. 1). Le protoplasme qui adhère au noyau se divise maintenant en deux moitiés, pendant que la cellule-mère elle-même augmente un peu en volume. Chacune des deux masses de protoplasme s'empare approximativement de la moitié de grains de fécule ; pendant que ces masses s'écartent l'une de l'autre, des fils se sont formés sur leurs faces qui se regardent et ces fils poussent le noyau primaire vers le bord de la cellule (fig. 2). Alors les deux masses s'élargissent dans deux directions qui se croisent (fig. 2) et bientôt se divisent encore une fois. Chacun des quatre groupes de fécule s'arrondit maintenant plus ou moins, mais sans avoir nulle part d'enveloppe commune ; il est plutôt entouré d'un amas de protoplasme finement granuleux d'où partent les fils plasmatiques. Les masses affectent la vraie disposition tétraédrique et se tiennent un peu éloignées de la paroi de la cellule-mère (fig. 3). Le noyau primaire a été maintenant de nouveau poussé vers le milieu de la cellule-mère et est entouré de toutes parts des fils minces et nombreux ; il s'appauvrit constamment en contenu tandis que sa couche membraneuse paraît plus épaisse et plus granuleuse (fig. 3). Enfin il disparaît complétement au moment où s'observe la formation des plaques de la cellule. Celles-ci naissent simultanément au nombre de six et, comme elles se réunissent au milieu de la cellule, le noyau doit en être d'abord éliminé. C'est vers ce même moment que les nouveaux noyaux commencent à se dessiner dans les quatre masses de protoplasme, toujours latéralement par rapport aux amas de fécule et, pour autant qu'on puisse l'établir avec certitude, sur le côté tourné vers la dernière surface de division. Il se montre d'abord une partie condensée dans le protoplasme, s'entourant bientôt d'une couche membraneuse et ce corps primitivement solide se creuse maintenant en même temps qu'il grossit de sorte que plusieurs nucléoles, d'ordinaire mal définis, apparaissent dans son intérieur (fig. 4-6). Les noyaux, dans le début, adhèrent encore aux groupes de grains de fécule mais il ne tardent pas à s'éloigner de ceux-ci (fig. 7-8). Si on fait abstraction de leur origine, ces noyaux ont un développement qui n'est pas sans analogie avec celui d'autres noyaux ; leur différenciation est pourtant bien retardée. Les plaques de la cellule ne naissent pas ici, comme le prétend M. Tschistiakoff par l'entrecroisement de filaments de protoplasme d'abord isolés, mais plutôt par le procédé que nous connaissons déjà et que l'on peut observer ici de la manière la plus claire.

Les nombreux filaments de protoplasme, excessivement fins et homogènes, qui sont tendus entre les mases des noyaux, commencent à former la plaque en se gonflant et en s'anastomosant vers le milieu de leur trajet (tab. VII, fig. 3) ; ainsi naissent bientôt les plaques représentant les couches membraneuses complètes, comme le montre la figure 6. Les fils tendus n'atteignent pas entièrement, vers l'équateur, la couche membraneuse de la cellule-mère et par conséquent les plaques de la cellule doivent se compléter aux dépens du protoplasme à larges mailles qui remplit la cavité de la cellule en dehors des fils du noyau. Les plaques de la couche membraneuse sont constamment simples au début, mais se divisent bientôt, de la manière ordinaire, en deux moitiés entre lesquelles est sécrétée en même temps une membrane de cellulose très-sujette à se gonfler (fig. 7 et 8). On ne peut pas distinguer les matériaux qui servent à la formation de celle-ci.

Il est instructif d'observer comment, même après la division, les fils minces de protoplasme remontent vers la couche membraneuse qu'ils forment, dirait-on, en s'élargissant (fig. 7) ; mais cette disposition s'efface bientôt (fig. 8). La sécrétion de la membrane de cellulose s'effectue simultanément dans toute l'étendue de la plaque de la cellule; il ne se forme pas de saillie lamellaire sur les parois de la cellule-mère, pas plus que chez le Psilotum ou l'Anthoceros.

Ce qui frappe surtout ici, c'est de retrouver, chez une plante si éloignée de l'Anthoceros par tous ses autres caractères, les mêmes modifications caractéristiques dans la division de la cellule-mère des macrospores. On ne peut cependant aucune manière admettre une homologie entre les deux procédés, d'autant moins que, chose remarquable, les cellules-mères des microspores d'Isoëtes Durieui ont conservé le mode ordinaire de division. Ce dernier fait pourrait faire supposer que ce mode exceptionnel de la formation des macrospores de l'Isoëtes a pris origine dans ce genre même. Mais ce qui peut avoir occasionné une analogie entre ces spores de l'Anthoceros et les microspores de l'Isoëtes, c'est la quantité minime de substance comprise dans le noyau, ainsi que ses dimensions relativement faibles par rapport au volume de la cellule-mère qui devient considérable.

Les cellules-mères des microspores ont, comme je l'ai dit, conservé le mode ordinaire de division et nous offrent, quand on les fixe par l'alcool absolu, des préparations très-propres à l'étude de la division normale. Elles se comportent à peu près de la même manière que les cellules-mères du pollen chez les Monocotylées. Récemment isolées, elles ont un diamètre d'environ 0,023 mm. et ne s'accroissent plus que faiblement dans la suite. Le diamètre de leur noyau atteint environ la moitié de ce chiffre. Ce noyau, qui est central et enveloppé d'un protoplasme finement granuleux, paraît avoir lui-même une consistance à peu près égale à celle de son entourage et renferme un grand nucléole. Le noyau s'aggrandit alors, le nucléole disparaît, la masse nucléaire prend une forme de fuseau et l'apparence striée, puis développe la plaque. La division de la cellule-mère se fait en deux reprises. Ce n'est qu'après la sécrétion complète de la paroi de cellulose entre les deux cellules-filles que commence la subdivision de celle-ci. Les dernières cellules sont presque sans exception placées en croix. Déjà pendant que les nouveaux noyaux se différencient des moitiés correspondantes de la substance du noyau primitif, on les voit se creuser en produisant des vacuoles, et un nucléole ou plus rarement plusieurs se montrer dans ce creux. Mais ce sont là, comme nous le voyons, des phénomènes qui touchent de si près à ce que nous avons observé déjà dans les cellules-mères du pollen chez les Monocotylées qu'il est inutile d'en donner une description plus complète.

Il nous reste à examiner encore quelques-uns des cas dans lesquels un plus grand nombre de cellules-filles naissent de l'ensemble du contenu d'une cellule-mère.

Je commence par un exemple emprunté à M. de Bary, exemple remarquable sous ce rapport, qui montre le mieux comment ces procédés de division simultanée sont liés à la division binaire et comment, à mon avis, ils dérivent de cette dernière par une abréviation de développement.

La jeune plante de *Craterospermum laetevirens* A. Br. est d'abord formée d'un tube unicellulaire ne renfermant qu'une plaque unique de chlorophylle. Dans un état plus avancé de développement du tube, cette plaque se divise transversalement « en quatre parties séparées entre elles par des interstices contenant du suc cellulaire incolore ». Ceci « est le premier indice d'une division prochaine du tube par des cloisons transversales». Au milieu de chacune des quatre plaques se montre une ébauche annulaire d'une cloison, qui, en même temps que l'utricule primordiale se plisse et que la plaque s'étrangle au milieu, s'accroît, d'une manière centripède, dans la cavité du tube et finalement devient une lamelle membraneuse complète, après la division préalable de la plaque en deux moitiés. La division des quatre plaques et la formation des quatre cloisons commencent en une fois et finissent de même, de sorte que le tube est ainsi divisé d'un coup par des cloisons transversales en cinq cellules-filles. De la disposition des plaques avant la division et de la place qu'ont prise les cloisons résulte que, de ces cinq cellules du jeune filament, la supérieure et l'inférieure sont pourvues d'une seule plaque de chlorophylle tandis que les trois autres en ont deux. Pendant les divisions ultérieures, on voit maintenant se former simultanément dans chaque cellule autant de cloisons qu'il y a de plaques de chlorophylle, c'est-à-dire qu'une cloison se produit au milieu de chaque plaque. Chacune des trois cellules du milieu, à deux plaques, se divise donc en une fois en trois cellules-filles dont la moyenne possède de nouveau deux plaques et les latérales une plaque unique. La supérieure et l'inférieure des cinq cellules d'abord formées se divisent par une cloison unique en deux cellules-filles munies chacune d'une plaque. » — « Dans toutes les autres cellules du filament, les divisions se répètent toujours de la même manière. A moins de former une cloison, une plaque de chlorophylle ne se dédouble jamais. Par conséquent, quel que soit le nombre des générations de cellules qui se succèdent, il n'y a toujours que trois cellules possédant deux plaques et par suite se divisant en trois, tandis que par la division de celles-ci et aussi par la division des cellules à une plaque, le nombre de ces dernières augmente constamment. » (Voir l. c. les figures 1—13, tab. III).

Les noyaux, qui paraissent manquer dans les premières divisions, existent dans les générations suivantes. Dans les cellules qui n'ont qu'une plaque, ils sont placés exactement au milieu de celle-ci.

Ce qui est surtout remarquable ici, c'est la manière dont se comportent les trois cellules qui ont deux plaques, cellules que le filament doit forcément conserver pendant toute son existence. Ces trois cellules possèdent chacune deux noyaux placés non pas au milieu des plaques respectives, mais plus près de l'espace incolore qui les sépare. Ces noyaux doivent se diviser d'ailleurs ici comme dans tous les autres cas, et c'est ainsi qu'en réalité la division en trois de cette cellule-mère à deux plaques et à deux noyaux doit produire une cellule médiane ayant même organisation.

Nous avons également rencontré dans l'œuf des *Abiétinées* une abréviation dans le développement cellulaire et l'omission d'une phase de la division. Là, le noyau primaire de l'œuf disparaît et, dans la partie supérieure de celui-ci, quatre nouveaux noyaux se forment simultanément en donnant naissance aux quatre cellules. Chez le *Ginkgo* nous avons constaté le remplacement du noyau primaire par environ trente noyaux et entre ceux-ci la masse entière de l'œuf se divise en un même nombre de parties.

Dans le Craterospermum laetevirens les noyaux ont, à ce qu'il semble, entièrement disparu pendant les premières phases abrégées de la division ; dans l'œuf des Abiétinées et du Ginkgo, le développement des noyaux eux-mêmes est raccourci ; ce qui se manifeste par la dissolution du noyau primitif et l'apparition simultanée d'un certain nombre de noyaux nouveaux et non pas, j'y insiste expressément, par la division simultanée d'un noyau en plus de deux parties. D'autre part nous avons vu dans la formation libre des spores à l'intérieur des tubes de quelques *Peziza*, les huit spores se former simultanément, tandis que les huit noyaux de ces spores se préparent successivement par division binaire ; en d'autres cas encore, comme dans beaucoup de cellules-mères de *spores* et de *grains de pollen*, une division binaire normale des noyaux se faisait, tandis que la division de la cellule-mère était à peine ébauchée.

Dans les cellules-mères des spores d'*Anthoceros* et dans celles des macrospores de l'*Isoëtes Durieui*, il y a même une division binaire successive de la nouvelle masse du noyau et une formation simultanée de toutes les plaques cellulaires.

M. Pringsheim [1] a observé un fait anormal plus curieux encore ; c'était une jeune plante de *Spirogyra jugalis* qui, comme je l'ai déjà mentionné précédemment, avait atteint sans se diviser la longueur des jeunes individus à cinq cellules, mais qui possédait cependant cinq noyaux placés à distances normales.

Les Zoospores dans les Algues et les Saprolégniées, lorsqu'elles se présentent en grand nombre, se forment d'ordinaire simultanément. Ceci rend d'autant plus intéressants les cas où leur formation s'opère par divisions binaires successives, phénomènes qui lient ainsi les cas extrêmes à la division binaire habituelle.

L'*Ulothrix zonata*, dont j'étudiai la division, produisit aussi, sous l'influence d'une culture dont j'ai parlé plus haut, de nombreuses zoospores. Je n'en ai vu naître que des zoospores de la grande forme qui, développées en petit nombre (2, 4, 8) dans la cellule-mère, remplissaient celle-ci d'une manière complète. C'est ce développement qui m'a particulièrement intéressé, et je pourrai, quant à la formation des zoospores de petite forme, qui se produisent en grande quantité autour d'une vessie centrale, renvoyer au mémoire récent de M. Cramer [2].

Les cellules qui se préparent à donner naissance aux zoospores [3] se gonflent, deviennent un peu ventrues et se

(1) Flora 1852 et Jahrb. f wiss. Bot. tom. II p. 231 remarq.

(2) Ueber Entstehung und Paarung des Schwärmsporen von Ulothrix, Vierteljahrsschrift der naturf. Gesell. zu Zürich tom. XV, fig. 2.

(3) Naegeli, Die neueren Algensysteme, 1847, p. 137 ; voir pour les opinions plus anciennes Kützing, Phycol. general. (1843) p. 251, tab. 80, et pour de plus récentes Thuret, Ann. d. sc. nat. 3me sér Bot. t. 14 (1850) p. 22, tab. 18 et Braun, Verjüngung (1851) p. 158 et 170; Schacht, Die Pflanzenzelle (1852) p. 121, tab. II, fig. 20-25, et Lehrbuch, p. 219; Dippel, Mikroskop, (1869), p. 47, tab. II, fig. 17,

reconnaissent bientôt à la manière d'être de leur contenu [1]. La bande de chlorophylle se repartit uniformément sur toute la paroi cellulaire au lieu de ne couvrir que les parois latérales, comme elle le faisait d'abord [2]. A ce moment le noyau pariétal échappe à l'observation, et en même temps commence la division en deux cellules. Celles-ci normalement se placent dans la même direction, comme deux vraies cellules végétatives ; plus rarement elles prennent une disposition oblique. Si la couche chlorophyllienne forme seulement sur les parois un revêtement épais, l'ébauche de la couche membraneuse s'avance, comme ailleurs, entre les deux jeunes cellules, sous forme d'un anneau, de la périphérie vers l'intérieur. La seule différence réside en ce que la cellulose ne se sécrète pas en même temps, ou tout au moins ne se durcit pas pour constituer une membrane. Dans les cas plus rares où une plaque chlorophyllienne s'est placé transversalement dans la cellule, dans le plan de la division, la couche membraneuse peut s'y former simultanément. J'ai, à différentes reprises, remarqué des noyaux dans les deux premières cellules issues de la division, ce qui prouve que le noyau de la cellule-mère se divise aussi et que ses deux moitiés se différencient de la manière ordinaire. Il n'est pas rare de voir ces deux premières cellules devenir aussitôt des zoospores, dans lesquelles, à dire vrai, je n'ai pu alors distinguer des noyaux. Sur ces cellules on voit, par contre, se dessiner bientôt la raie rouge allongée, placée d'ordinaire sur les faces des deux zoospores qui ne se regardent pas, rarement sur les faces tournées l'une vers l'autre, mais jamais ici sur une cellule et là sur une autre. S'il doit se former plus de deux zoospores, les deux cellules-sœurs se divisent encore une fois, avant l'apparition de la raie

(1) J'ai fait mes observations, en grande partie, la nuit. J'ai cependant pu en faire également quelques-unes le matin de bonne heure.

(2) NAEGELI, l. c. p. 138.

rouge, dans une direction qui est à angle droit par rapport à la première division ; tantôt les quatre cellules-filles sont dans un plan, tantôt, ce qui est le cas habituel, elles sont disposées en croix (1). La division elle-même peut se faire de la périphérie vers le centre ou bien s'opérer, comme c'est le cas ordinaire, simultanément, dans une plaque de protoplasme préalablement formée, à l'intérieur de laquelle la séparation s'indique d'abord au début par des points noirs.

A cette division peuvent en succéder encore d'autres sous un angle plus ou moins droit. Toutefois, c'est à peine si j'ai pu observer plus de huit zoospores dans une cellule, et, en tout cas, je n'ai pu observer la multiplication de ces organes au-delà de ce nombre. La cavité primitive de la cellule est aussi partagée en autant de petites cavités, qu'il y a de zoospores; c'est par exception seulement que ces zoospores manquent de cavité intérieure, et cette particularité ne s'observe que dans les cas d'ailleurs rares où la cellule-mère, avant sa division, se remplit complétement de contenu. Dans maint cas dépassant la division binaire, je crois, presque avec certitude, que la partition se fait simultanément, et il me semble même probable que c'est le procédé qui s'effectue ici de préférence quand il se forme un très-grand nombre de zoospores. En même temps que la division se termine, commence le gonflement de la face intérieure de la paroi de la cellule-mère; finalement cette paroi se rompt latéralement et les zoospores s'échappent par cette ouverture (2). Si, comme la chose se passait le plus souvent dans les exemples que j'ai étudiés, le nombre des zoospores est minime (2-4), on n'observe pas de vessie autour de celles-ci au moment de leur sortie (3).

(1) Voir aussi pour la succession des divisions NAEGELI, l. c. p. 137 et BRAUN, l. c. p. 17.

(2) Voir les détails sur le mécanisme de cette déhiscence dans CRAMER, l. c, p. 7, (tir. à part).

(3) Aussi dans CRAMER, l. c. p. 7.

Quand le nombre est plus grand (8), cette vessie peut s'apercevoir souvent, bien qu'elle soit très-peu développée; enfin, c'est seulement quand le nombre est considérable que la vessie apparaît très-distinctement, comme on le verra en consultant l'ouvrage de M. Cramer (1) (2); de même que l'on distingue alors clairement, paraît-il, la vessie intérieure, que je n'ai pu suivre moi-même dans sa formation.

Les zoospores libres montrent d'ordinaire une forme ovoïde (3) et sont extérieurement entourées d'une mince couche membraneuse de protoplasme. De cette couche naissent à l'extrémité antérieure de la zoospore quatre longs cils (4) (environ deux fois aussi longs que la zoospore elle-même), dont l'endroit d'insertion apparaît comme une petite nodosité refractant un peu plus fortement la lumière. La raie rouge est plus ou moins écartée de l'insertion des cils : elle appartient à la couche membraneuse et se forme à l'aide d'un épaississement en forme de bâtonnets qui peut être cà et là interrompu sur son trajet. La plaque chlorophyllienne apposée intérieurement à la couche membraneuse se trouve d'un côté de la zoospore et renferme deux ou trois grosses granulations. Cette plaque peut varier en épaisseur, mais, en moyenne, son diamètre transversal atteint à peine un tiers du diamètre de la zoospore entière, et c'est par exception seulement qu'elle remplit presque complétement la cavité de cette dernière. L'espace qui, dans les conditions normales, reste disponible, est envahi, à l'exception d'une petite place devant l'endroit d'insertion des cils, par une vessie remplie d'un liquide étendu. Cette vessie, que je considère comme produite par la division de la

(1) l. c. p. 4

(2) Voir aussi les figures dans Thuret, Ann. d. sc. nat. Bot. 3e sér. tom. XIV, tab. 18, fig. 4.

(3) Voir encore ici Cramer, p. 5.

(4) M. Cramer, pour la forme qu'il a étudiée, n'en admet que deux ; M. Thuret, par contre, en admet également quatre.

cavité de la cellule-mère des spores, renferme constamment un petit nombre de grains très-réfringents. Enfin, à l'extrémité antérieure, nommée bec (Mundstelle) de la zoospore, nous rencontrons un peu de protoplasme incolore et finement granuleux, dans lequel ne se trouve que çà et là l'un ou l'autre grain plus volumineux. Dans ce plasme, un peu latéralement par rapport au point d'insertion des cils, on rencontre (ce que je n'ai jamais vu mentionné pour l'Ulothrix) une très-petite vacuole contractile. J'ai observé longtemps celle-ci en activité pendant que les zoospores se déplaçaient et après qu'elles commençaient à devenir immobiles. L'intervalle entre deux pulsations successives était de 12-15 secondes. J'ai vainement cherché un noyau dans les zoospores; celui-ci, en effet, n'arrive pas à se développer, mais je crois de plus en plus que le protoplasme incolore et granuleux, amassé à l'extrémité antérieure de la zoospore, est issu par division du noyau primitif de la cellule-mère (1). La plupart des zoospores, examinées au microscope, se détruisent dans l'eau sous le verre couvreur; on les voit alors se fondre sans qu'aucune membrane n'ait besoin d'éclater, ni à leur périphérie, ni à leur vessie interne. Les zoospores qui continuent à se développer, s'entourent, pendant leur période d'immobilité, d'une membrane de cellulose extrêmement mince. Pour autant que j'ai pu le constater, les cils ne sont pas retirés dans la masse de la zoospore, mais plutôt détachés de celle-ci.

Déjà peu de temps après, la zoospore commence à s'accroître à son extrémité incolore, sous forme d'un prolongement capillaire(2). Le protoplasme incolore, à l'exception de la couche membraneuse, ne suit pas l'extrémité de ce prolongement, mais se constitue plutôt, en gardant sa posi-

(1) Chez l'Oedogonium, le noyau de la cellule-mère persiste comme tel dans la zoospore unique qui est formée à elle seule du contenu tout entier de la cellule-mère, PRINGSHEIM, Jahrb. f. wiss. Bot. tom. I, p. 28 et 29, tab. I, fig. 5 et 8.

(2) NAEGELI, l. c. p. 137; BRAUN, l. c. p. 159.

tion, en noyau. Dans des états plus avancés (que j'ai pu observer entre autres sur les spores sorties en germant de leurs cellules-mères et ainsi restées adhérentes aux filaments) je vis alors que la plaque de chlorophylle s'allonge et, en dépassant le noyau, s'engage dans le prolongement capillaire appelé aussi extrémité radiculaire. La première division de cette jeune plante s'opère habituellement à une petite hauteur au-dessus de l'endroit rétréci et partage la plaque unilatérale de chlorophylle en deux portions. On voit alors deux noyaux possédant de beaux nucléoles. La raie rouge se dessine encore distinctement sur la couche membraneuse de la cellule la plus large et se conserve souvent même après la division plusieurs fois répétée de celle-ci. La petite plante entière possède d'abord une très-mince membrane; la pointe de « l'extrémité radiculaire » est la partie la plus épaissie et souvent même on y observe une séparation en trois couches que l'on ne voit encore à aucun autre endroit.

Des observations nombreuses démontrent que dans les zoosporanges des *Saprolégniées* se produisent simultanément un grand nombre de zoospores aux dépens de tout le contenu protoplasmatique de ces sporanges. Je les ai vu naître chez le Saprolegnia ferax près de la paroi du sporange, le protoplasme laissant un espace libre au centre de la cellule; mais elles peuvent encore, ce qui est connu également, se développer dans tout l'intérieur du sporange, quand celui-ci est entièrement rempli de protoplasme. Le phénomène m'a surtout paru instructif dans les sporanges, relativement rares d'ailleurs, qui ne donnent naissance qu'à un très-petit nombre de zoospores.

Examinons d'abord, de plus près, un de ces derniers cas. Le sporange est entièrement rempli de protoplasme répandu uniformément dans tout son intérieur : de fines granulations s'y observent le plus souvent en prenant une disposition réticulée.

Soudain on voit le protoplasme se diviser en autant de portions qu'il doit se former de zoospores, et puis on remarque au centre de chaque portion une petite vésicule sphérique qui paraît rose à cause de son contenu moins dense. Ces petites sphères roses occupent la place des noyaux et l'on serait tenté de chercher un rapport entre elles et ces derniers. Le partage se fait à peu près en même temps dans tout le sporange et se distingue par l'accumulation de petits grains aux endroits où les spores se sépareront plus tard. Cette délimitation à l'aide de granules devient de plus en plus nette et produit des dessins réguliers (1). Alors se tracent entre les granules des lignes transparentes, extrêmement minces : ce sont les plaques des couches membraneuses en voie de formation. On réussit enfin, souvent sans aucun doute, à observer dans ces plaques l'apparition de très-petits points noirs, premier indice de la séparation des plaques en deux moitiés. Les cellules ont maintenant encore la forme polygonale, mais bientôt leur contenu se contracte légèrement, ce qui permet l'arrondissement de leur contour. Cet arrondissement ne se fait jamais qu'à un faible degré dans les sporanges sans espace vide au centre et renfermant peu de spores. Ce changement de forme marche d'ailleurs de pair avec la séparation des spores. Ça et là on voit pendant cette séparation quelques parties contigües de la couche membraneuse s'allonger sous forme de filaments (2) délicats, bientôt du reste déchirés et retirés.

Enfin l'isolément complet s'est opéré et les spores sont séparées les unes des autres par des interstices étroits, paraissant roses ; elles commencent maintenant à se mouvoir et sortent finalement par l'ouverture qui se pratique dans le sommet du sporange.

(1) Voir, pour ce dernier point, le dessin de M. Sachs (IVe édit. p. 13), les figures 1 et 2 de M de Bary (Bot. Zeitung 1852. tab. VII) et en général les figures de M. Thuret (Ann. d. sc. nat. Bot. 3me sér. tom. XIV, tab. 22).

(2) Voir aussi Hofmeister Lehre v. d. Pflz. p. 89.

La zoospore ovoïde possède deux cils à son extrémité antérieure et montre clairement aussi une vésicule centrale de couleur rose [1] dont nous avons précédemment examiné l'origine et qui semble disparaître au moment de la germination [2].

J'ai rencontré plusieurs cas dans lesquels, après que la formation des spores se fût déjà avancée jusqu'à la production des limites granuleuses et même des couches membraneuses, tous ces changements devenaient subitement rétrogrades : les indices de séparation disparaissaient entièrement et le sporange se remplissait de nouveau d'un protoplasme homogène à petits compartiments. Alors, peu de temps après, le développement des spores recommençait, et maintenant avec une rapidité remarquable. Ce second partage se distinguait chaque fois par une très-grande régularité, comparativement à ce qui avait eu lieu la première fois.

Lorsque beaucoup de zoospores naissent dans un contenu qui remplit complétement le sporange, la génèse des spores est la même que dans le cas précédent, quoique plus difficile à observer dans ses détails.

Il n'y a pas non plus grande différence entre le procédé que je viens de décrire et ce qui se passe dans les sporanges où le protoplasme n'existe que sous forme d'une large couche pariétale autour d'une vacuole centrale. Ce cas, qui s'est présenté rarement dans la plante que j'ai examinée, est cependant en général le plus fréquent. Alors les spores ne se forment qu'en une couche et, pendant leur séparation, se voûtent d'abord unilatéralement vers l'intérieur de la cellule, de sorte que le protoplasme pariétal paraît alors comme ondulé du côté intérieur [3].

(1) THURET l. c. fig. 6.

(2) l. c. fig. 7.

(3) PRINGSHEIM, Achlya prolifera p. 402, tab. 46, fig. 7—8 ; BRAUN, Verjüngung p. 286 et suivantes.

Indépendamment des exemples déjà décrits, le Saprolegnia ferax possède également, d'après M. Pringsheim[1], des sporanges formant un réseau cellulaire (Zellnetzsporangien). Pour les développer[2], l'extrémité du tube se remplit complétement de contenu et se sépare par une cloison de la partie sous-jacente. Alors se forment simultanément un grand ou un petit nombre de cellules, entièrement comme nous l'avons vu précédemment dans les sporanges pleins ; seulement ces cellules sécrétent de la cellulose à leurs surfaces de séparation et divisent ainsi la cavité primitive du sporange en de nombreux compartiments. Les nouvelles parois s'attachent intimement aux vieilles parois de la cellule-mère partout où elles atteignent à celles-ci. Le contenu protoplasmatique de chaque compartiment se libère plus tard, en perçant latéralement la paroi du sporange[3].

Dans la production des oospores de *Saprolegnia ferax*, le protoplasme se retire contre la paroi de l'oosporange et les spores sont formées à une certaine distance les unes des autres, ainsi qu'il résulte des descriptions et des figures de M. Pringsheim[4] et de M. Cornu[5]. On voit d'abord apparaître des interstices transparents et finalement le contenu entier se retirer sur les endroits de concentration. Voilà le procédé ordinaire que l'on peut observer chaque fois qu'il ne se forme pas trop d'oospores; si, au contraire, le nombre de celles-ci est considérable, elles peuvent apparaître serrées les unes contre les autres, en montrant tous les mêmes phénomènes que les oospores de la même plante quand elles naissent près de la paroi. Les oospores du Saprolegnia ferax sont peu transparentes, mais on peut toujours, en les examinant dans leurs premières phases de développement, y

(1) Voir l. c. tom. IX, p. 222.

(2) Voir Leitgeb, Jahr. f. wiss. Bot. VII, p. 359.

(3) Voir pour le reste Pringsheim, Jahrb. tom. II, p. 214 ; tom. IX, p. 222 et Leitgeb, ibid. tom. VII, p. 360.

(4) Achlya prolifera, p 420.

(5) Ann. d. sc. nat, 5e sér. tom. 15, pp. 36 et 37, tab. I, fig. 6 et 7.

reconnaître l'existence d'une petite vésicule centrale et rose. Plus tard, quand la goutte d'huile commence à se former dans leur milieu, elle pousse vers la périphérie la vésicule centrale que l'on aperçoit facilement sous forme d'une tache transparente.

M. Pringsheim décrit cette tache dans les oospores d'Achlya polyandra (1) où elle se conserve jusqu'à la germination, pour disparaître ensuite. Je dois mentionner ici l'existence, à différents autres endroits, de productions analogues, pauvres en substance, que l'on hésite généralement à désigner comme noyaux, mais qui occupent cependant la place de ceux-ci (2). M. de Bary (3), par exemple, les cite dans les basidiospores des Champignons, etc. Ces productions ne paraissent plus avoir d'autres fonctions et, pour autant qu'on ait pu les examiner, elles se dissolvent plus tard.

La genèse des zoospores d'*Hydrodictyon* telle que M. Alexandre Braun (4) l'a décrite, ressemble beaucoup au procédé qui se passe dans les sporanges de Saprolegnia, lorsque ces derniers ne sont pas complétement remplis de protoplasme mais uniquement tapissés par celui-ci sur leurs parois. Cette couche pariétale de protoplasme des cellules d'Hydrodictyon perd d'abord sa couleur verte fraîche et transparente ; ses grains de fécule se dissolvent ; elle se trouble et paraît bientôt parsemée régulièrement de taches transparentes. De petits grains de chlorophylle s'amassent entre les taches transparentes pour former les limites. Plus tard ces petits grains de chlorophylle se retirent vers les espaces transparents et on voit, à leur place, un réseau de lignes plus denses, servant à la délimitation. C'est ainsi que la couche pariétale de protoplasme se par-

(1) Jahrb. f. wiss. Bot. tom. IX, p. 198.
(2) l. c. p. 228 et tab. XX, fig. 7-11.
(3) Handbuch, p. 114.
(4) Verjüngung, p. 279 et suiv.

tage en un très-grand nombre de tablettes d'ordinaire hexagonales et sensiblement égales en superficie. Bientôt ces tablettes commencent à s'arrondir, ce qui a pour première conséquence de les séparer les unes des autres dans les coins. Elles deviennent lenticulaires, puis globuleuses et entièrement libres. Elles se meuvent alors latéralement les unes par rapport aux autres, sans quitter en réalité leur place primitive. Si ce sont des zoospores généralement plus grandes, destinées à former un réseau, elles finissent par se réunir, probablement au moment où la sécrétion de cellulose commence à leur surface. Si ce sont de petites zoospores destinées à être libérées, elles quittent bientôt la paroi, se meuvent dans la cavité de la cellule et s'échappent par une ouverture pratiquée dans la paroi de celle-ci (1).

Une saprolégniée, l'*Aphanomyces stellatus*, nous montre une modification remarquable dans la production des zoospores, modification qui, d'après M. de Bary (2), se distingue surtout en ce que le protoplasme granuleux du zoosporange long et cylindrique se partage en zones transversales, alternativement de hauteur et de densité différentes. « La masse principale de ce protoplasme se groupe de manière à former des ceintures qui ont en hauteur à peu près 3-4 fois le diamètre du tube et sont séparées par des zones transversales plus courtes, dans lesquelles quelques rares granulations, à peine adhérentes à l'utricule primordiale hyaline, tapissent la membrane ». « Dans les zônes transversales plus denses et plus sombres, le protoplasme, d'ailleurs toujours pariétal, n'est pas d'abord distribué d'une manière uniforme, mais amassé en raies irrégulières, élargies au milieu et séparées entre-elles par des sillons étroits et transparents ». « Les raies, d'abord séparées, de chacune

(1) Verj. p. 283; voir aussi PRINGSHEIM, Monatsber. d. K. Acad. d. Wiss. Berlin, décemb. 1860.

(2) Jahrb. f. wiss. Bot. tom. II, p. 170.

de ces zones plus denses se réunissent en une masse uniformément granuleuse, assez nettement limitée en haut et en bas, dont le contour extérieur se retire un peu de la membrane cellulaire latérale »; « au milieu de chaque masse se trouve souvent un espace axille, étroit et transparent, qui prouve que, même après être devenues plus grosses, elles touchent encore à l'utricule primordiale et enferment un espace rempli de liquide ». La division commence « quelques minutes plus tard, lorsque, dans les zones transversales transparentes, l'utricule primordiale se détache de la membrane et se retire un peu vers l'intérieur. La partie qui correspond à chaque zone transparente, s'étrangle lentement et de plus en plus vers son milieu jusqu'à ce qu'il se forme finalement un fil mince reliant deux portions plus denses. Ce fil persiste parfois longtemps ainsi, mais finit par se diviser en deux moitiés qui se retirent dans les deux zônes voisines remplies de protoplasme ». « Pendant cet étranglement on voit, du côté intérieur de la ligne délicate qui représente l'utricule primordiale, les granules des zones transversales claires monter et descendre pour se réunir à ceux des masses voisines et plus denses de protoplasme ». Quand cet étranglement est complet, le contenu du tube est partagé en une rangée unique de cellules primordiales cylindriques, arrondies aux extrémités. Ce sont les zoospores futures.

La formation des oospores de *Sphaeroplea annulina*, décrite par M. Cohn [1], a lieu par un procédé encore différent. Ces organes naissent en série unique dans l'intérieure de leur cellule-mère. Cette dernière est remplie de nombreuses vacuoles et contient des grains de fécule, uniformément distribués. Bientôt ceux-ci se groupent à plusieurs, à des distances sensiblement égales, dans l'axe

(1) Ann. d. sc. nat. Bot. 4e sér. tom. V, p. 196 et suiv. tab. 13.

de la cellule et s'entourent de protoplasme vert. On voit alors se former des parois séparatives protoplasmatiques, placées chacune au milieu entre deux masses vertes. Finalement chaque paroi se dédouble et le contenu de chaque compartiment se condense en un globule arrondi qui n'est autre qu'une oospore.

Cependant les phénomènes qui accompagnent ce développement ne sont pas les mêmes dans toutes les cellules du filament. Nous rencontrons, au contraire, dans quelques-unes de celles-ci, des phénomènes tout-à-fait différents et caractéristiques. On voit, il est vrai, le protoplasme conserver ici sa disposition primitive et être traversé par une série de très-grandes vacuoles, mais il perd sa couleur verte en même temps que ses grains de fécule; il devient orange et se partage simultanément en un nombre très-considérable de petites cellules allongées qui sont des spermatozoïdes. Ceux-ci naissent donc du protoplasme pariétal et des plaques de protoplasme qui, traversant transversalement la cellule, séparent l'une de l'autre les grandes vacuoles; le protoplasme entier de la cellule est employé pour leur formation. Bientot leur arrangement se modifie, et en se dispersant, ils remplissent complétement la cavité de la cellule pour sortir bientôt de celle-ci par des ouvertures latérales.

On doit également mentionner ici les procédés d'étranglement simultané (simultane Abschnürung) qui se rangent parmi les cas de formation simultanée de plus de deux cellules. On pourra aussi, comme l'étranglement successif, les ramener aux procédés typiques de la division, quoique l'étranglement simultané soit une modification encore plus avancée de cette dernière et que par conséquent on ne retrouve souvent que plus difficilement les rapports qui les relient. Je choisirai un exemple des plus extrêmes: la formation des spores sur les basidies des *Hyménomycètes*.

La basidie (1) est, à son début, une cellule cylindrique ou plus souvent courtement claviforme, remplie d'un protoplasme granuleux tantôt uniforme, tantôt parsemé de vacuoles. On a démontré dans les basidies de quelques Champignons l'existence d'un noyau absolument semblable à celui des asques. Le sommet de la baside développe, le plus souvent, pour donner naissance aux spores, deux saillies ou davantage : ce sont les stérigmes ; la pointe de ceux-ci grossit en forme de vessie prenant peu à peu l'aspect et la grandeur de la spore parfaite. A mesure que cet accroissement s'opère, le protoplasme passe de la basidie dans les saillies. La basidie se vide toujours de plus en plus du bas vers le haut et ne renferme plus après l'achèvement des spores que quelques restes minimes de protoplasme et des granules de graisse. A partir du moment de la formation des stérigmes, M. de Bary ne trouva plus le noyau dans les basidies : il semble en effet disparaître.

Les dessins, à l'aide desquels M. de Bary (2) représente le développement des spores de Corticium amorphum, montrent qu'au moment où les spores sont déjà parfaitement limitées (3), les stérigmes sont encore remplis d'un protoplasme épais. Il n'y a donc pas non plus dans ce cas une délimitation des spores par une cloison formée à la limite de la masse dense de protoplasme, mais plutôt une production de cloison au sein même de la masse dense, entièrement comme dans le Saprolegnia.

Chaque spore nait par conséquent à la suite d'une division semblable à celle que nous avons rencontrée dans bien d'autres endroits : le protoplasme était de même accumulé en un point de la cellule-mère ; seulement, dans la formation des basidiospores, la division est précédée d'un bourgeonnement

(1) DE BARY, Handbuch II, 1. p. 113.
(2) l. c. p. 114.
(3) Fig. 45. litt. f.

de la cellule-mère et, par abréviation, plusieurs phases de la division se passent en même temps. En outre, chez beaucoup de formes, les spores issues d'une basidie sont réduites à deux et même à une seule dans des cas exceptionnels mais qui ne sont pas rares, en particulier chez les Hyménogastréés. D'autre part, dans certains genres, leur nombre s'élève jusqu'à neuf. On peut observer un cercle transparent au centre des spores de beaucoup d'espèces, quand ces spores sont jeunes et fraîchement arrivées à maturité [1].

M. Tulasne[2] a découvert un fait du plus haut intérêt : en effet, d'après ses observations, les basidies globuleuses ou largement ovoïdes de diverses *Trémellinées* se divisent par des cloisons longitudinales verticales en quatre cellules-filles disposées en quartiers ; chacune de ces cellules développe d'abord un long stérigme, qui à son extrémité produit la spore. M. Tulasne représente (l. c. tab. 12, fig. 7), pour le Tremella violacea, un cas où la basidie ne s'était pas divisée et portait cependant quatre stérigmes. Les basidies des espèces de Dacrymyces, qui se rapportent également aux Trémellinées, restent pour ainsi dire normalement uni cellulaires [3], quoique donnant naissance à deux stérigmes. Je ne veux pas trancher la question de savoir quel est le cas représentant le procédé primitif, celui de la basidie pluricellulaire ne produisant qu'une spore, ou celui de la basidie unicellulaire développant à la fois plusieurs spores. On serait tenté de considérer ce dernier cas comme un développement abrégé du premier. Quoiqu'il en soit, nous voyons que les traits d'union ne manquent d'aucun côté entre ces procédés et d'autres plus simples.

(1) l. c. p. 114.

(2) Ann. d. sc. nat. Bot. 3e sér. tom. 19, p. 193.

(3) Tulasne, l. c. p. 223.

RAJEUNISSEMENT

OU FORMATION PLEINE DES CELLULES.

Nous passerons enfin, pour terminer, aux cas extrêmes dans lesquels une seule cellule se forme aux dépens du contenu d'une cellule existante. Si ce contenu est employé tout entier à la formation de la cellule-fille, nous avons alors devant nous un exemple de rajeunissement ou formation pleine des cellules (Vollzellbildung).

Je dois déclarer d'abord que j'exclus du rajeunissement toutes les apparences de ce phénomène résultant de la production de couches dans la paroi de la cellule et même les cas de formation d'une nouvelle couche sur le côté interne de la paroi, quand cette couche naît par apposition. La production des parois définitives des grains de pollen ou des spores dans l'intérieur des cellules-mères spéciales n'est donc pas un rajeunissement dans le vrai dire du mot, pas plus qu'on ne pourrait désigner sous le même nom l'exfoliation des couches extérieures de cellulose, soit pendant la germination des spores ou des grains de pollen, soit dans d'autres phénomènes d'accroissement [1].

Même la délivrance de la cellule se dépouillant de sa membrane de cellulose, ainsi que la chose a lieu chez les zoospores dans beaucoup de Saprolegnia, ne peut être nom-

(3) M. Sachs paraît y attacher la même signification, Lehrb. édit. IV, p. 9.

rajeunissement, si elle est le résultat d'un gonflement du contenu et non de sa modification spécifique. En un mot, je ne considère comme rajeunissement que les cas dans lesquels la vieille cellule se change en réalité en une jeune cellule, changement qui est occasionné par de nouveaux arrangements moléculaires dans son intérieur.

Pour autant que j'ai pu faire des recherches, c'est ce procédé qui donne naissance aux zoospores de plusieurs Algues, aux œufs (oospores) de différentes plantes de la même famille (y compris les Characées) et de différentes Saprolégniées, aux œufs des Muscinées, des Cryptogames supérieures et des Archispermes (Gymnospermes), ainsi qu'aux spermatozoïdes de beaucoup d'Algues. — Le cas le plus simple, est certainement la formation des zoospores dans les espèces d'Algues qui ne développent qu'une zoospore dans leur sporange.

Le commencement de la formation des spores chez l'*Oedogonium* et le *Bulbochaete* (1) « se montre en premier lieu à l'observateur par le retrait du contenu hors des angles de la cellule-mère ». A cet effet le contenu commence à s'arrondir dans les angles, puis à prendre un aspect particulier et aussi à s'éloigner latéralement, plus ou moins, de la paroi de la cellule-mère. Le rajeunissement est ici, comme dans la plupart des autres cas, en rapport avec une contraction du contenu. A l'un des côtés du contenu contracté, à peu près à mi-hauteur apparaît une tache claire : c'est la partie qui deviendra antérieure, la partie orale ou le soit disant bec de la zoospore, autour duquel les cils ne tardent pas à se former.

Le noyau primitif de la cellule-mère est, d'après M. Pringsheim, conservé dans la zoospore, même après l'ébauche de la partie orale ; on ne peut l'observer cependant que si la zoospore est pauvre en contenu (2). La zoospore se libère enfin

(1) Pringsheim, Jahrb. f. wiss. Bot. 1, p. 26, tab. I.
(2) l. c. p. 29.

lorsque la paroi de la cellule-mère, éclatant latéralement, s'ouvre à sa partie supérieure; elle quitte celle-ci sous forme de cellule primordiale nue (1).

On cite surtout comme exemple de rajeunissement la formation des grandes zoospores du *Vaucheria sessilis*. Le contenu entier du sporange claviforme et terminal se contracte un peu et s'écoule pour ainsi dire par une déchirure formée à la partie supérieure du sporange. Le corps de la zoospore, densement rempli de chlorophylle, montre à sa périphérie une couche protoplasmatique incolore partant partout des cils délicats.

Nous avons là un exemple bien typique de la formation d'une nouvelle cellule à l'aide du contenu entier de la cellule-mère. Il en est encore de même chez le Vaucheria hamata où tout le contenu du sporange se contracte, s'entoure d'une nouvelle paroi de cellulose et n'est expulsé qu'ensuite, dans un état d'immobilité. Il en est également ainsi chez le Vaucheria geminata, mais la spore y reste dans le sporange. Chez le Vaucheria tuberosa au contraire des rameaux remplis de contenu se séparent de la plante pour servir à la propagation non-sexuelle; ils germent immédiatement sans former préalablement une spore dans leur intérieur. Chez d'autres espèces de Vaucheria manquent tous les organes spéciaux de reproduction non-sexuelle (2). Je cite tous ces faits qui me semblent instructifs pour la recherche de l'origine phylogénétique du procédé.

Je laisse de côté les autres exemples que je pourrais encore rapporter ici, car ils ne nous apprennent rien de réellement nouveau. Qu'il me suffise de mentionner encore que chez le *Stigeoclonium insigne*, à en juger par la figure 11 des dessins (tab. I) de M. Naegeli (3), deux zoospores peuvent aussi naître dans la cellule-mère au lieu d'une seule, et

(1) Voir de même Juranyi, Jahrb. f. wiss. Bot. tom. IX, tab. 1, fig. 3.
(2) Voir par tout ceci Walz, Jahrb. d. wiss. Bot. tom. V, p. 130 – 133.
(3) Pflanzenphys. Unters. livr. I, 1855. Voir l'explication de la fig. 11, p. 40.

même, d'après M. Braun, il peut s'en produire quatre dans la genèse des microzoospores [1]. M. Braun admet également que, chez le Coleochaete, il peut aussi se développer parfois deux zoospores dans une cellule-mère, tandis que typiquement il ne s'en forme qu'une seule [2].

Dans l'Oedogonium diplandrum [3], c'est par rajeunissement que naissent les androspores et il s'en forme une seule aux dépens de tout le contenu de la cellule-mère [4]. Les spermatozoïdes ressemblent beaucoup aux androspores, mais, plus petits de moitié; ils se produisent à deux dans la cellule-mère [5]. Ces deux exemples prouvent déjà que la formation des zoospores est en réalité la même, que la cellule-mère en développe une seule ou plusieurs. Cette relation devient plus sensible encore dans les oogones de certaines Saprolégniées qui, par exception, ne développent qu'une seule zoospore alors que typiquement elles en produisent plusieurs. D'autres Saprolégniées ne donnent typiquement qu'une zoospore unique. Dans l'*Aphanomyces stellatus*, d'après M. de Bary [6], « l'utricule primordiale » se détache de la membrane de l'oogonium et se contracte au milieu de celui-ci en un globule libre d'abord et sans enveloppe, mais plus tard, à la suite de la fécondation, entouré d'une membrane de cellulose. Le même procédé a été décrit par M. Cornu [7] pour la plupart des Saprolégniées monospores; on le retrouve également dans la formation des œufs (oospores) à l'intérieur des oogones de la plupart des Algues et dans la cellule centrale de l'archégone chez les Mousses et les Cryptogames fibro-vasculaires. Dans certaines espèces de Fucacées, groupe faisant partie des Algues, l'oogone ne

(1) Verjüngung, p. 148.
(2) l. c. p 249.
(3) Juranyi, Jahrb f. wiss. Bot. tom. IX, p. 1.
(4) l. c. tab. I, fig. 2 et 11,
(5) l. c. tab. II, fig. 2.
(6) Jahrb. f. wiss. Bot. tom. II, p. 177.
(7) Ann. d. sc. nat. Bot. 5e sér. tom. XV, p. 38.

peut former qu'un seul œuf aux dépens de son contenu ; par contre, dans d'autres espèces, il en produit quatre et même huit (1).

Les procédés de rajeunissement restent les mêmes, que la cellule-mère renferme ou non un noyau. Ce noyau s'il existe passe, du moins souvent, sans altération dans la cellule-fille (comme on veut l'avoir vu chez les zoospores d'Oedogoniées et dans la cellule centrale de l'archégone). Le rajeunissement, dans la plupart des cas, est accompagné d'une contraction évidente du contenu de la cellule-mère. Une certaine contraction doit aussi avoir lieu dans tout autre cas de cette genèse cellulaire, rien que pour détacher la couche membraneuse de la paroi de cellulose.

Au procédé typique de rajeunissement se rattachent ces cas dans lesquels il ne se produit, il est vrai, qu'une seule cellule-fille dans la cellule-mère, mais où tout le contenu de celle-ci ne sert point à cette production. On peut comprendre ces phénomènes dans la formation libre, mais je préfère m'en occuper ici à cause de la liaison intime qu'ils présentent avec les procédés typiques de rajeunissement.

D'après M. de Bary (2) dans les *Péronosporées*, si voisines des Saprolégniées par l'organisation des organes sexuels, le protoplasme de l'oogonium se partage en une couche périphérique, presque homogène, pauvre en granulations et en une masse globuleuse, foncée, rendue opaque par la présence de nombreux grains de graisse et occupant le milieu de la cellule. Cette dernière masse forme l'œuf ou la masse à féconder et s'entoure après la fécondation d'une membrane de cellulose. M. Cornu (3) admet, pour une Saprolégniée, le *Rhipidium*, que son oospore renfermé dans l'oogone n'est

(1) Thuret, Ann. d. sc. nat. Bot. 4e sér. tom. II, p. 205.
(2) En dernier lieu dans l'Handbuch, tom. II, 1, p. 158.
(3) l. c. p. 39.

pas comme ailleurs entouré d'un liquide aqueux, mais bien d'une substance fortement réfringente quoiqu'incolore, et qui disparaît, comme chez le Peronospera, au moment de la maturité de l'oospore.

Nous rencontrons une modification avancée du procédé typique de rajeunissement dans le développement des spermatozoïdes chez les Characées, les Mousses et les Cryptogames fibro-vasculaires, c'est-à-dire dans tous les cas où les spermatozoïdes affectent une forme très-différente de celle des zoospores d'Algues.

J'avais déjà trouvé [1], chez les *Fougères* et surtout chez quelques *Polypodiacées*, que les cellules-mères isolées et arrondies des spermatozoïdes perdent d'abord leur noyau central et que leur protoplasme tout entier se retire vers la paroi, tandis que leur intérieur est envahi par une vacuole remplie d'un liquide incolore, qui contient de rares granulations. Alors la couche pariétale protoplasmatique entière autour de la vacuole se découpe en un fil hélicoïde et les tours antérieurs de ce fil se montrent bientôt couverts de cils minces. Les cellules-mères évacuées de l'anthéridie, et, en se rompant, libèrent les spermatozoïdes s'éloignent rapidement en se mouvant dans l'eau ambiante, et entraînent la vacuole centrale adhérente à leur tour postérieur dépourvu de cils.

Le spermatozoïde naît donc également ici par rajeunissement aux dépens de tout le protoplasme de la cellule-mère et représente la même unité histologique que la zoospore.

Des recherches plus récentes ont constaté également pour d'autres Fougères l'existence du même procédé de développement. C'est ainsi que dernièrement M. Bauke l'a signalé encore dans les Cyathéacées [2]; d'autre part,

(1) Jahrb. f. wiss. Bot. tom. VII, p. 394.

(2) Id. tom. X, p. 73.

M. Millardet[1] a étendu des recherches analogues à d'autres groupes de Cryptogames vasculaires. M. Pfeffer [2] de son côté a étudié dernièrement sous ce rapport les espèces du genre Selaginella. Chez les *Selaginella* le développement des spermatozoïdes correspond entièrement à ce qui se passe dans les Fougères. Chez l'*Isoëtes lacustris*, le développement est analogue à ce dernier, seulement ici le protoplasme, quand le procédé commence, remplit la cellule-mère entière et ne se creuse qu'à mesure qu'il est employé à la formation du spermatozoïde, qui finalement paraît aussi enroulé autour d'une cavité centrale[3].

Le genre *Marsilia* est remarquable, de son côté, en ce qu'une partie du contenu de la cellule-mère reste non employée pour la formation des spermatozoïdes. — Dans le Marsilia elata[4] les cellules-mères ont d'abord un contenu homogène, plus tard à leur centre s'accumulent des granulations, en majeure partie des grains de fécule, tandis qu'une zone transparente se dessine à la périphérie. Bientôt la masse granuleuse est déplacée unilatéralement et parait enveloppée dans la masse transparente. La masse granuleuse se colore en bleu par l'iode, tandis que la masse transparente prend par le même réactif une couleur jaune. La première donne naissance à un spermatozoïde enroulé en spirale et devient plus claire à mesure que celui-ci se produit. Finalement le spermatozoïde entoure une vésicule ne renfermant plus que peu de grains; devenu libre, il s'éloigne de la paroi de la cellule-mère tandis que la masse transparente dont il est question plus haut, s'arrondit dans l'eau et reste sans emploi. — D'après la description de M. Pringsheim[5], chez le *Salvinia natans* une espèce de

(1) Le prothallium mâle des Cryptogames vasculaires. Strasbourg, 1869.

(2) Botanische Abhandl. de M. Hanstein, p. 15.

(3) Millardet, l. c. p. 16.

(4) Id., l. c. p. 6.

(5) Jahrb. f. wiss. Bot. tom. III, p. 510.

petite vésicule est sécrétée dans chaque cellule de l'anthéridie par la masse de protoplasme qui se retire des parois de la cellule-mère, avant que ce protoplasme se divise en quatre cellules-mères de spermatozoïdes. Ce qui se passe dans le Marsilia, où le spermatozoïde n'est pas formé par tout le contenu de la cellule-mère, peut se comparer à la production de l'oospore des Péronosporées ou des Rhipidium et être envisagé comme une sorte de formation libre. Chez le Salvinia la modification du phénomène est très-remarquable : ici l'expulsion d'une partie du contenu se fait dans un état antérieur du développement; c'est la cellule-aïeule des spermatozoïde qui s'y produit par formation libre, tandis que, paraît-il, les spermatozoïdes eux-mêmes se forment par rajeunissement, c'est-à-dire par formation pleine dans leur cellule-mère respective, sans autre séparation du contenu.

DEUXIÈME PARTIE.

DE LA FORMATION ET DE LA DIVISION DES CELLULES CHEZ LES ANIMAUX.

Il est pour nous du plus haut intérêt de rechercher si les résultats que nous avons obtenus dans l'étude des cellules végétales s'appliquent aussi aux cellules animales. Il y a, dans la structure des organes élémentaires appartenant aux deux règnes, une si grande conformité, qu'un accord dans les développements doit également à priori nous paraître vraisemblable.

Nous avons vu, dans ce qui précède, que les différents procédés de genèse cellulaire peuvent, pour le règne végétal, se ramener à un point de départ commun ; il suffirait donc de citer, pour la genèse de cellules animales, un seul exemple qui reproduisît le procédé typique de la formation cellulaire chez les plantes pour nous convaincre de l'identité existant sous ce rapport entre les deux règnes. Je ne saurais évidemment m'imposer la mission de rechercher toutes les modifications auxquelles ce procédé typique pourrait être sujet dans le règne animal; cette tâche ne conviendrait qu'à un zoohistologiste au courant de l'organisation générale des animaux.

Je m'occuperai presque exclusivement ici de la division cellulaire, attendu que nous manquons pour ainsi dire complétement de données exactes sur la formation libre de cellules animales.

Je viens de dire qu'il pourrait bien n'exister, chez les

animaux qu'un procédé unique de genèse cellulaire, auquel on réussirait à ramener toutes les autres variations ; cette opinion semble contradictoire à celle qui a été exprimée récemment dans le dernier travail de M. Auerbach (1). Cet auteur dit en effet, dans des remarques préliminaires, que « la multiplication des noyaux considérée dans des cas divers se fait d'après plusieurs procédés différents non-seulement en apparence, mais aussi en réalité. La seule chose qui ne varie pas c'est le milieu protoplasmatique dans lequel cette multiplication s'opère ». M. Auerbach ne doute pas de l'existence d'une division réelle et certaine du noyau jouant même un rôle prépondérant. Il décrit en outre, dans le même travail, un nouveau mode de multiplication nucléaire qu'il désigne sous le nom de « palingénétique » et qu'il prétend avoir observé sur les noyaux nus des œufs d'Ascaris nigrovenosa et de Strongylus auricularis. Le noyau central et dépourvu d'enveloppe (2) de l'œuf encore unicellulaire devient claviforme dans le sens du long axe et continue à s'allonger tandis que sa masse diminue. Il ne paraît bientôt plus que comme une longue fente très-étroite dans le protoplasme et disparaît ensuite complétement. Toutefois, pendant son allongement même, un grand nombre de rayons transparents se sont formés à ses deux extrémités dans le vitellus sombre, figurant en quelque sorte deux pâles « soleils » reliés ensemble par une espèce de pédicelle intermédiaire, qui contient encore pendant un certain temps la fente nucléolaire dont nous avons parlé plus haut (3).

M. Auerbach croit que ces deux « soleils » et leur pédicelle de jonction, désignés par lui comme figure « caryolitique », naissent parce que le noyau disparaît; que, pendant l'allongement et la diminution simultanée du volume de la cavité nucléaire, le suc renfermé dans cette cavité pénètre

(1) Organologische Studien, 2e livr. 1874.

(2) Pour la formation de ce noyau voir AUERBACH, p. 202-217.

(3) l. c. p. 218.

petit à petit dans le protoplasme voisin en écartant les granules vitelliens. Ce n'est pas le noyau lui-même, d'après M. Auerbach, mais le protoplasme ambiant qui joue un rôle actif dans ce phénomène. Vers cette époque commence la segmentation du vitellus, qui, chez le Strongylus auricularis (1) se fait de la manière suivante : « Les granules vitelliens se retirent aussi bien de la surface de vitellus que d'un plan moyen transversal dans son intérieur, de sorte que tout autour se forme une lisière de protoplasme clair et en même temps au milieu une ligne pâle transversale passant de part et d'autre dans cette lisière ». C'est ainsi que se dessine le plan dans lequel s'opére la séparation du protoplasme.

Chez l'Ascaris nigrovenosa M. Auerbach prétend par contre n'avoir observé qu'un développement partiel de la lisière périphérique aux endroits de la segmentation. C'est là qu'a lieu l'étranglement, qui s'avance rapidement et atteint en peu de temps le côté opposé, à moins qu'une incision analogue y ait pris son point de départ pour venir à sa rencontre. Il importe de remarquer que l'enveloppe du vitellus ne prend aucune part à cette incision et que celle-ci est limitée très-vite par une étroite lisière de protoplasme clair et dépourvu de granulations, qui continue à l'envelopper pendant qu'elle s'approfondit. Cette lisière est plus développée dans les œufs du Strongylus auricularis (2).

Peu après le commencement de l'étranglement, il se forme, d'après M. Auerbach, une vacuole à deux endroits rapprochés du plan de segmentation dans le pédicelle qui relie les deux « soleils ». Ces deux vacuoles s'agrandissent en s'éloignant l'une de l'autre et, quand l'incision est complète, elles occupent le milieu de leurs segments

(1) l. c. p. 222.
(2) l. c. p. 223.

respectifs, mais sans atteindre entièrement les « soleils » (1).

On reconnait alors dans ces deux vacuoles les jeunes noyaux. En mêmes temps la figure « caryolitique » se ratatine de plus en plus ; les corps de ces deux « soleils » s'applatissent en ménisques convexo-concaves ou en disques, qui disparaissent finalement. M. Auerbach admet que dans chaque moitié correspondante de la figure caryolitique le suc nucléaire, qui y est distribué d'une manière diffuse, quitte les interstices moléculaires du protoplasme et s'amasse en une gouttelette qui devient le noyau du segment (2). Les noyaux ne sont d'abord, d'après lui, que des cavités dans le protoplasme remplies d'un liquide clair ; plus tard on y voit des nucléoles, dont un grand et deux ou trois de moindre dimension. Ces derniers n'apparaissent pas tout-à-fait simultanément. Ce sont de petits globules indépendants les uns les autres, d'abord pâles, puis successivement plus foncés et continuant encore à s'accroître (3). Ces noyaux n'ont pas de membrane enveloppante.

Nous pouvons conclure de cette description de M. Auerbach que la division du protoplasme des œufs de Strongylus auricularis et d'Ascaris nigrovenosa se fait d'une manière entièrement analogue à ce que nous avons observé dans la cellule végétale. Chez le Strongylus la plaque de la couche membraneuse se forme sur tout le plan de division et la séparation se fait dans l'intérieur de cette plaque (3). Dans l'Ascaris la plaque se forme graduellement de l'extérieur vers l'intérieur et les deux cellules se séparent en même temps, phénomènes dont nous avons rencontré des analogies dans la division des cellules végétales, surtout alors que cette division conduit à la séparation des cellules-sœurs et n'est pas accompagnée d'une exsudation de cellu-

(1) l. c. p. 224.
(2) l. c. p. 226.
(3) l. c. p. 205.

lose, par exemple dans la division du contenu des cellules de l'Ulothrix pour la formation des deux zoospores. Ici comme là, la couche membraneuse existant autour de la cellule-mère ne prend point part à la division et ne s'étrangle pas ; on voit plutôt une couche membraneuse nouvelle se former dans la surface de division, soit simultanément sur toute son étendue, soit graduellement de l'extérieur vers l'intérieur.

Il paraît que fréquemment, dans le règne animal, la division ou séparation du protoplasme de la cellule avance unilatéralement, ce qui ne peut pourtant pas établir une différence réelle entre la cellule de l'animal et celle de la plante (1).

Si la division du protoplasme se fait de même dans les deux règnes, il paraît en être autrement de la division du noyau, car nous n'avons dans le règne végétal rien d'analogue à la « multiplication palingenétique » de ce noyau. Mais l'auteur auquel nous devons cette assertion aurait-il vu toutes les phases du développement nucléaire et les aurait-il toutes bien exactement interprêtées ? — Je cherchai, par des recherches personnelles sur les œufs d'Ascaris nigrovenosa, à répondre à ces questions, mais j'arrivai à des résultats peu décisifs, car je reconnus bientôt dans ces œufs des objets relativement peu propres à la solution de ces problèmes. Ce que je pus y observer suffit cependant pour me montrer qu'il n'est pas tout-à-fait impossible de ramener ces phénomènes à ceux qui se passent chez les plantes. Je ne pus pourtant pas distinguer ici tous les détails de la division voilés constamment par les granulations sombres du protoplasme.

Entretemps, M. Bütschli a examiné les œufs de plusieurs Nématodes libres, puis surtout ceux du Cucullanus elegans et

(1) M. Alexandre Braun dit (Verj. p. 255) qu'il a observé souvent chez une Algue unicellulaire, le Chlamidococcus pluvialis, encore avant la cessation du mouvement, une division de la zoospore procédant de l'extrémité postérieure vers l'extrémité antérieure, qui porte les cils.

de deux Gastéropodes et recueilli d'autres observations sur la multiplication des noyaux [1]. Il vit d'abord, pendant la division du vitellus, disparaître toute délimitation nette entre le noyau primitif et ce vitellus, sans vouloir pourtant en conclure que la substance du noyau se fût en réalité mêlée au protoplasme ambiant. « Après que, chez le Cucullanus elegans, le noyau est entré ainsi dans un état méconnaissable », « on voit sur la ligne moyenne du vitellus, à l'emplacement du noyau, apparaître un corps fusiforme. Ce corps est *manifestement formé de fibres longitudinales* et, en même temps qu'il devient visible, on aperçoit dans *chacune de ses fibres, à l'équateur du corps, un grain sombre et brillant;* de sorte que ces grains considérés dans la direction des extrémités du corps fusiforme constituent par leur réunion un cercle complet ». « Ce cercle équatorial unique en développe bientôt *deux qui s'éloignent l'un de l'autre, dans le sens de la longueur du corps fusiforme, vers les extrémités de celui-ci*, jusqu'à ce qu'ils arrivent environ au milieu des segments à former. Alors généralement on ne distingue plus rien des extrémités pointues du ci-devant corps fusiforme, mais on remarque seulement les deux cercles de granulations avec *les fils qui les relient ensemble* [2]. Entretemps la segmentation du vitellus *perpendiculairement à la direction de ces fils s'est presque achevée*. Quand la formation des noyaux commence, toute trace bien nette du cercle de granulations et des fils a disparu, sans que je puisse dire », ajoute M. Bütschli, « ce qu'il en est advenu ».

Le procédé ainsi décrit rappelle d'une manière frappante

(1) Voir la publication de M. Bütschli dans le Zeitschr. f. wiss. Zoologie, t. XXV, p. 211.

(2) M. Kavalewsky le premier a vu des productions analogues dans les sphères de segmentation de l'Euaxes (Mem. de l'acad. imp. d. sc. de St. Pétersb. VII sér. tom. XVI, 1871, Tab. IV, fig. 24) et les a décrites comme des nucléoles en voie de division.

celui que nous avons observé dans les cellules végétales. Il y aurait à peu près identité si nous complétions cette description par celle que M. Bütschli fit antérieurement, encore avant les publications de M. Auerbach, de la segmentation de l'œuf chez le Rhabditis dolichura [1]. Il vit notamment dans ce cas, au commencement de chaque division, le noyau « devenir très-indistinct sans pourtant disparaître complétement » (l. c. p. 104). Le noyau prend en même temps l'aspect d'un citron (l. c. fig. 61, c. II). Je présume qu'il entre alors dans l'état fusiforme décrit par M. Bütschli pour le Cucullanus, sans que les stries et le cercle équatorial y deviennent pourtant visibles. Puis apparaîtrait à chaque pôle de ce « citron » un petit gonflement ou bouton, qui s'accroitrait de plus en plus et développerait autour de lui dans le vitellus un cercle de rayons. « Il se formerait déjà de cette manière deux centres d'attraction ». « Les renflements en forme de boutons s'écartent de plus en plus l'un de l'autre tout en continuant de s'agrandir, tandis que la partie qui les relie devient toujours plus étroite et se présente finalement comme un mince fil de jonction. Maintenant commence la segmentation proprement dite : sur les bords apparaît d'abord une incision placée perpendiculairement par rapport au fil, incision qui progresse de plus en plus vers l'intérieur jusqu'à devenir finalement une fente complète de séparation » (l. c. p. 102 et 103 et fig. 61).

Les phénomènes de genèse des noyaux secondaires, phénomènes qui suivent l'état fusiforme du noyau primaire et qui viennent d'être décrits de la sorte chez le Rhabditis, resteraient donc invisibles chez le Cucullanus. M. Bütschli mentionne de même [2] que la figure caryolitique de M. Auerbach ne pourrait pas se présenter chez le Cucullanus elegans, attendu que les granules vitelliens y manquent. Cette homogénité

(1) Voir Nova. Acta Ac. C. L. C. Nat. Cur. vol. XXXVI, p. 101-104 et Tab. XXVI, fig 61, 1873.

(2) l. c. p. 211.

de la masse de l'œuf y rend donc invisibles les phénomènes ultérieurs de la genèse des noyaux secondaires, phénomènes pendant lesquels la masse nucléaire se distingue à peine optiquement du protoplasme environnant, mais elle permet d'y observer ce qui se passe dans l'intérieur du noyau primaire pendant sa division. Chez le Rhabditis (1), les granules du vitellus masquent les premiers changements qui ont lieu dans le noyau primaire, mais les noyaux homogènes secondaires tranchent alors sur ces granules. C'est ainsi que ces deux sujets d'investigation peuvent très-bien se compléter réciproquement (2). D'après M. Bütschli, après le développement de la fente de séparation, la configuration rayonnante du vitellus du Rhabditis devient confuse ; les contours des noyaux deviennent par contre de plus en plus nets, jusqu'à ce que ces corps constituent des vésicules parfaitement définies. D'autre part, pendant toute la période de la division, l'auteur trouva les contours des noyaux un peu vagues et souvent même il lui sembla que des prolongements rayonnants en partaient pour se continuer dans la substance du vitellus (p. 103).

Comme M. le Dr Bütschli n'avait publié ses observations relativement au noyau du Cucullanus que sous forme d'une note préliminaire, sans figures, j'écrivis à l'auteur en le priant de me communiquer ses dessins et je lui demandai éventuellement l'autorisation de les publier dans mon travail. M. Bütschli se rendit de la manière la plus affable à la prière que lui avais adressée, et il me communiqua en outre, par lettre (3), de nouvelles observations des plus intéressantes, complétant ses publications antérieures. J'appris de cette manière que, dans la division des cellules-mères des

(1) De même dans l'Ascaris nigrovenosa.

(2) Les Ascaris et Strongylus examinés par M. Auerbach se comportent comme le Rhabditis, de même que les dessins de cet auteur sont très-analogues à ceux de M. Bütschli (Nova Acta).

(3) Datée de Francfort S/M le 16 avril 1875.

spermatozoïdes de Blatta germanica, « la formation du corps fusiforme et ses modifications, ainsi que la genèse des nouveaux noyaux des jeunes cellules sont, en partie, plus faciles encore à observer que dans le Cucullanus ». « On peut remarquer aussi, bien que moins distinctement, les mêmes phénomènes dans la division des globules rouges du sang embryonnaire du poulet ». M. le Dr Bütschli a pu voir de même, avec assez de certitude, ce corps fusiforme provenant d'une transformation du noyau dans les sphères de segmentation chez les Rotifères (Brachionus et Notommata) et dans les cellules du blastoderme d'un œuf de papillon. Il put, « dans les œufs de Gastéropodes, observer au moins distinctement la structure striée et filamentaire du noyau pendant la division » et il crut faire sur l'œuf de la grenouille des observations entièrement analogues. « Ce phénomène », écrit le Dr Bütschli, « est donc en tout cas très-répandu dans la division cellulaire chez les animaux. » Pourtant le même observateur a « vainement tâché jusqu'ici de le retrouver dans quelques autres sujets d'investigation, par exemple dans les cellules des cartilages ».

Ces communications que M. Bütschli m'avait faites par lettre, ont été depuis lors publiées par lui sous forme de notes préliminaires, dans lesquelles il a ajouté aux exemples cités ci-dessus un autre encore emprunté aux œufs de Nephelis. Ces œufs sont, d'après ce que M. Bütschli a eu la bonté de m'apprendre, extrêmement favorables à l'observation des phénomènes du partage cellulaire et prouvent irrévocablement la conformité de ces phénomènes avec ceux des cellules végétales typiques. Je dois faire remarquer encore que M. Bütschli est arrivé dans ses dernières notes préliminaires à la conviction, que le corps fusiforme doit son origine à la métamorphose du noyau cellulaire tout entier. Ce noyau perd dans cette transformation son enveloppe sombre, nettement dessinée, et une grande partie de son suc, de façon que son volume s'amoindrit considérablement. La plaque des grains équatoriaux du nucleus se partage en deux plaques, qui s'éloignent l'une de l'autre en restant unies par des filaments. On remarque alors souvent très-distinctement une disposition radiale du protoplasme cellulaire autour des pôles du corps fusiforme. Je ne m'arrête pas à la manière dont M. Bütschli envisage ici le rôle des grains équatoriaux dans la formation des noyaux secondaires ; ses dernières recherches sur le Nephelis l'ayant conduit à des résultats en tout pareils à ceux que fournissent les cellules végétales.

Je citerai encore, pour terminer, quelques observations faites par M. Fol sur les œufs de Geryonia (1). D'après lui « dans l'œuf fécondé de ce genre, le noyau ou la vésicule germinative devient plus clair, moins net, » et après quelques secondes échappe complétement à la vue. « Si pourtant à ce moment nous faisons réagir sur la préparation un peu d'acide acétique, nous provoquons la réapparition d'un reste ou d'un vestige du noyau. Aux deux côtés de ce reste de noyau se montrent deux amas de protoplasme dont les granulations denses représentent deux figures régulièrement étoilées. Les rayons de ces étoiles sont formées de granules disposés les uns à la suite des autres en lignes droites. Plusieurs de ces lignes passent en forme d'arc de l'un de ces centres étoilés, ou centres d'attraction, à l'autre, entourant ainsi les restes de la vésicule germinative. L'image entière est extrêmement claire et frappante : elle rappelle parfaitement la manière dont la limaille de fer se groupe aux deux pôles d'un aimant ». « Si nous avions encore attendu », dit M. Fol, « pendant quelques secondes pour faire réagir l'acide acétique sur la préparation, nous n'aurions plus observé de trace de la vésicule germinative. Les étoiles sont alors déjà plus éloignées l'une de l'autre ». « C'est maintenant que commence la première segmentation ou division

(1) Jenaische Zeitschrift fur Medecin und Naturwissenschaften, tom. VII, p. 475, 1873.

de la cellule..... perpendiculairement à une ligne idéale reliant les deux étoiles ».

C'est cette même image magnétique rappelée par M. Fol qui se présenta à mon esprit lorsque je vis pour la première fois les dernières phases de la division dans les noyaux de la couche de quatre cellules dans l'œuf des Abiétinées (1). D'autre part je suis tenté de ramener aux fils qui relient les deux noyaux ce que l'auteur considère comme les restes d'un noyau primitif, persistant entre les nouveaux noyaux. M. Fol n'a vu en outre que des états avancés de la division nucléaire, les premières phases restant probablement cachées dans ce cas, comme cela arrive ordinairement à l'état frais (2).

Je termine ainsi la revue des travaux antérieurs sur les phénomènes de la division dans les cellules animales, sans avoir essayé de rendre cette revue complète. J'y ai plutôt choisi les indications pouvant nous éclairer sur les rapports qui existent entre la division des cellules animales et celle des cellules végétales.

Mes recherches personnelles sur les cellules animales ne portent que sur très-peu d'objets, que j'ai choisis pourtant aussi différents que possible : sur les cellules des cartilages de l'oreille d'un veau et sur quelques œufs.

Je choisis le premier cas comme exemple de la division dite endogène des cellules encapsulées (eingekapselte Zellen), division que l'on a toujours opposée jusqu'ici à la division des cellules nues. Je dois déclarer d'avance que cet objet est peu favorable pour l'observation du phénomène de la division; en effet, des préparations fraîches, quel que soit d'ailleurs le mode d'investigation, ne permettent aucune-

(1) Voir ma table II, fig. 23.

(2) Aux dessins de M. Fol pour le Geryonia, on peut également ajouter ceux de M. Flemming pour l'Anodonta (Voir Archiv. f. mikr. Anat. tom. X. tab, XVI, surtout fig. 28; le texte p. 286) et ceux qui ont été publiés en dernier lieu (Sitzb d. K. Acad. d. Wiss. in Wien 1875, tom. LXXI).

ment de se fixer sur ce phénomène. Aussi faut-il, pour obtenir des résultats relativement meilleurs, placer les préparations fraîches dans l'alcool absolu, pour en faire des coupes très-minces que l'on dépose dans la solution acétique de carmin de M. Schweigger Seidel et que l'on examine enfin le lendemain dans la glycérine concentrée. Les images que l'on obtient ainsi, ne cessent de laisser un vaste champ à la fantaisie, mais elles suffisent néanmoins pour démontrer combien les figures schématiques dont on se sert encore généralement pour représenter la division dans les cellules des cartilages (1), rendent mal compte de cette division.

Mes observations se lient à celles de M. Heidenhain (2). Cet auteur ne trouva jamais les noyaux dans l'état d'étranglement qu'on leur supposait; il les trouva toujours au contraire isolés déjà, l'un près de l'autre, dans la cellule encore indivise. Il vit ensuite au milieu de la cellule, entre les deux noyaux, se former la cloison apparaissant sous forme d'une ligne simple, très-fine, de même largeur au milieu et aux bords.

Je dois tout d'abord rappeler que chaque cellule de cartilage est entourée d'une membrane incolore et homogène contre laquelle vient se limiter, tantôt très-nettement, tantôt avec moins de netteté, la substance filamenteuse. Sur mes préparations traitées par la solution acétique de carmin la membrane incolore et homogène est sensiblement gonflée. Le corps protoplasmatique de la cellule renferme un gros noyau, qui se colore d'une manière plus foncée par la solution de carmin et tranche d'ordinaire nettement sur le reste de la cellule d'ailleurs pauvre en contenu. Je crus reconnaître les premiers indices de division dans des cellules dont le noyau s'était surtout allongé dans une seule direction et se présentait souvent alors comme traversé par une plaque

(1) Comp. Frey. Handb. d. Histologie u. Histochemie d. Menschen, éd. IV, 1873, p. 91.

(2) Studien, 2.

équatoriale. Je rencontrai aussi des cellules dans lesquelles il me semblait voir un commencement d'écartement de deux faces terminales de cette plaque. Je réussis également, dans quelques cas, à observer clairement des fils minces tendus entre les deux demi-noyaux déjà plus écartés l'un de l'autre, sans que l'on pût voir encore le moindre indice de la division du protoplasme.

A la région équatoriale de ces fils, que je pourrais, de même que dans les cellules végétales, désigner sous le nom de fils nucléaires, ainsi que dans tout leur pourtour, jusqu'à la paroi de la cellule-mère, se montra alors une couche de séparation, premier indice de la plaque cellulaire. Enfin la cellule-mère était divisée en deux cellules-filles séparées par une cloison homogène, fixée par ses bords à la paroi également homogène de la cellule-mère. Dans la solution acétique de carmin, cette cloison montrait, à cause de son gonflement, dès son origine, une épaisseur remarquable à peu près comme les jeunes cloisons très-turgescentes dans les cellules-mères du pollen.

De nombreuses observations me font admettre qu'ici, comme dans les cellules végétales qui sont traversées avant la division par une plaque complète, la cloison ne se forme pas progressivement de l'extérieur vers l'intérieur, mais bien simultanément sur toute la surface de séparation.

La division est ainsi achevée. La jeune cloison devient plus épaisse surtout à son milieu et paraît par conséquent enflée en cet endroit. Quand cette partie enflée a dépassé une certaine épaisseur, elle se fend, comme les membranes végétales en trois lamelles, deux périphériques et une moyenne. Les lamelles périphériques restent homogènes, la lamelle moyenne au contraire paraît filamentaire. Cette dernière doit à son mode de formation un aspect fusiforme; elle s'accroit en épaisseur (1) et par ses extrémités se rap-

(1) Ici également il y a en tout cas un accroissement par intussusception comme dans les membranes végétales.

proche petit à petit des bords de la cloison, qui toute en entière augmente de largeur. Enfin la lamelle moyenne traverse entièrement la cloison et aboutit dans la couche réticulée de la périphérie de la cellule. Quoique possédant déjà la structure filamentaire, elle se montre encore à ce moment à fibres plus serrées que les parties plus éloignées de ce que l'on appelle substance intercellulaire (Zwischensubstanz), substance qui présente d'ailleurs, autour de chaque ensemble de cellules, une texture plus serrée que plus loin. Il résulte de ce qui précède que, dans ce cas du moins, la substance intercellulaire n'est pas autre chose que la lamelle moyenne et filamentaire de la membrane, prenant un aspect réticulé (1).

Les divisions se succèdent rapidement dans les cellules. Le plus souvent deux divisions successives se font dans des directions croisées ; rarement au contraire dans un même plan. Il s'en suit que chaque cellule doit finalement être entourée de la substance des lamelles moyennes. Puis, comme cette substance continue à s'accroître et que ses mailles s'élargissent, il en résulte que les cellules sont de plus en plus écartées les unes des autres (2).

Il ressort de ce qui précède que les noyaux des cellules du tissu cartilagineux ne se divisent pas par étranglement, et que les membranes chimiquement différentes de ces cellules ne se forment pas progressivement de l'extérieur vers l'intérieur. Si ce sujet est en général peu favorables à l'étude de la division cellulaire, on peut au moins décider avec certitude qu'il n'est pas en contradiction avec les résultats obtenus ailleurs sur la division. Comme les deux noyaux secondaires issus du noyau primitif ne s'écartent

(1) Il est très-évident que ceci n'est nullement en rapport avec la structure du protoplasme comme le veut M. Heitzmann (Szb. d. K. Acad. d. Wiss. tom. LXVIII, III part. liv. de juillet, Vienne, 1873.)

(2) Je prie de voir, dans FREY, Handbuch, IVe édit. p. 177, l'historique de ces questions.

que faiblement l'une de l'autre, on croirait voir parfois un étranglement du noyau; pourtant, en réalité, ce ne sont que les figures rencontrées par nous, sous des conditions analogues, dans les cellules végétales.

J'ai obtenu des résultats bien plus certains dans mes recherches sur la segmentation de l'œuf. J'ai observé ce phénomène chez plusieurs espèces, surtout le *Phallusia mamillata* et l'*Unio pictorum*. Ces deux animaux m'ayant fourni les préparations les plus favorables aux investigations, je m'en occuperai exclusivement dans ce qui va suivre.

J'étudiai les Phallusia mamillata à Naples à la fin de mars de l'année courante (1875), où ils furent mis obligeamment à ma disposition dans la station zoologique. Puis au commencement du mois de septembre suivant je pus encore, grâces à la station zoologique de Trieste, en observer de grandes quantités. Chaque fois je réussis à en féconder plusieurs artificiellement en mélangeant, dans l'eau de mer fraîche, dans un verre à montre, les produits des extrémités des conduits sexuels [1].

L'œuf mur (tab. VIII, fig. 1) est formé de protoplasme uniforme, finement granuleux, limité à l'extérieur par une couche membraneuse peu marquée. Accolé à celle-ci on retrouve le nucléus de l'œuf, fort difficile du reste à rendre visible (fig. 2 et 3). L'œuf est entouré d'une enveloppe à structure assez compliquée (fig. 1), mais ordinairement transparente. A la suite de la fécondation un nouveau noyau est formé, dérivant tant de la matière fécondante que de la substance de l'ancien noyau (fig. 4), comme nous le verrons plus tard.

Ce nouveau noyau s'entoure immédiatement d'une zone protoplasmatique homogène ainsi que de rayons, qui traversent le protoplasme ambiant granuleux. Il avance lentement de la périphérie vers le centre de l'œuf et ses rayons grandissent en proportion (fig. 5).

(1) De même dans KUPFER, Archiv f. mikr. Anat. tom. VI, p. 127.

Le nouveau noyau, que je voudrais nommer « noyau embryonnaire » par opposition à l'ancien qu'il faudrait nommer « noyau ovulaire », se formait d'habitude, chez le Phallusia, à peu près deux heures après le mélange artificiel des produits sexuels. Sa migration de la périphérie au centre se fait en un espace de temps relativement court et elle se ralentit à mesure qu'il s'éloigne de la couche membraneuse. Le mouvement cessait souvent même avant qu'il eût atteint le centre de l'œuf. Sur les objets vivants, le noyau embryonnaire nous paraît être homogène durant sa migration. Dès que le mouvement a cessé, le noyau augmente de volume tout en devenant moins réfringent; les rayons qui l'entouraient s'effacent, puis le noyau devient à peine visible. C'est là le moment où il commence à se différencier de la même façon que le noyau végétal : il devient fusiforme, se strie et forme la plaque équatoriale (tab. VIII, fig. 6). Cet état de choses s'annonce dans l'objet vivant par les deux nouveaux petits soleils apparaissants à une certaine distance l'un de l'autre. La différenciation intérieure du noyau reste cachée et, pour la rendre visible, il faut avoir recours aux agents chimiques. J'obtins les meilleurs résultats dans ce cas en employant, d'après les conseils de M. O. Hertwig, de l'acide osmique et du carmin de Beale. A cet effet, je plaçai d'abord pendant 5 minutes mes préparations alcooliques dans de l'acide osmique d'un pour cent et ensuite pendant 48 heures dans le carmin de Beale. De cette façon je pus voir tous les détails de la division cellulaire chez le Phallusia. Je l'ai observé en outre dans des ébauches embryonnaires d'Unio pictorum que j'avais préalablement tuées avec de l'acide chromique.

Je dois ce dernier matériel à l'obligeance de M. Rabl, qui s'occupait précisément du développement embryonnaire de cet animal à l'institut zootomique de Jena. Ce n'est pas du reste sur les états vivants que l'on peut arriver à la compréhension de l'objet en question et j'ai appris du Dr Bütschli qu'il a de même fait ses recherches sur des objets traités par certains réactifs chimiques. — Les œufs de l'Unio pictorum, ainsi que les cellules de ses ébauches embryonnaires, sont remplis de grosses granulations qui cachent entièrement les phénomènes délicats du partage nucléaire. Pour mettre ces derniers en évidence, on doit avoir recours à des coupes minces. J'ai choisi dans ce but des ébauches embryonnaires formées d'environ vingt cellules, ces cellules ayant alors une grandeur qui m'a paru propice à leur étude et leur nombre relativement grand facilitant la découverte des états voulus de la division cellulaire. Je plaçais d'abord les ébauches en question dans une solution d'acide chromique fortement délayée (une partie d'acide sur cent parties d'eau distillée), puis après 24 heures dans de l'alcool absolu, où elle devait séjourner durant un même espace de temps. Pour être à même de faire des coupes très-minces, j'enfonçais les objets dans un mélange fondu d'huile et de cire, que je faisais vite refroidir, et, ainsi fixés, je les coupais avec un rasoir très-tranchant. Pour raffermir les coupes et les dégager de leur cire et de leur huile, je les plaçais d'abord dans de l'alcool absolu, puis dans de la térébenthine et finalement je les fixais dans de la laque de Dammara sous des verres couvreurs très-délicats. Il me fallut néanmoins du temps et de la patience pour trouver sous le microscope, à l'aide de forts grossissements, les états voulus de développement cellulaire. Je n'avais que rarement l'heureuse chance de retirer d'une cellule en partage une mince lame médiane, en pratiquant la coupe perpendiculairament au plan de la division. Je réussis pourtant à trouver, les unes après les autres, toutes les phases de la formation cellulaire comme le démontrent mes figures 15-21, tab. VII. Le corps strié fusiforme avec plaque équatoriale, dans lequel se transforme le noyau cellulaire, correspond ici dans ses moindres détails au même corps observé dans les cellules végétales. Je l'ai dessiné à l'aide de la chambre claire, vu de côté dans les figures 16 et 17, vu d'en haut dans la figure suivante (18). Cette dernière figure nous montre en *a* le sommet du corps, en *b* la plaque équatoriale. Les grains qui composent cette plaque ne sont points réduits à un anneau, mais forment un disque complet. Les figures 16 et 17 nous montrent aux deux extrémités du noyau fusiforme le protoplasme ambiant radialement disposé, mais les rayons n'atteignent encore qu'à de faibles distances. Cette disposition est très-visible dans les cellules animales, tandis qu'on peut à peine la constater dans les cellules végétales. Ces rayons se confondent à leur insertion en une masse homogène, dépourvue de granulation.

Les deux pôles du fuseau sont surtout remarquables par leur réfraction ; il sont bien plus distincts que dans les cellules végétales (fig. 16 et 17). On reconnait bien en eux les deux points vers lesquels convergent les rayons du protoplasme ambiant.

Il m'a paru d'une grande importance d'avoir pu voir fixé sur mes préparations l'état de développement montrant l'acte même de la séparation des deux segments de la plaque nucléaire, ainsi que je l'ai reproduit dans la figure 19 : c'est tout-à-fait la même image que nous avons vue dans les cellules-mères sporogènes chez l'Equisetum limosum, sauf les pôles plus marqués. Des états ultérieurs sont représentés par les fig. 20 et 21, qui nous montrent la différenciation des deux noyaux secondaires, issus chacun d'une des moitiés du noyau primaire.

Toutes les parties de chacune des moitiés nucléaires se soudent d'abord en une masse homogêne et ce n'est que plus tard que les nucléoles apparaissent dans cette masse. Les fils provenants des parties moyennes de la plaque nucléaire ne se trouvent ici qu'en petit nombre, comparativement à ce qui se voit d'ordinaire dans le règne végétal; ils ne divergent latéralement que fort peu et s'effacent bientôt.

Les noyaux en formation ont déjà atteint, dans la fig. 21,

leur position définitive dans les cellules à venir. La couronne radiale qui les entoure grandit pendant leur différenciation, de même que la masse homogène dans laquelle ils se trouvent logés et qu'il n'est pas toujours facile de délimiter contre la masse également homogène des jeunes noyaux.

Les pôles du noyau primaire restent marqués pendant la scission de la plaque nucléaire et l'écartement de ses deux segments ; seulement on les voit s'aplatir alors et prendre une forme discoïde (fig. 20). Les disques restent visibles pendant la différenciation ultérieure des noyaux et ne cessent de former le centre de la masse homogène et des rayons ambiants (fig. 20). Ils ne disparaissent totalement que quand les noyaux ont formé les nucléoles et atteint par cela même leur état définitif. L'orientation des pôles provient de ce que les noyaux en formation ont une position excentrique par rapport à la masse homogène et aux rayons environnants ; nous les voyons placés sur la ligne de jonction des deux pôles. La différenciation définitive des noyaux commence en outre du côté qu'ils se tournent mutuellement, ce qui les fait paraître plus excentriques encore et explique bien quelques énoncés ultérieurs sur la formation des noyaux en dehors des centres des soleils (fig. 21).

L'étranglement de la cellule en division commence bientôt après la séparation des deux segments de la plaque nucléaire (fig. 20) ; nous l'étudierons en détail sur les œufs du Phallusia, où j'ai pu le poursuivre directement sur l'objet vivant.

Les phénomènes ci-dessus décrits ont été, comme je l'ai déjà dit plus haut, observés vers la même époque et indépendamment de moi par M. Bütschli ; et quoique sur différents points celui-ci ait donné une autre explication de ces phénomènes, les faits observés en eux-mêmes sont bien rapprochés de ceux que j'ai décrits ici.

Les observations de M. Bütschli m'ont été d'autant plus précieuses, que je pouvais craindre de m'être laissé influencer dans mon propre jugement sur ces objets si subtils, par les faits que déjà j'avais vus et étudiés chez les plantes. M. Bütschli m'ayant autorisé à comprendre dans les planches de mon travail quelques figures inédites qu'il m'avait envoyées à l'examen, je choisis à cet effet des dessins représentant la division des cellules-mères des spermatozoïdes de Blatta germanica et deux autres montrant les œufs de Nephelis en voie de segmentation. Les deux premières figures portent sur ma planche VIII les N°s 14 et 15, les deux dernières, les N°s 16 et 17. La figure 14 montre le noyau fusiforme et strié dans la cellule spermatozoïdogène de Blatta germanica, encore avant la partition de la plaque nucléaire. Dans la figure 15, la plaque est déjà dédoublée. La figure 16 nous fait voir, chez le Nephelis, dans la cellule supérieure, le noyau cellulaire différencié en fuseau avec plaque nucléaire non-divisée; la figure 17 nous montre de nouveau la scission de la plaque; enfin dans la cellule inférieure de la figure 16, la formation du noyau cellulaire est parfaite. A part quelques différences sans importance, ces images s'accordent complétement avec celles que j'ai vues moi-même dans les cellules végétales et dans les œufs de Phallusia et d'Unio.

Dans les œufs vivants du Phallusia mamillata, dont le partage eut lieu sous mes yeux, je pus suivre dans toute son étendue la sphère d'activité des nouveaux noyaux. D'abord je pus remarquer dans l'œuf encore unicellulaire un arrangement radial du protoplasme par rapport aux deux pôles du noyau cellulaire entrant en partage. Cette disposition s'accentue davantage quand les deux segments de la plaque se sont écartés l'un de l'autre. On obtient ainsi les deux soleils reliées par un pédicelle, c'est-à-dire la figure caryolitique de M. Auerbach. Même dans les cas où le noyau embryonnaire est excentrique au commencement de sa division (tab. VIII, fig. 6), nous voyons les deux soleils avancer tout en grandissant jusqu'au milieu de l'œuf. Sur des préparations convenablement traitées, nous reconnaissons ici les mêmes différenciations dans l'intérieur du noyau que celles que nous avons observées dans les cellules de l'Unio, et les figures 6 et 7 de notre table VIII, correspondant aux états que nous venons de suivre sur l'objet vivant, ne demandent plus d'autres explications.

Les fils tendus entre les segments de la plaque ne sont pas plus nombreux chez le Phallusia que chez l'Unio.

En même temps que les nouveaux noyaux entrent en formation, nous voyons sur l'objet vivant grandir les rayons émanant de leurs pôles. Ces rayons commencent d'une part à atteindre la périphérie de l'œuf et de l'autre se touchent sous un angle plus ou moins grand dans sa région équatoriale. Ceci a pour conséquence de modifier aussitôt la forme extérieure de l'œuf; celui-ci, d'abord plus ou moins sphérique, commence en effet à s'allonger dans la direction indiquée par une ligne imaginaire reliant les deux noyaux et devient ainsi ellipsoïde : le plan équatorial dans lequel les rayons se rencontrent est bientôt moins sombre et tranche un peu de cette manière sur le reste du protoplasme. Alors apparaît dans la région équatoriale un léger étranglement annulaire qui commence uniformément sur tout le pourtour de l'œuf et s'avance si rapidement vers l'intérieur qu'en peu d'instants la séparation des deux moitiés de l'œuf peut être achevée. J'ai souvent vu cette séparation survenir si brusquement, qu'on pouvait à peine admettre sa marche progressive de l'extérieur vers l'intérieur, mais qu'on devait dire plutôt qu'elle s'était effectuée d'une manière simultanée sur toute la coupe transversale.

Les préparations correspondant à ces derniers états sont représentées par les figures 8 et 9 de notre planche VIII et nous montrent qu'ici encore il y a concordance complète avec l'Unio.

La division est terminée avant la différenciation définitive du noyau, qui la suit pourtant de bien près.

Je pus d'ordinaire deux heures après le mélange des

produits sexuels observer dans beaucoup d'œufs la première division binaire. Les deux cellules-filles issues de cette division présentent à leur tour le phénomène qui vient d'être décrit. Après un repos plus ou moins long, on voit de nouveau leur noyau s'allonger et le protoplasme, modifiant son arrangement primitif, se grouper autour des deux nouveaux pôles. Il n'est pas rare alors de voir dans les œufs qui se trouvent sous le microscope dans une petite quantité d'eau et qui par conséquent tendent à s'aplatir, les deux cellules déjà séparées se fusionner de nouveau. Ceci n'arrive que lorsque l'arrangement primitif des matières protoplasmatiques, tel qu'il s'était produit pendant la division, est remplacé dans chacune des deux cellules par l'arrangement nouveau en vue de la division suivante. Dans ces œufs redevenus artificiellement unicellulaires, on peut alors distinguer quatre soleils, qui deux par deux sont unis par une pièce intermédiaire et qui ne se touchent point par leurs rayons.

Mes figures 11-13 représentent tous les degrés de la division dans les œufs bicellulaires et n'exigent pas d'explication ultérieure ; tout s'y passe comme dans la première bipartition. Les fils nucléaires qui se forment entre les segments du noyau, sont, comme je l'ai déjà remarqué, très-faiblement développés chez le Phallusia, de même que chez l'Unio pictorum ; je crois pourtant avoir vu quelquefois en eux de faibles renflements équatoriaux (fig. 8). M. Bütschli m'a de même annoncé dernièrement qu'il avait observé les mêmes épaississements dans l'équateur des fils nucléaires chez les Nephelis et surtout chez les limaçons : il est possible qu'ils participent ici également, quand ils sont manifestement développés, à la formation de la couche membraneuse nouvelle dans l'intervalle qu'ils traversent.

Dans toutes les cellules animales que j'ai eu jusqu'à présent l'occasion d'étudier, les noyaux cellulaires devenaient d'abord homogènes, lors de leur formation ; puis avait lieu la différenciation ultérieure, commençant par le côté où avait été située la plaque nucléaire et avançant de là vers les pôles.

L'endroit différencié définitivement diffère du reste du noyau encore homogène par sa réfraction et par les nucléoles formés en lui (fig. 21, tab. VII et fig. 8, tab. VIII) ; en outre il est facile de voir que cet endroit a été certainement pris plus d'une fois pour le noyau entier. Ainsi M. Auerbach dit avoir vu le nouveau noyau se former dans le pédicelle reliant les deux soleils, non loin des deux plans de partition et avancer ensuite en augmentant de volume jusqu'à atteindre presque aux centres solaires (1).

Quand la différenciation définitive de tout le noyau est terminée, celui-ci a presque encore la forme du demi-noyau maternel (tab. VIII, fig. 9 et 12). Ce moment suit de près chez le Phallusia l'achèvement de la division cellulaire. Les rayons qui entourent le noyau disparaissent alors en même temps que la masse homogène attenante commence à se répartir dans le protoplasme ambiant. Le noyau s'arrondit ensuite et certaines parties plus denses de sa substance sont employées à former l'enveloppe nucléaire. Le noyau augmente quelque peu en volume et je pense qu'il se nourrit alors de la substance homogène du protoplasme ambiant. Le noyau reste longtemps encore excentrique ; je l'ai vu souvent placé comme s'il avait tourné autour de l'endroit occupé d'abord par son pôle (tab. VIII, fig. 10 et 13).

Ainsi qu'il ressort de mes observations, le noyau n'entre en différenciation définitive qu'après l'achèvement de la division ; il est homogène à l'apogée de son activité. Si une division ultérieure doit avoir lieu, il faut de même que la substance du noyau redevienne préalablement homogène : c'est alors que sur les préparations fraîches le noyau disparaît de nouveau plus ou moins à l'œil de l'observateur. Il s'allonge en se striant et forme sa plaque nucléaire.

Les cellules que j'ai eu l'occasion d'observer en partage

(1) l. c. p. 224.

dans les ébauches embryonnaires de l'*Unio pictorum*, se divisent habituellement en deux parties inégales. Il m'a paru très-important, pour la compréhension du rôle que joue le noyau dans la division cellulaire, de pouvoir constater que, dans de pareilles cellules, il prend déjà une position excentrique lors de son partage (tab. VII, fig. 16 et 17), et que les noyaux secondaires déterminent par leur position réciproque le futur plan de division, qui se tient invariablement à égale distance d'eux. Si, en outre, le noyau primaire, ainsi que les noyaux secondaires auxquels il donne naissance, est rapproché d'avantage d'une des parois latérales de la cellule, l'étranglement du protoplasme cellulaire commence d'abord sur ce côté (tab. VII, fig. 21).

Je manque de données spéciales pour décider s'il existe aussi dans le règne animal une formation libre de cellules; on ne peut, en effet, rattacher à ce procédé que la génèse du blastoderme dans les œufs d'insectes.

M. Weissman « admet que, dans le *Chironomus*, « le blastoderme s'épaissit uniformément sur tout le pourtour du vitellus jusqu'à ce qu'il représente une couche qui tranche nettement avec ce dernier ». « Il se forme alors dans ce blastoderme, à des distances égales et simultanément partout des taches claires et arrondies, dans lesquelles on reconnait déjà après peu d'instants des vésicules arrondies, à contours nets, de 0,0068 mm. de diamètre ». « Bientôt le blastoderme, qui formait d'abord une couche unie contre l'enveloppe de l'œuf, se soulève et produit une foule de renflements globuleux, dont chacun contient un noyau central. »

Ce procédé fait aussi l'objet d'une description détaillée de M. Kowalevsky (1) pour l'*Apis mellifica*. « A l'extrémité supérieure de l'œuf, » y dit-il, « se forment des renflements d'abord très-petits, mais s'accroissant très-rapidement: ils

(1) Mém. de l'Acad. imp. d. sc. de St. Pétersbonrg. sér. VII. tom. XVI, 1871, nº 12, p. 45.

se composent de gros noyaux et de protoplasme, qui entoure ceux-ci. Les premières cellules du blastoderme étaient écartées les unes des autres d'une distance égale à la moitié ou aux deux tiers de leur diamètre ; leur limite inférieure se perdait dans le vitellus... ». « Les intervalles entre les cellules, d'abord visibles, se remplissent bientôt par suite de l'apparition de nouvelles cellules naissant tout à fait comme les premières et ainsi se forme un blastoderme complet, composé de belles et longues cellules cylindriques.

Il y a ici en tout cas un développement abrégé, analogue probablement à ceux que nous avons observés dans le règne végétal (1).

Dans son travail sur la régénération de l'épithelium, M. Klebs (2) annonce que les noyaux des cellules épithéliales prenant part à la régénération disparaissent..., tandis que de nouveaux noyaux apparaissent dans le protoplasme contractile... par l'écartement et la disposition rayonnante des grains du protoplasme autour d'un centre ellipsoïde, qui devient plus clair (3).

Probablement il se passe dans la régénération des tissus d'animaux des phénomènes analogues à la formation cellulaire libre. Quoiqu'il en soit il est intéressant de constater qu'ici également les particules de protoplasme prennent une disposition rayonnante autour du noyau en voie de formation (4).

(1) M. Kupfer admet la formation libre pour les cellules du testa de l'œuf des Ascidies (Archiv f. mikr. Anat. tom. VI, p. 123), opinion refutée de la manière la plus certaine par M. Kowalevsky (Archiv f. mikr. Anat. tom. VII, p. 104).

(2) Archiv für experim. Pathol. und Pharmacol. tom. III, livr. 2, p. 144 et 150.

(3) Voir aussi la figure l. c. tab. I, fig. 7.

(4) Une disposition radiale du protoplasme a été vue, à ce que je crois, pour la première fois par M. Kowalevsky dans des œufs d'Ascidies (Mém. de l'Ac. imp. de St. Pétersbourg. 1866, f. 10, n° 15, p. 4).

TROISIÈME PARTIE.

QUELQUES REMARQUES SUR LA FORMATION ET LA DIVISION DES CELLULES DANS LE RÈGNE DES PROTISTES.

Je dois en réalité me borner ici à quelques indications, en laissant à d'autres plus experts dans cette partie du règne organique le soin d'épuiser le sujet. Je me contenterai donc de faire valoir certaines idées générales.

Si nous pouvons nous attendre à trouver quelque part des modifications profondes des procédés de formation cellulaire, ce sera surtout chez les Protistes. Nulle part, en effet, les parties constituantes de la cellule n'ont subi d'aussi grands changements que dans quelques groupes de ces organismes reconnus comme unicellulaires, changements en réalité si considérables que, pour beaucoup d'entre eux, on a encore de la peine à décider, s'ils doivent être considérés comme uni- ou pluricellulaires. Là où les parties constituantes de la cellule se sont adaptées à des fonctions vitales toutes nouvelles et spéciales, elles peuvent aussi avoir à tel point modifié leurs caractères histologiques, que ceux-ci nous apparaissent, surtout dans des formes extrêmes, comme des propriétés toutes nouvelles de la cellule. Certes on ne saurait dire encore s'il sera jamais possible de ramener ici toutes ces formes extrêmes à une origine commune; en attendant, il ne faut pas vouloir généraliser les résultats obtenus sur des cellules si fortement modifiées, mais bien se garder de les choisir comme point de départ pour l'interprétation des phénomènes qui se passent dans les cellules typiques des plantes et des animanx.

J'ai d'abord en vue les *Infusoires* qu'on est tenté maintenant de considérer comme des organismes unicellulaires dans lesquels, en tout cas, les différentes parties de la cellule auraient subi les modifications les plus profondes que l'on puisse rencontrer dans le règne organique.

M. R. Hertwig [1] a récemment, dans les *Acinètes*, groupe d'Infusoires, observé un bourgeonnement remarquable du noyau, tel que je ne l'ai rencontré dans aucun autre cas. Dans les jeunes individus de Podophrya gemmipara Hertw. ce noyau présente la forme d'un fer à cheval, mais il se ramifie diversement dans des états plus avancés. « De nombreux bourgeons sortent du noyau perpendiculairement à la direction longitudinale de celui-ci. Comme ces bourgeons se ramifient dichotomiquement, ils traversent tout le parenchyme du corps en se courbant de différentes manières. Tous ces bourgeons se caractérisent par des extrémités renflées en massues, tandis que les parties moyennes sont souvent étirées en filaments minces qu'on réussit à peine à rendre visibles par imbibition [2]. » A la surface ovale du corps des individus qui se préparent à la reproduction, se forment des protubérances qui augmentent petit à petit en volume. Ces protubérances sont recouvertes par la membrane du corps entier et le protoplasme de celui-ci passe directement en elles. Elles sont placées au-dessus des extrémités gonflées des bourgeons de noyau qui pénètrent bientôt dans leur intérieur; chacune des protubérances reçoit un bourgeon; quand elles deviennent grandes, les bourgeons de noyau prennent la forme de fer à cheval. Finalement le filament reliant l'extrémité du bourgeon au noyau primitif se dissout et bientôt la protubérance transformée entretemps en zoospores mûres commence à posséder son existence individuelle.

(1) Inaugural Dissertation, Leipzig 1875.
(2) l. c. p. 27 et 28.

Dans les vraies Acinètes, les zoospores se développent dans le corps même; M. R. Hertwig (1) démontre cependant que, dans l'Acineta cucullus, le noyau de la cellule-mère produit aussi des prolongements en forme de bourgeons et qu'autour de l'extrémité de chacun d'eux s'individualise une sphère de protoplasme.

Je ne saurais dire de quelle manière les procédés de bourgeonnement se lient à la bipartition des autres Infusoires. Les dernières publications de M. Bütschli (2) nous portent à regarder les prétendus nucléoles des Iufusoires comme des noyaux cellulaires qui, pendant leur multiplication, se comportent aussi comme tels. Les capsules spermatiques d'autrefois ne sont plus que les états fusiformes de division de ces mêmes noyaux.

C'est dans les Protistes présentant l'organisation la plus simple que nous devons nous attendre à rencontrer aussi les procédés les plus simples de division, procédés correspondant probablement à ceux que nous avons observés dans des cellules animales et végétales.

Chez les Amoebes dépourvus de noyaux, nous observons d'ordinaire comme seul moyen de propagation la division binaire (si on laisse de côté la génération spontanée, dont il ne saurait être question ici), qui certes est le moyen le plus primitif de multiplication cellulaire en général. M. Haeckel (3) décrit un Protamoeba primitiva comme entièrement formé d'un protaplasme homogène et peu fluide, sans aucune différenciation appréciable, même pas celle en une substance extérieure plus dure et en substance intérieure plus molle ; quelques échantillons ne montraient même pas de granulations à l'intérieur et présentaient un

(1) L. c p. 52.

(2) Vorläufige Mittheilung einiger Resultate von Studien über die Conjugation der Infusorien und die Zelltheilung. Zeitsch. f. Wiss. Zoologie. Bd. XXV, p. 427.

(3) Jen. Zeitschr. tom. IV ,p. 104, tab, III, fig. 25-50.

corps clair et hyalin; d'autres, par contre, laissaient voir dans leur intérieur un nombre plus ou moins grand de granules incolores, sombres et d'un éclat gras. La division binaire de cet Amoebe commence par un étranglement qui devient successivement plus profond et aboutit enfin à la séparation complète et l'amoindrissement des deux moitiés du corps. Un Amoebe de ce genre, formé d'une substance homogène, ne se divise pas autrement que les grains de chlorophylle formés d'un protoplasme uniforme, dans beaucoup de cellules végétales, division correspondant à peu près aux dessins que M. Hofmeister (Lehre v. d. Pflanzenzelle, p. 369) publia pour les grains de chlorophylle du Bryopsis plumosa, ou à ceux de M. Sachs (Lehrb. p. 48, fig. 45 B) pour les mêmes grains chez le Funaria hygrometrica.

Il serait fort intéressant d'observer le partage du noyau dans les Amoebes les plus simples qui en sont pourvus, à l'aide de méthodes qui permettent de voir clair dans ces phénomènes; M. F. E. Schulze [1] soutenu récemment avoir vu le noyau cellulaire d'un Amoebe (probablement A. polypodia) étranglé en forme de semelle; cet étranglement se serait changé en filament, qui aurait été finalement rompu; puis les deux moitiés du noyau en se contractant se seraient arrondies et éloignées l'une de l'autre à une assez grande distance. Ce procédé tout entier ne dura au plus qu'une minute et demie et M. Flemming croit que c'est là peut-être la raison pour laquelle on ne l'a pas observé plus souvent. Ce n'est qu'après l'écartement des noyaux qu'eut lieu le partage du corps extérieur, qui dura environ 8 minutes et finit par l'éloignement réciproque des deux Amoebes nouvellement formés. Je dois ajouter que ces observations n'ont été faites que sur un objet vivant et qu'alors, comme nous le savons, certains phénomènes de la différenciation nucléaire restent d'ordinaire cachés.

(1) Voyez FLEMMING, l. c. p. 98.

Il serait intéressant pour les mêmes raisons de suivre encore une fois la bipartition des zoospores nues munies d'un noyau, chez les Myxomycètes. D'après la description de M. de Bary, la zoospore ralentit d'abord son mouvement, puis se contracte en prenant la forme globuleuse, tandis que ses cils, sa vacuole et son noyau disparaissent. Bientôt après apparaît vers son milieu un étranglement annulaire qui pénètre rapidement dans l'intérieur et, en peu de minutes, divise le corps en deux moitiés globuleuses. Celles-ci prennent aussitôt le caractère de nouvelles zoospores (Handb. p. 304, et fig. 14).

QUATRIÈME PARTIE.

CONSIDÉRATIONS GÉNÉRALES.

Dans le cours de ces recherches, nous avons eu à nous occuper exclusivement de la formation de cellules à l'intérieur de cellules-mères déja existantes et en effet la formation de cellules par génération spontanée, en dehors d'autres organismes, si tant est qu'elle existe à l'époque actuelle, ne se laisse pas encore aborder par les observations directes. Quant aux opinions anciennes sur la formation des cellules *entre* d'autres préexistantes, elles ont été depuis longtemps refutées par des recherches plus récentes.

Nulle part les forces actives dans la genèse des cellules ne se montrent aussi clairement que pendant la formation libre. Nous l'avons constaté surtout dans le sac embryonnaire de Phaseolus. Les noyaux y apparaissent comme de petites condensations dans le protoplasme et ils s'entourent en même temps d'une zone transparente sphérique, dont ils occupent le centre. Cette zone est nettement limitée vers l'extérieur par une couche un peu plus dense; elle s'accroit à mesure que le noyau central augmente en volume et, chose importante, elle est plus petite relativement au noyau dans les parties plus denses du protoplasme que dans les parties moins denses.

Toutes les particules dans cette zone sphérique montrent une disposition rayonnante, ce que nous avons observé plus clairement encore dans les cellules qui naissent librement à l'intérieur de l'œuf de l'Ephedra. Le phénomène est encore accompagné ici d'une augmentation de densité du contenu de la zone à mesure qu'il se rapproche du noyau. En résumé, toutes nos observations tendent à nous faire admettre qu'il y a en jeu, dans la formation libre des cellules, une force émanant d'une masse centrale et provoquant autour de celle-ci un groupement concentrique et rayonnant. Si l'on voulait se représenter cette force à la manière de celles qui agissent à distance, il faudrait admettre en même temps qu'elle exerce une attraction sur la plupart des molécules du protoplasme environnant et une répulsion sur un petit nombre d'entre elles, à savoir celles constituant, comme couche membraneuse, la limite périphérique de la sphère.

Ceci ressort particulièrement de certains cas assez fréquents, par exemple chez le Phaseolus, dans lequel deux ou plusieurs noyaux se forment à de si petites distances relatives, que leurs sphères d'activité empiètent les unes sur les autres ; dans le plan de jonction des sphères se produit alors la même couche membraneuse que sur leurs surfaces libres ; elle est placée perpendiculairement à une ligne idéale qui joint les noyaux, à égale distance de chacun d'eux quand ils ont la même grandeur, plus près du petit quand ils sont de tailles différentes.

De quelle nature sont les forces qui manifestent ici leur activité ? Je n'ose pas même à cet égard formuler une hypothèse. Certainement ce sont des forces moléculaires, mais, dans l'etat actuel de la science, nous manquons encore des données nécessaires pour les comprendre (1).

(1) Les idées importantes de M. Schwann sur la genèse des cellules étaient encore basées sur des observations incomplètes et parfois même inexactes. M. Schwann croyait que le nucléole naît en premier lieu, en cristallisant pour ainsi dire d'une solution concentrée. Ces particules cristallisées exercent alors, d'après l'auteur, une attraction sur les substances encore dissoutes (Mikroskopische Untersuchungen, p. 207). Il se précipite ainsi sur le nucléole une couche de substance finement granuleuse qui se limite extérieurement et devient le noyau. Celui-ci s'accroît par

La disposition rayonnante de la masse de protoplasme autour du noyau parle d'autre part en faveur d'une polarité des molécules protoplasmatiques, opinion qui se concilie très-bien avec l'hypothèse de M. Naegeli sur la structure moléculaire des substances organisées. D'après cette hypothèse ces substances sont formées de molécules cristallisées biréfringentes libres, disposées régulièrement les unes par rapport aux autres et, à l'état d'imbibition, entourées chacune d'une couche d'eau (1).

Dès son apparition dans l'œuf animal, le noyau embryonnaire est entouré des rayons qui traversent le protoplasme contigu ; puis il avance ordinairement de la périphérie jusqu'au centre de l'œuf.

Je suis tenté d'envisager cette position centrale comme une position d'équilibre par rapport à la périphérie entière de la couche membraneuse : nous voyons alors les rayons entourant le noyau atteindre de toute part la couche membraneuse.

Dans d'autres œufs, comme dans celui du sonneur, où le noyau garde une position passablement excentrique, je présume que sa sphère d'activité n'est point assez grande pour le conduire jusqu'au centre de l'œuf.

Le noyau n'est appelé en outre à conserver sa position centrale dans la cellule qu'aussi longtemps qu'il reste actif; nous avons pu le constater surtout par la formation libre des cellules végétales dont le noyau d'abord central devient pariétal dès que la formation de la cellule est achevée.

Si par contre, dans les cellules se divisant en deux parties

intussusception, tantôt uniformément et alors il reste solide, tantôt non uniformément et alors il se creuse (l. c. p. 207). La cellule se forme par la précipitation d'une substance différente du cytoblaste sur la surface de celui-ci et se limite extérieurement par un dépôt continuel de molécules. La membrane se produit par un dépôt ultérieur, s'accroît par intussusception et s'éloigne du noyau (p. 208).

(1) Voir pour les détails de cette théorie, Naegeli, Sitzb. d. k. Bayer. Akad. d. Wiss. 8 März 1862, p. 203.

inégales, le noyau prend une position excentrique déterminée, cela tient à d'autres raisons indirectes dont nous ne saurions guère encore nous rendre compte.

Pour se fixer définitivement sur les fonctions du noyau, il faut encore le suivre pendant la bipartition cellulaire et voir le rôle qu'il y joue. Dans les cas typiques, ce phénomène de division se passe de la même manière dans le règne animal que dans le règne végétal. Le noyau devient homogène, puis un antagonisme se développe entre deux endroits opposés de sa surface. Ces deux endroits, réagisant l'un sur l'autre, commencent à se repousser, de sorte que le noyau entier s'allonge en devenant fusiforme. Les molécules qui composent sa masse, prennent une disposition radiale par rapport à ces deux pôles, ce qui a pour conséquence l'apparition de stries dans l'intérieur du noyau et la disposition de ces stries en lignes continues qui vont d'un pôle à l'autre. Ces lignes s'écartent d'ordinaire latéralement d'autant plus qu'elles sont plus éloignées des deux pôles. Une substance qui est repoussée de ces pôles s'amasse dans la région équatoriale des stries en formant une plaque. On peut observer directement chez les Spirogyra le mouvemènt de cette substance des pôles vers l'équateur; son déplacement est accompagné de la différenciation de la masse nucléaire en stries.

La plaque nucléaire se compose d'une seule couche de bâtonnets ou de grains isolés, qui sont des épaississements des stries traversant le noyau d'un pôle à l'autre. Il est bien plus rare de voir la plaque nucléaire continue par suite de la réunion latérale de ces bâtonnets ou grains.

Ces changements dans l'intérieur du noyau cellulaire ont aussi pour conséquence un changement de disposition des rayons dans le protoplasme granuleux, entourant ce noyau, comme nous l'avons observé d'une manière particulièrement claire dans les œufs d'animaux. La disposition primitive disparaît, tandis qu'une disposition nouvelle, rayonnant vers les nouveaux pôles, commence à se montrer. Nous avons d'autre part pu observer dans les œufs des Ascidies, que pendant que les changement décrits ci-dessus se passaient dans leur intérieur, leur forme extérieure ne se modifiait point encore.

La séparation des deux moitiés du noyau s'effectue ensuite dans la plaque nucléaire. Il se clive en deux segments égaux, qui commencent à s'éloigner l'un de l'autre, tandis qu'une partie médiane de la plaque est étirée en fils minces. Cette séparation se fait, paraît-il, par l'influence respective qu'exercent l'un sur l'autre les deux pôles du noyau. La vitesse du mouvement répulsif des moitiés nucléaires diminue avec leur distance, comme nous avons pu le voir surtout dans les cellules du Spirogyra.

Dans les œufs d'Ascidies, il nous a été facile de suivre l'accroissement de la sphère d'activité des nouveaux noyaux, se manifestant par l'agrandissement des rayons qui les entouraient. Il a été pour nous du plus haut intérêt de pouvoir établir pour ces cellules typiques, chez lesquelles rien ne trouble la netteté du phénomène, que la forme de la cellule entière ne commence à être influencée par les évolutions de son intérieur, que lorsque les rayons nucléaires atteignent d'une part sa périphérie et d'autre part commencent à se rencontrer dans son plan équatorial.

Nous avons vu alors l'œuf entier s'allonger considérablement et, de sphérique qu'il était d'abord, devenir ellipsoïde. Puis la tendance des deux moitiés à s'arrondir a produit dans le plan équatorial un étranglement qui aboutissait bientôt à une séparation complète des deux cellules-sœurs. Lorsque les noyaux occupent une position médiane, l'étranglement progresse régulièrement sur tout le pourtour ; par contre, à en juger d'après des dessins de M. Goethe (1) pour

(1) l. c. tab. II, fig. 20-23. p. 81.

l'œuf du sonneur, de même que par mes propres observations sur les embryons de l'Unio pictorum, quand les noyaux sont excentriques, l'étranglement se fait par un côté et commence par celui qui est le plus rapproché du noyau en progressant de là jusqu'au côté opposé.

Le phénomène entier se montre rarement aussi typiquement et aussi clairement que dans les œufs des animaux. Dans les cellules végétales, en effet, ces phénomènes sont plus ou moins empêchés par la présence d'une membrane de cellulose. L'accord qui existe dans les phases isolées, n'en prouve pas moins pour la conformité du phénomène entier.

J'ai nommé fils nucléaires les fils provenant de la partie médiane de la plaque nucléaire. Cette plaque s'épuise plus ou moins dans leur formation. Ils semblent n'être formés qu'en petit nombre dans les cellules animales, en nombre plus grand, au contraire, dans les cellules végétales. Ces fils aussi ne divergent que très-peu latéralement et cessent bientôt d'être visibles dans les cellules des animaux que j'ai pu étudier jusqu'à présent; chez les plantes, par contre, ils se conservent assez longtemps, et c'est en eux que se forme la plaque de la couche membraneuse, au sein de laquelle s'opère ensuite la séparation des deux cellules-filles. On voit, en effet, ces fils s'épaissir dans leur plan équatorial et tous ces épaississements s'unir pour former une plaque continue. J'ai donné à cette plaque le nom de plaque cellulaire. C'est encore sous l'influence des noyaux que doit se faire cette accumulation de la matière de la couche membraneuse dans la partie équatoriale des fils, accumulation occasionnée par des forces analogues à celles qui produisent la plaque nucléaire entre les deux pôles du noyau en voie de division. Ceci devient particulièrement évident lorsque tout le système des fils est repoussé des deux noyaux, ainsi que cela se passe entre les deux jeunes noyaux dans l'ébauche embryonnaire de l'œuf des Abiétinées. Les fils du noyau se repoussent encore latéralement les uns les autres, ce qui conduit à une dilatation considérable de tout le système dans sa région équatoriale.

Dans quelques cellules animales étudiées jusqu'ici, on a bien pu remarquer aussi un faible épaississement des fils nucléaires à l'équateur : jamais pourtant je n'ai vu s'y former une plaque cellulaire continue. On peut cependant bien admettre malgré cela, puisque la division se fait dans le plan de ces épaississements, que ceux-ci participent aussi à former la couche membraneuse des nouvelles cellules au moment de leur séparation. La plaque cellulaire des cellules végétales se clive bientôt comme la plaque nucléaire et probablement aussi pour des raisons analogues; les deux moitiés cependant ne s'écartent pas l'une de l'autre, mais plutôt sécrètent immédiatement de la cellulose dans le plan de scission, ce qui empêche peut-être aussi leur répulsion ultérieure. La cellulose se durcit et forme bientôt une membrane continue, homogène et simple, adhérant par son bord à la couche intérieure de la paroi de la cellule-mère. L'accumulation de la couche membraneuse, comme la sécrétion de la cellulose, s'opère exclusivement sur les surfaces de séparation des deux cellules-sœurs.

Dans les cas où les fils nucléaires ne traversent pas entièrement le plan de division, les parties manquantes de la plaque cellulaire sont formées directement dans le protoplasme granuleux ambiant. La substance de la couche membraneuse, repartie dans le protoplasme granuleux, s'est donc accumulée directement en ces endroits sous l'influence des deux jeunes noyaux exerçant sur cette masse une action répulsive.

La cause pour laquelle, dans les cellules végétales en question, cette substance de la couche membraneuse ne s'accumule que dans le plan de division, pourrait bien se rapporter à ce fait que, dans les dites cellules, les deux jeunes noyaux se placent en général au-delà du milieu des deux nouvelles cellules, de sorte que le plan où se produira la séparation de ces deux cellules comprend les points les plus éloignés des deux noyaux, point dans lesquels s'accumulent donc surtout les éléments qui sont repoussés par ceux-ci.

La manière dont la masse de la couche membraneuse est préformée, dans les cellules végétales, dans le plan de leur séparation, nous démontre une fois pour toutes que cette couche ne peut être comparée à la couche plus dense qui se produit à la surface d'un liquide par la tension superficielle.

Les mêmes observations écartent encore ce que l'on nomme la théorie de la plissure, théorie d'après laquelle la couche membraneuse périphérique déjà existante ferait pli dans l'intérieur de la cellule. Cette théorie de la plissure ne peut de même pas s'appliquer aux cellules animales, car si, dans ce cas, il ne se forme pas une plaque cellulaire aussi nettement définie, néanmoins la masse de la couche membraneuse qui est repoussée par les deux noyaux et sert après la séparation à limiter la périphérie des nouvelles cellules, s'accumule souvent distinctement dans le plan équatorial de la cellule-mère, dans lequel se rencontrent les rayons émanant des deux noyaux.

Ces procédés de division typique, comme nous les avons rencontrés, dans la forme la plus pure, surtout chez les œufs d'animaux, nous permettent directement de mettre en parallèle la division et la formation libre des cellules. Dans ces deux modes de genèse le noyau joue le même rôle et préside de la même manière à la formation cellulaire. La seule différence consiste dans la genèse même des noyaux, qui sont entièrement nouveaux dans la formation libre, tandis que, dans la division, ils résultent du partage d'un noyau déjà existant.

Ce qui prouve clairement que, dans les phénomènes cités en dernier lieu, nous avons réellement devant nous une division du noyau, c'est que dans les cellules-mères des spores, chez l'Equisetum, où tout reste nettement limité, il est facile de suivre pas à pas la fusion du contenu de chaque moitié du noyau primaire pour la formation d'un noyau secondaire. Il n'est guère plus difficile de voir se dérouler sous nos yeux dans toute sa continuité le même procédé chez le Spirogyra orthospira. Ces cas sont concluants et décident pour les autres, où il pourrait y avoir des doutes quant à l'explication du phénomène, par exemple ceux où le noyau en partage ne se laisse que difficilement distinguer du protoplasme ambiant.

La masse d'attraction une fois individualisée n'est donc pas, dans ce procédé le plus simple de multiplication cellulaire par division binaire, repartie dans la masse de la cellule pour s'amasser aux nouveaux endroits de son activité; elle est plutôt transportée de suite, toute entière, à ces endroits par la force répulsive qu'exercent l'une sur l'autre les deux moitiés du noyau maternel en partage.

Nous n'avons d'autre part jamais vu, malgré le nombre de nos observations, un noyau se diviser en une fois en plus de deux parties et nous n'avons pu de même constater une différence de grandeur entre ces deux moitiés, même dans les cas dérivés où la taille des cellules-sœurs en formation était différente.

Nous avons trouvé en résumé que la division cellulaire se passe, quant aux points essentiels, de la même façon chez les plantes et chez les animaux et nous pouvons en conclure que ces points essentiels ont une valeur générale pour toutes les cellules organiques. Pouvons-nous pourtant, de cette coïncidence seule, conclure aussi à l'homologie de la cellule animale et de la cellule végétale?... Pouvons-nous, en allant plus loin dans nos raisonnements, en déduire une origine commune pour les animaux et les plantes?

Maintes observations semblent parler en faveur d'une telle opinion, mais il faut y opposer aussitôt notre ignorance complète des phénomènes moléculaires qui se passent à l'intérieur des cellules.

Si nous nous représentions toutes ces phases partielles de la formation et de la division cellulaire, telles que nous les avons observées dans les cellules des animaux et des plantes, comme autant de moments mécaniques isolés, unis pour ainsi dire accidentellement en tel ordre et non dans un autre, par la force additionnante de l'hérédité, nous devrions alors en vérité regarder la coïncidance dans la succession de ces moments comme une preuve de liaison directe des deux règnes. Mais comme nos connaissances relatives à ces procédés moléculaires sont si faibles, nous ne pouvons d'autre part nier à priori que cette succession pourrait être le produit des causes mécaniques immédiates. Il est vrai que, pour cette dernière hypothèse, les points de départ nous manquent dans la science actuelle; mais en admettant même sa possibilité, il serait clair qu'alors la concordance de cette succession ne pourrait plus être invoquée en faveur d'une liaison directe des objets auxquels elle se rapporte.

Nous pourrions faire remarquer encore que nous connaissons des procédés de division qui se passent sans la présence de masses d'attraction individualisées; que ce sont là en tout cas les procédés originaires, qui par conséquent peuvent seuls être considérés comme procédés mécaniques immédiats de développement; que le noyau par contre étant une apparition plus tardive dans le phénomène de division peut être envisagé comme étant fixé héréditairement. La conformité dans la manière dont se comporte le noyau parlerait donc toujours encore pour la liaison directe des cellules animales et végétales. Cette conclusion aurait, je pense, quelque droit d'être accueillie, d'autant plus qu'il existe tant de modifications profondes de la division cellulaire avec noyau, modifications qui ne se laissent plus envisager en aucune façon comme des phénomènes immédiats, mais bien plutôt comme provenants de l'addition des modifications acquises les unes après les autres. Ces dernières modifications prouvent donc qu'en réalité les phénomènes de la division cellulaire sont sujets à des influences modifiantes et peuvent être fixés ensuite par hérédité.

Je dois me demander par contre si l'individualisation d'une masse centrale, comme étant exigée par les procédés eux-mêmes, n'aurait pu avoir lieu plusieurs fois indépendamment et si son individualisation n'aurait déterminé de même la manière dont elle se comporte pendant la division. En tous cas, de la solution de ces questions dépendrait de nouveau la possibilité de baser l'homologie des procédés dans les deux règnes sur la conformité dans la structure des noyaux et dans leur rôle pendant la division. Du reste avant de résoudre ces questions sur la division, ne faudrait-il pas tout d'abord se demander, si l'existence de cellules comme organes élémentaires conformes dans les deux règnes n'indique pas déjà une origine commune pour ceux-ci ou si cette conformité elle-même est le produit des causes immédiates?

Nous sommes malheureusement là en présence de questions dont la solution ne pourra pas être donnée si tôt et que je dois me contenter d'avoir mentionnées ici.

Nous n'avons eu précédemment en vue comme cellules typiques des plantes que celles chez lesquelles tout l'intérieur est rempli de protoplasme granuleux et le noyau central fixé dans ce protoplasme. C'est à de telles cellules que se rapporte tout d'abord le procédé de division qui vient d'être décrit. Mais combien de cellules végétales ne rencontrons-nous pas capables de se diviser encore et montrant une cavité remplie de liquide; combien d'autres ne voyons-nous pas avec un noyau pariétal? D'autre part dans combien de cellules végétales les produits de la division ne diffèrent-ils pas par leur taille, par la nature de leur contenu ou de quelque autre manière? Nous avons néanmoins essayé dans la partie spéciale de cet ouvrage de ramener toutes ces modifications à un type commun et maintenant encore nous maintenons cette opinion, en ajoutant que nous envisageons le procédé de division que nous venons de décrire, comme point de départ de tous les autres qui se passent en présence d'un noyau.

La modification la moins profonde du procédé typique est celle où, dans la cellule encore apte à se diviser, le noyau est séparé par un espace rempli de suc cellulaire de la couche membraneuse et de la couche granuleuse et est relié seulement à cette dernière par des fils; néanmoins les fonctions y sont presque restées les mêmes.

D'ordinaire ici, quand la division du noyau est achevée, on voit le système de fils nucléaires s'aplatir fortement à ses pôles et élargir en conséquence sa région équatoriale, de sorte qu'une partie aussi grande que possible de la coupe transversale de la cellule-mère dans le plan de division est traversée par la plaque cellulaire naissant à travers ces fils. La partie qui manque au bord de cette plaque est complétée à travers le liquide cellulaire par le protoplasme pariétal (par ex. la division dans l'endosperme de Phaseolus, etc.) Cette addition de la partie manquante ne peut pas s'opérer simultanément, mais bien successivement sous forme d'un anneau procédant de la paroi de la cellule vers l'intérieur. Sur tout le partour de la couche membraneuse s'observe un faible épaississement formé des mêmes substances et sur le côté interne duquel s'accumule un peu de la matière de la couche granuleuse, souvent aussi de petits grains de fécule. Alors se produit une fente dans l'anneau constitué par la couche membraneuse et dans cette fente est sécrétée la cellulose. Entretemps, sur le bord interne de cet anneau, s'est amassée de la nouvelle substance de même nature; ce nouvel amas se fend à son tour et ainsi continuellement, jusqu'à ce que le bord atteigne la plaque cellulaire qui s'est formée dans les fils nucléaires. La plaque se complète donc successivement à partir de la paroi de la cellule et on peut observer la jeune cloison de cellulose comme un anneau fixé à la paroi de la cellule-mère et s'accroissant par son bord interne. Aussitôt que cet anneau atteint la plaque cellulaire intérieure, le reste de la cloison se forme simultanément. La formation de la plaque cellulaire et de la paroi de cellulose qui en dépend, s'effectue donc ici en deux parties, dont l'une simultanément, l'autre successivement. Le premier procédé est le primitif, le second est une adaptation nouvelle aux conditions de la cavité cellulaire, adaptation que l'on ne saurait plus envisager comme une action mécanique immédiate des noyaux, mais bien plutôt comme résultat d'un état antérieur formé sous l'action des noyaux, puis devenu héréditaire et modifié ensuite par la force des nouvelles influences.

Le procédé peut encore rester identique à celui qui vient d'être décrit, lorsque le noyau, au lieu d'être suspendu au milieu de la cellule, se place près de la paroi de celle-ci. Il est séparé alors du protoplasme de la paroi opposée par toute la cavité cellulaire et c'est à partir de là que la plaque cellulaire devra se compléter successivement. (La division dans l'endosperme de Phaseolus nous en fournit également des exemples.)

Mais dans beaucoup de cas cette partie dérivée du procédé s'est, par une adaptation ultérieure, encore plus étendue et finalement nous la voyons dominer toute la division. A mesure que ceci s'opère, le rôle du noyau dans le phénomène est forcément diminué. C'est seulement en nous plaçant à ce point de vue que nous pouvons comprendre les procédés de la division cellulaire chez le Spirogyra orthospira.

Le noyau central, suspendu ici à des filaments minces dans la grande cavité de la cellule, se divise de la manière habituelle : les deux segments de la plaque du noyau, en s'éloignant, tendent les fils, mais dans ceux-ci se forme tout au plus un rudiment de plaque cellulaire (voir mes dessins tab. III. fig. 18-23) qui n'arrive plus à être employée et disparaît en même temps que les fils intérieurs sont retirés. Par contre nous voyons les fils périphériques formés par scission du manteau cylindrique de protoplasme granuleux qui entourait le noyau, persister plus longtemps entre les jeunes ébauches des noyaux secondaires, mais ils ne servent finalement qu'à suspendre les noyaux et à conduire les matières granuleuses qui n'ont pas été employées pour la formation de la cloison. La formation successive de la plaque cellulaire, accompagnée de la sécrétion de cellulose sous forme d'une membrane annulaire, s'opérant de la périphérie vers le centre, s'est chargée par contre de tout le travail de la division. Cette formation de la plaque cellulaire commence déjà à un moment où la plaque nucléaire est à peine ébauchée et se montre donc aussi sous ce rapport indépendante du noyau. Une sorte de plaque centrale se produit aussi au dernier moment dans le Spirogyra orthospira; mais son origine est entièrement différente. En effet, devant le bord interne de la plaque annulaire, s'amasse ici une quantité assez considérable de protoplasme granuleux affectant également l'aspect d'un anneau. Lorsque les bords internes de la plaque se sont assez rapprochés, les granules de l'anneau se réunissent, en formant un disque dans lequel la petite partie qui manque encore à la plaque cellulaire peut se compléter en une fois. La partie du protoplasme granuleux qui n'est pas utilisée, est alors, comme nous l'avons déjà indiqué, transportée vers les noyaux par l'entremise de fils protoplasmatiques. A la fin de la formation de la cloison les noyaux des cellules-filles n'occupent pas encore le centre de celles-ci et ne l'atteignent que lentement plus tard. L'accumulation de la masse de la couche membraneuse et la sécrétion de cellulose sont limitées aussi chez le Spirogyra orthospira au plan de séparation des deux cellules-filles et il en est de même dans tous les autres cas dérivés où ces deux phénomènes progressent de l'extérieur vers l'intérieur. Ici aussi le résultat final est la production d'une membrane de cellulose simple et continue, qui s'unit par son bord à la couche interne d'épaississement de la paroi de la cellule-mère et qui est recouverte sur ses deux côtés par une nouvelle couche membraneuse. Jamais il ne saurait être question ici d'une plissure de la couche membraneuse ou de la membrane de cellulose de la cellule-mère pour opérer la division.

On peut juger, d'après l'interprétation donnée ci-dessus au procédé de division chez le Spirogyra, de l'erreur que l'on avait commise en choisissant cette plante comme point de départ pour la compréhension de la division cellulaire et du tort que l'on aurait eu de conclure aux fonctions du noyau d'après le rôle joué ici par le noyau devenu presque rudimentaire. Le Spirogyra, à d'autres titres, restera néanmoins l'objet de recherches des plus instructives, parce que l'on peut y poursuivre plus aisément peut-être que partout ailleurs le procédé resté typique de la division du noyau, ainsi que les phénomènes intérieurs accompagnant la formation première et l'accroissement de la paroi cellulaire.

Dans les cellules des Ulothrix munies également d'une grande cavité et en outre d'un noyau devenu pariétal, le rôle de ce noyau paraît tout aussi rudimentaire que chez le Spirogyra orthospira.

Les cellules d'Oedogonium se présentent dans des circonstances analogues et ont de même un noyau pariétal; mais le protoplasme, au moment de la division, s'accumule dans l'extrémité supérieure de la cellule et la remplit complétement. C'est donc sur une coupe transversale toute remplie de protoplasme qu'a lieu la division. En conséquence la plaque cellulaire se forme ici de nouveau simultanément et non successivement, mais sans être influencée par le noyau, qui se divise dans sa position pariétale. Le contenu amassé à l'extrémité supérieure de la cellule-mère provoque ici en outre une division de celle-ci en deux cellules-filles inégales, dont la supérieure est plus riche en contenu et plus petite que l'inférieure. Enfin ce procédé, déjà très-dérivé, est encore compliqué en ce que l'enveloppe de la cellule-mère, avant le commencement de la division, montre un épaississement annulaire en cellulose semi-liquide et destiné à pourvoir la cellule-fille supérieure d'une membrane cellulaire.

Ces derniers exemples, qui nous montrent le noyau devenu presque rudimentaire, nous conduisent immédiatement à d'autres cas, dans lesquels cet organe, devenu inutile, a disparu complétement.

C'est ainsi du moins que je voudrais voir envisager le cas du Cladophora, qui, par la division du protoplasme de la cellule et le mode de production de la cloison de cellulose, présente la plus grande analogie avec le Spirogyra, mais sans montrer de noyau cellulaire.

Nous ne disposons pas des données phylogénétiques nécessaires pour décider, si dans les Siphonées, Saprolegniées et dans les Champignons en général, le noyau a disparu comme chez le Cladophora ou bien s'il n'a jamais existé; les noyaux qu'on a trouvés çà et là dans les parties génératives chez les Champignons, peuvent tout aussi bien être envisagés comme une adaptation progressive que comme un résidu des temps passés.

Le mode de division que nous avons rencontré dans la formation du sporange de Saprolegnia est certainement aussi un procédé dérivé; mais on peut se demander s'il dérive de phénomènes qui s'opéraient sous l'influence des noyaux, ou bien d'autres qui avaient lieu sans centre individuel d'attraction et dont nous aurons à nous occuper plus loin.

Si nous rencontrons le plus souvent, précisément dans des organismes formés d'une seule ou d'un petit nombre de cellules, des modifications si profondes des procédés typiques de division, la cause en est sans doute, comme je l'ai fait remarquer plus haut à propos des Protistes, en ce que la cellule unique a dû alors s'adapter à des fonctions très-diverses, ce qui a dû aussi modifier considérablement ses caractères histologiques.

J'ai essayé déjà, dans la partie spéciale, de démontrer que les phénomènes, souvent si singuliers, que présente la division pour la formation des cellules-mères des stomates et des cellules pariétales des anthéridies de Fougères se laissent ramener aussi à la division binaire typique. Tous ceux qui auront remarqué ce qui a été dit alors de l'Aneimia, voudront bien reconnaître que le procédé de division annulaire observé chez cette plante, ne peut pas être un procédé originaire : il ne devient compréhensible que si nous l'envisageons comme devant son existence à des modifications successives accumulées par hérédité. Il est certes de la plus haute importance que nous puissions reconstruire les liens reliant à la division typique ce procédé qui s'en est le plus écarté.

Je puis en dire presque autant des procédés de division par bourgeonnement et par étranglement, comme j'ai tâché de le démontrer également en d'autres endroits.

Mais, demanderions-nous finalement, comment se rattachent à la division binaire typique ces procédés dans lesquels le vieux noyau de la cellule-mère est poussé de côté et finalement dissout, tandis que le travail de la division est confié à une nouvelle masse d'attraction s'individualisant à côté de lui ? Nous en avons observé des exemples dans les cellules-mères des spores d'Anthoceros, de quelques Mousses et dans celles des macrospores d'Isoëtes Durieui. Eh bien ! la solution phylogénétique de cette question s'offre d'elle-même à notre esprit par le fait que les mêmes cellules-mères qui ici n'emploient pas leur noyau primaire, le montrent en bipartition typique chez les plus proches parents. Chez l'Isoëtes Durieui nous avons même trouvé que les cellules-mères des microspores appartenants au même pied et sont certes de même origine que les cellules-mères des macrospores se divisent déjà de la manière ordinaire. Ces mêmes déviations dans les cellules-mères des spores d'Anthoceros et des macrospores d'Isoëtes Durieui, sans doute indépendamment acquises, ont dû être occasionnées par les mêmes causes. On pourrait peut-être admettre que le noyau ait perdu dans ces deux cas le pouvoir de se diviser, sans que le phénomène de la division cellulaire ait pu s'émanciper d'une masse centrale d'attraction. Une substance nucléaire nouvelle se serait ainsi amassée près de l'ancien noyau, dont elle aurait repris la fonction. Et, en réalité, nous avons vu cette matière accumulée sur le noyau et renfermant de la fécule se comporter dans la division à peu près comme ailleurs la substance du noyau.

La formation des noyaux véritables aux dépens de cette masse ne commence du reste, chez l'Anthocéros comme chez l'Isoëtes, qu'après sa division en quatre par deux divisions binaires successives. Il est probable que la formation des plaques cellulaires, se faisant ici tout simultanément, en est une conséquence.

Le bourgeonnement du noyau chez les Acinetes diffère particulièrement du procédé typique de division et je n'ai qu'à rappeler ici ce que j'ai déjà dit en un autre endroit, à savoir que les Protistes unicellulaires, mais ayant une organisation relativement élevée, sont les êtres qui doivent nous offrir sous ce rapport les plus grandes anomalies. Ainsi les infusoires, qu'on regarde comme organismes unicellulaires, présentent aussi des ouvertures, par lesquelles des substances étrangères pénètrent dans l'intérieur de leur corps, ce qui constitue un caractère assez singulier pour une cellule !

Enfin, pour en revenir une fois encore au noyau des Acinetes, je ne puis m'empêcher d'énoncer la supposition qu'au moins ses parties, se séparant par bourgeonnement, sont repoussées de la masse du noyau primaire par les mêmes forces qui éloignent d'ordinaire l'un de l'autre les deux demi-noyaux et que de même ces parties dominent, comme des noyaux, la formation de leur cellule, c'est-à-dire de la zoospore.

Je manque encore jusqu'ici d'observations suffisantes sur les procédés de division binaire de cellules privées de noyau. Ces procédés doivent également avoir lieu sous leur forme typique dans les cellules solides, c'est-à-dire privées de cavité. En me basant sur d'autres données, je dois admettre que, dans de telles cellules, les phénomènes de la division s'opèrent autour de deux centres d'attraction, comme ailleurs autour de deux noyaux. Ces centres sont formés, je pense, de la même matière qu'autre part les noyaux, mais ils ne s'individualisent pas et disparaissent après la division.

Semblables à de pareilles cellules, d'autres masses protoplasmatiques solides, capables de se diviser et montrant le soi-disant étranglement, devraient se comporter de la même manière : ainsi, par exemple, les grains de chlorophylle. Je présume presque que les stries radiales, observées par M. Rosanoff (1) dans les grains de chlorophylle de Bryopsis plumosa sont l'expression d'un arrangement de la matière autour de tels centres d'attraction.

Le procédé de division qui s'observe, chez le Zygnema, dans les grains de chlorophylle creusés, à l'entour d'une masse solide centrale, parle aussi en faveur d'une action centrale : on y voit en effet la masse centrale se diviser d'abord par étranglement, puis une plaque protoplasmatique s'accumuler à la région équatoriale, entre les deux masses isolées, et, dans cette plaque, s'opérer la séparation des couches extérieures.

Il est vraisemblable que la division binaire des cellules sans noyau s'est modifiée tout autant que celle des cellules

(1) Les figures dans HOFMEISTER, Lehr. v. d. Pflz. p. 369.

pourvues de cet organe, et que des procédés en soient dérivés tels que ceux que nous avons étudiés dans la formation des sporanges de Saprolegnia et que l'on observe dans les Siphonées, tout comme les divisions avec noyau ont pu servir de point de départ à des phénomènes comme ceux qui se passent dans l'Oedogonium.

J'ai à mainte reprise dans la partie spéciale de cet ouvrage essayé d'établir que la formation libre, telle que nous la rencontrons isolée ça et là dans le règne végétal, n'est pas un procédé originaire, mais une abréviation d'un développement dérivant de la division binaire. En effet nous rencontrons presque partout des formes intermédiaires, qui nous montrent la manière dont cette abréviation a dû avoir lieu. Dans l'œuf des Cupressinées le noyau embryonnaire se dissout; la fécule qui, sans l'influence de la fécondation, s'était surtout développée dans son intérieur, s'amasse maintenant à l'extrémité supérieure de l'œuf étroit, extrémité qui se partage de suite simultanément en trois, quelques fois en plusieurs cellules, placées les unes au-dessus des autres et munies à leur centre de noyaux distincts (1). A cet exemple le plus simple de développement abrégé que l'on observe dans l'œuf des Cupressinées et dans lequel n'ont été passées que peu de phases successives de la division en direction droite, peut être lié celui de l'œuf des Abiétinées. Ici également le noyau embryonnaire se dissout après la fécondation et il se forme à la fois, dans l'extrémité supérieure de l'œuf, quatre cellules disposées en un plan. Elles naissent entièrement indépendantes les unes des autres et néanmoins dès le début se présentent dans un tel rapport réciproque qu'on pourrait les croire issues de la division répétée d'une seule cellule occupant le sommet de l'œuf. Ici encore le développement est abrégé : les cellules naissent par formation libre tout en conservant

(1) Voir mes « Coniferen u. Gnetaceen » p. 278.

la position qu'elles ne peuvent devoir originairement qu'à une bipartition successive. Mais ce phénomène qui s'observe dans l'œuf des Abiétinées, établit le passage final à la vraie formation libre, comme nous l'avons observé dans l'œuf de l'Ephedra, dans lequel les jeunes cellules ne présentent plus aucune relation réciproque.

Les spores des Ascomycètes naissent par formation libre dans les tubes et leur développement commence par la dissolution du noyau de la cellule-mère et l'apparition simultanée d'autant de noyaux secondaires qu'il se produit de spores. Mais on a également observé des cas dans lesquels ce nombre voulu de noyaux se forme par division binaire successive.

L'endosperme se produit par division dans le sac embryonnaire de beaucoup de Métaspermes (Angiospermes), tandis que dans d'autres il naît par formatien libre.

On peut considérer comme les modifications les plus profondes, dûes en tout cas aussi à un développement abrégé, les procédés dans lesquels le noyau de la cellule-mère ne se dissout plus avant le commencement de la formation libre, mais, n'étant plus employé, est repoussé de côté, tandis que de nouvelles cellules naissent librement d'une partie du protoplasme de la cellule-mère. Il en est ainsi, par exemple dans la production des œufs (vésicules embryonnaires) et des cellules antipodes chez les Métaspermes.

Les procédés de formation multicellulaire ou de production simultanée de beaucoup de cellules aux dépens de tout le contenu de la cellule-mère dérivent sans doute aussi par abréviation d'une série de divisions binaires, qui se sont passées originairement les unes à la suite des autres. Nous en avons la preuve dans de nombreux états intermédiaires. Mais comme le noyau ne peut se diviser à la fois qu'en deux parties, nous le voyons constamment dans les formations simultanées multicellulaires disparaître et être remplacé par le nombre voulu de nouveaux noyaux, ou bien encore, les jeunes cellules se former sans noyau. C'est ce dernier cas qui est le plus fréquent dans ces procédés. Très-souvent alors on remarque, dans les cellules en voie de formation, des vésicules roses à la place des noyaux; elles s'y conservent longtemps sans cependant prendre le caractère des noyaux. Je présume que ces vésicules en réalité ne remplacent pas les noyaux en entier, mais sont plutôt des vacuoles, comme il s'en forme ailleurs dans les noyaux. Je pense qu'elles apparaissent également dans une masse centrale d'attraction qui correspond à la masse des noyaux individualisés, mais qui ne parvient pas ici à se limiter, se repartissant plutôt dans le protoplasme environnant une fois la formation des jeunes cellules achevée.

La formation simultanée multicellulaire ne diffère en réalité de la formation libre qu'en ce que le contenu entier de la cellule-mère y est employé à la production des cellules-filles. Sous ce rapport elle est restée plus proche des procédés de la division binaire.

Quant à la dissolution du noyau ou, pour parler plus exactement, la répartition uniforme de sa masse dans le protoplasme de la cellule entière, comme nous l'avons vu en général dans la formation cellulaire libre et dans la formation simultanée multicellulaire, elle paraît être sous la dépendance d'une force qui, contrairement à celle qui est en jeu dans la production du noyau, agit d'une manière centripète. Nous avons vu du moins que, dans les œufs des Abiétinées, la masse du noyau se repartit en rayonnant relativement à son centre et la prétendue « dissolution » s'opère de la périphérie vers le centre, de sorte que la partie intérieure de la substance nucléaire est celle qui se conserve le plus longtemps. C'est de cette substance nucléaire repartie que procèdent les masses d'attraction pour la formation des nouvelles cellules. Dans les procédés typiques de la formation simultanée multicellulaire, ces nouveaux centres d'attraction se montrent à des distances sensiblement égales, ce qui résulte probablement de leurs actions réciproques.

Enfin, pour ce qui est du rôle du contenu de la cellule-mère, le « rajeunissement » ou formation pleine de cellules dans le règne végétal se relie en partie à la formation simultanée multicellulaire, en partie à la formation cellulaire libre. La ressemblance avec la formation multicellulaire peut être établie lorsque la cellule-fille unique nait de tout le contenu de la cellule-mère ; la ressemblance avec la formation libre au contraire, lorsque tout ce contenu n'est pas employé à donner naissance à la cellule-fille. Dans tous ces procédés ou bien il se produit pour la genèse de la cellule-fille un nouveau centre d'attraction, ou bien le vieux noyau se rajeunit. Chez les Saprolegniées typiquement monospores ou monospores par exception apparaît, par exemple, dans l'oospore en voie d'organisation, une vésicule centrale qui avant cette époque manquait dans le contenu protoplasmatique de l'oogonium.

D'autre part dans les Cryptogames supérieures, on voit, d'après ce que divers auteurs rapportent, le contenu de la cellule centrale, arrivé à un certain degré de développement, se retirer de la paroi et se condenser sous forme d'œuf, sans que le noyau de la cellule-mère soit préalablement dissout et formé de nouveau.

Qu'il n'existe point de différence absolue entre le rajeunissement des cellules et leur division, c'est ce que démontrent les cas dans lesquels, par exception, la cellule unique est remplacée par deux cellules naissant en même temps et se partageant le contenu entier de la cellule-mère. D'autre part j'ai vu aussi la formation pleine ou rajeunissement remplacer la formation simultanée multicellulaire, c'est-à-dire une seule cellule se produire au lieu d'un grand nombre de cellules, aux dépens de tout le contenu de la cellule-mère.

Les cas de rajeunissement de cellule ou plutôt de formation d'une cellule unique dans lesquels tout le contenu de la cellule-mère n'est pas employé pour la production de la cellule-fille, peuvent, sans réserve, être envisagés comme exemples de formation libre.

Les procédés qui dévient le plus des phénomènes ordinaires de formation cellulaire sont ceux auxquels les spermatozoïdes doivent pour la plupart leur existence, et cependant là aussi, par comparaison, il devient plus que probable que ces spermatozoïdes sont originaires de zoospores formées primitivement par rajeunissement typique et fortement modifiées par une accumulation de modifications ultérieures.

Les procédés typiques de rajeunissement sont le plus souvent accompagnés d'une contraction sensible de la masse protoplasmatique formant la cellule-fille. Nous avons observé aussi, en d'autres circonstances, des phénomènes analogues de contraction, mais seulement lorsqne les cellules-filles formées dans l'intérieur de la cellule-mère devaient se séparer complétement les unes des autres. Ces phénomènes sont d'ordinaire en rapport avec une modification profonde du contenu cellulaire et se présentent fréquemment lorsque des cellules génératives se forment dans les cellules végétatives. Le plus souvent par contre la division des cellules végétatives ne laisse pas observer de contraction du contenu, de sorte que cette contraction ne peut certes pas être considérée comme une condition capitale de la division [1].

Par contre on peut supposer, en général, que, pour autant que la densité du protoplasme d'une cellule est sujette à varier, ces variations influent sur la taille des cellules-filles qui doivent être formées.

(1) Voir HOFMEISTER, l. c. p. 143 pour l'opinion contraire ; pour le même avis voir SACHS Lehrbuch, IV éd. p. 16.

Nous en avons vu la preuve très-concluante dans la formation libre à l'intérieur du sac embryonnaire de Phasaeolus, où les centres d'attraction de même grandeur étaient entourés de zones beaucoup plus petites dans les parties denses que dans les parties plus lâches du protoplasme. Le nombre des spores formées de tout le contenu d'un sporange ou d'un oogonium de Saprolegnia dépend sans doute de la même cause. Il est probable également que, d'après la densité plus ou moins forte du protoplasme qui tapisse les parois des cellules d'Hydrodictyon, ce protoplasme produit ou de grandes ou de petites zoospores, etc. On peut même admettre que dans la division binaire pure des cellules végétatives, abstraction faite de toute autre circonstance, la densité du protoplasme détermine la taille que la cellule doit avoir pour qu'elle se divise : de sorte que les cellules à protoplasme épais se diviseraient étant relativement plus petites que celles qui ont un protoplasme moins dense.

Il parait de même que l'augmentation de densité du contenu d'une cellule peut occasionner sa division sans qu'en réalité elle ait augmenté en volume. D'autres causes non déterminées peuvent avoir d'ailleurs le même effet : c'est ainsi que l'œuf du Phallusia se partage en un grand nombre de cellules, sans augmenter en volume et sans non plus montrer de changements appréciables dans la constitution de sa masse. Un fait analogue a souvent lieu dans la division des cellules-mères du pollen et des spores et l'on serait tenté de voir uniquement la cause de ce phénomène dans l'hérédité.

En général cependant, les conditions restant les mêmes, une augmentation de volume de l'organisme maternel précède sa division en deux. Dans la formation simultanée multicellulaire, cette augmentation de volume s'observe plus rarement et, si elle se produit, peut à peine être rattachée au procédé même de division.

La direction dans laquelle, pendant la division binaire,

s'allonge et se partage le noyau, semble être souvent, comme M. Hofmeister l'a indiqué le premier [1], perpendiculaire à la direction du plus fort accroissement antérieur de la cellule, même lorsque cette dernière direction correspond au plus petit diamètre de la cellule, comme dans le cambium des Conifères. Lorsqu'une masse cellulaire continue à se partager sans augmenter de volume, les divisions s'opèrent le plus souvent perpendiculairement par rapport au plus grand diamètre des cellules.

M. Pringsheim, le premier, dans ses recherches sur l'organisation et la formation de la cellule végétale [2], émit l'idée que le cytoblaste agit pour ainsi dire comme centre d'attraction dans la concentration et la délimitation des masses protoplasmatiques.

M. Sachs aussi, dans son traité de physiologie expérimentale des végétaux [3], a admis l'existence « de centres organiques, visibles ou non visibles » influant sur le mouvement moléculaire du protoplasme, dans la formation libre des cellules, la division cellulaire, la genèse des noyaux et des grains de chlorophylle, ainsi que dans la division des derniers. Le noyau lui-même, d'après M. Sachs, ne serait pas d'ailleurs un pareil centre d'attraction, mais plutôt une portion sans importance du protoplasme : ce noyau manque, dit M. Sachs, dans beaucoup de cas d'individualisation de nouvelles masses protoplasmatiques et, même quand il existe, ne se comporte pas de telle manière qu'on puisse rechercher en lui le siége des forces qui produisent l'arrangement concentrique des molécules de protoplasme [4].

Il ressort également de quelques passages du *Lehrbuch* [5] que M. Sachs, en interprêtant ainsi le noyau, songeait aux

(1) Lehre v. d. Pflz. p. 145.
(2) p. 67.
(3) p. 458.
(4) p. 459.
(5) p. 18.

cas extrêmes dans lesquels ce noyau a en réalité perdu ses fonctions ou ne les possède qu'à un degré très-faible.

Il résulte de toutes mes investigations que la genèse des cellules ne peut en aucune manière se comparer à la formation des gouttes de liquide, comme M. Hofmeister l'a avancé en cherchant à expliquer de cette manière la formation et la division cellulaire (1). En effet la formation des gouttes de liquide repose sur la tension de la surface, tandis que la genèse des cellules est manifestement déterminée par des actions centrales. Dans une goutte de liquide il n'y a même pas de centre physique. Si donc le protoplasme « évacué artificiellement d'une cellule, soustrait au contact des corps solides et étant placé dans un milieu avec lequel il ne peut pas rapidement se mélanger, ou bien si le protoplasme contracté au milieu de la cellule » prend une forme sphérique à la suite d'une tension qui s'exerce dans sa couche superficielle, qui est la plus dense, ce fait n'est nullement en rapport avec la genèse cellulaire. On peut dire que le parallèle établi par M. Hofmeister entre le protoplasme et un liquide n'est pas heureux, car il tend à nous donner des idées fausses sur la nature de ce protoplasme.

M. Sachs (2) dit de même : « quelle que soit la quantité d'eau que contient le protoplasme, et par conséquent sa ressemblance avec un liquide, en réalité il n'est pourtant jamais un liquide et même les substances pâteuses ou mucilagineuses ne peuvent lui être comparées que d'une manière tout à fait superficielle. En effet le protoplasme apte à vivre et vivant est doué de forces intérieures et par conséquent d'une mutabilité interne et externe qui manquent à toute autre substance; les forces moléculaires qui agissent en lui ne peuvent être assimilées directement à celles d'aucune autre substance. »

(1) Lehre von der Pflanzenzelle, p. 143 et suiv.
(2) Lehrbuch IVe édit. p. 38.

Les zoologistes ont invoqué la contractilité pour expliquer les procédés de genèse cellulaire et tout d'abord de la division. M. Max Schultze définissait la contractilité comme une cause des mouvements organiques ne dépendant pas de l'élasticité seule et que l'on observe uniquement chez les organismes vivants (1). Les botanistes, comme MM. Hofmeister, Naegeli, Schwendener, Sachs, ont de leur côté à plusieurs reprises signalé dans ces derniers temps le peu d'usage qu'on pouvait faire de la contractilité, qui n'explique rien, mais demandrait elle-même à être tout d'abord expliquée, et qui, je puis l'ajouter, ne se laisse appliquer en rien à la formation libre. M. Kleinenberg, dont l'examen approfondi des différentes théories sur la division cellulaire m'a ici plus d'une fois guidé, est amené lui-même à considérer cette division comme un phénomène de mouvement, un réarrangement moléculaire sans rapport avec un centre. Cette opinion qui, elle aussi, ne correspond pas à mes observations, ne serait en tout cas, qu'une périphrase et nullement une explication de phénomène.

M. Fol, qui le premier a reconnu pendant la division l'arrangement radial du protoplasme autour de deux centres nouveaux, désigne ceux-ci comme centres d'attraction dans lesquels naissent plus tard les nouveaux noyaux. « Je me rallie donc entièrement », dit-il, « à la théorie de M. Sachs sur le partage par les centres d'attraction, non seulement à la suite de considérations théoriques mais parce que j'ai vu ces centres (2). »

M. Auerbach, qui s'est en dernier lieu occupé de ces questions, avance enfin « que nous pouvons à peine pressentir une cause effective pour le procédé d'étranglement, mais admettre tout au plus qu'il est secondé par la contractilité du protoplasme. Nous ne pouvons que dire : l'étranglement

(1) Observationes nonnullae de ovorum ranarum segmentatione quae « Furchungs process » dicitur. 1863, p. 9.

(2) l. c. p. 487.

commence dès que, par l'achèvement de la figure caryolitique, le suc du noyau est reparti dans les deux moitiés de la portion vitelline. Pour le reste nous ne voyons que la cause finale, c'est-à-dire la formation de petites cellules pour la construction des organes de l'embryon [1]. » — Les centres des étoiles que M. Auerbach a vus dans les œufs en voie de segmentation, ne sont point considérés par lui comme centre d'attraction, mais plutôt comme centres de dispersion pour le suc nucléaire se répandant tout autour [2].

M. Auerbach [3] a avancé dans ces derniers temps, par rapport au règne animal, l'opinion « que le noyan lors de sa formation nouvelle n'est au début qu'une sorte de vacuole, c'est-à-dire une cavité remplie de liquide dans le protoplasme, ou bien, plus exactement, une goutte d'un fluide transparent et distinct du protoplasme, goutte qui, dépourvue d'une enveloppe spéciale, occupe une cavité correspondante dans le protoplasme » ; dans cette goutte naissent plus tard les nucléoles « selon toute apparence par la condensation de petites particules de protoplasme détachées des parties environnantes [4] ». La goutte entière peut éventuellement être entourée plus tard d'une membrane nucléaire par la couche protoplasmatique adjacente.

Toutes nos observations [5] sont en contradiction avec cette opinion de M. Auerbach, qui considère les noyaux comme gouttes de liquide, et nous avons reconnu plutôt que leur forme

(1) l. c. p. 258.
(2) l. c. p. 255.
(3) Organische Studien, liv. 2, p. 238.
(4) M. Klebs, (Archiv für experimentelle Pathologie und Pharmakologie, tom. III, liv. 2, p. 153) croit même que les nucléoles naissent en dehors du noyau et n'y entrent que plus tard.
(5) M. Hofmeister dit au contraire (l. c. p. 80) : « la formation du noyau peut s'interpréter comme la séparation des parties du protoplasme les plus riches en albumine sous forme de petites masses sphériques ou de gouttes dans l'intérieur du protoplasme. »

est l'expression des forces qui agissent dans leur intérieur.

Les particularités de structure, ainsi que les phénomènes compliqués que nous avons observés chez les noyaux en voie de division, ne pourraient pas se montrer non plus dans un liquide.

Ce qui a donné lieu encore, en d'autres circonstances, à des opinions inexactes sur la nature du noyau, c'est que le plus souvent on l'a étudié seulement au moment où il commençait déjà à perdre son activité.

Je n'ai jamais observé la multiplication des nucléoles par division, bien qu'elle soit admise d'une manière tout-à-fait certaine par M. Auerbach dans les cellules animales (1). Très singulière est aussi l'hypothèse du même auteur considérant le noyau comme étant « un espace creux d'incubation (ein hohler Brutraum) destiné à produire dans son sein les jeunes germes de cellules, les nucléoles étant en réalité des cellules-filles nées d'une manière endogène. Il suffirait pour ces dernières de trouver à l'occasion une issue pour sortir de la cellule-mère et aller vivre alors comme organismes élémentaires devenus libres (2). »

Je n'ai pas compris dans le cadre de mes observations les phénomènes des mouvements des noyaux décrits par M. Hanstein (3).

Il est très intéressant de pouvoir constater que la couche membraneuse est capable aussi de prendre une structure visible et compliquée. Nous l'avons vue ainsi se montrant comme formée de petits bâtonnets à disposition radiale, dans l'intérieur des cellules de Spirogyra, aux endroits où l'accroissement est très-considérable.

(1) l. c. liv. I, p. 168.
(2) l. c. liv. I, p. 169.
(3) Sitzbr. der Niederrhein. Ges. in Bonn. 19 Déc. 1870.

M. Hofmeister[1] a déjà précédemment décrit une structure analogue pour la couche membraneuse des Plasmodies. et M. Sachs[2] de son côté signale des stries radiales dans celle des zoospores de Vaucheria.

Dans les mêmes cellules de Spirogyra dans lesquelles la couche membraneuse montre une structure en bâtonnets, nous avons pu voir une circulation vive dans la couche granuleuse du protoplasme. Les courants amenaient des matériaux vers les endroits où l'accroissement avait lieu et les y accumulaient en grande quantité. Ces courants étaient chargés du même rôle pendant la formation de la cloison transversale dans les cellules en voie de division. Nous avons vu de même s'y dissoudre les grains de fécule qui devaient servir de matériaux par la formation de la cellulose. D'autre part l'on sait déjà depuis longtemps que les phénomènes d'assimilation ont surtout leur siége dans une partie déterminée et verte de la couche granuleuse.

Il semble résulter de tout ceci que la séparation du protoplasme en plasme granuleux, couche membraneuse et noyau signifie une division du travail, de manière qu'une partie, le noyau, régit surtout les phénomènes moléculaires dans la genèse des cellules, tandis que la couche membraneuse est chargée de la délimitation de l'ensemble à l'extérieur et la couche granuleuse de la nutrition.

Je ne puis pas négliger de rapporter ici un passage de la morphologie générale de M. Haeckel [3], pressentant déjà, d'une manière générale, l'opinion que je viens d'émettre. L'auteur y décrit le rôle important que le noyau joue d'ordinaire dans la multiplication cellulaire. « Presque toujours », dit-il, « la division du protoplasme est précédée de la division du noyau et les deux noyaux secondaires ainsi formés agissent dès lors comme centres indépendants d'at-

(1) Lehre v. d. Pflz., p. 24.
(2) Lehrbuch, IV édit., p. 41.
(3) Haeckel, Gener. Morphol. tom. I, 1866, p. 288.

traction autour desquels s'amasse la substance du protoplasme. Celui-ci par contre a une grande importance pour la nutrition de la cellule. Son rôle dans la multiplication cellulaire est plutôt passif et consiste principalement à amener des matériaux nutritifs vers les noyaux et mettre la cellule en rapport avec le monde extérieur ». « Chez les Cytodes, où le noyau et le protoplasme sont encore confondus, nous devons considérer l'ensemble de la masse protoplasmatique comme étant l'organe de ces deux fonctions réunies. »

Partout où de nouvelles cellules sont librement formées dans le protoplasme granuleux, nous voyons, sous l'action des forces centrales, la couche membraneuse repoussée vers leur périphérie. Cette couche se retrouve bientôt également autour des masses protoplasmatiques libérées de leurs cellules, comme aussi à la surface des blessures aussitôt que le contenu des cellules s'est limité de ce côté. Ceci démontre en tout cas que la masse de la couche membraneuse se trouve répartie ou peut-être formée dans le plasme granuleux, mais qu'elle n'est pas identique avec cette dernière, puisque, sous certaines influences, elle s'en sépare et se comporte tout différemment par rapport au noyau. C'est pourquoi je ne puis pas considérer la couche membraneuse comme substance fondamentale du protoplasme; nous avons vu d'autre part qu'on ne peut pas l'envisager non plus comme la couche extérieure du protoplasme devenue plus dense à cause d'une tension superficielle.

Nous n'avons bien observé les fonctions du noyau que dans les cellules typiques; dans les cellules modifiées nous avons vu ces organes se dépouiller de leur rôle partiellement ou totalement. Dans ce dernier cas nous avons constaté que d'autres parties de la cellule s'étaient adaptées à telle ou telle fonction.

Dans les cellules sans noyau la couche de la masse membraneuse s'accumule sans doute aussi dans les nouveaux centres de formation et régit la genèse cellulaire pour se repartir de nouveau quand cette genèse est achevée. Là le travail de la division ne s'est pas avancé jusqu'au point d'individualiser une masse d'attraction. Dans le Protamoeba primitiva, qui a été décrit par M. Haeckel et qui se propage aussi par division binaire, il n'a même pas été possible d'établir une démarcation entre la couche membraneuse et la couche granuleuse.

CINQUIÈME PARTIE.

LES PHÉNOMÈNES DE LA FÉCONDATION ET LEUR RAPPORT AVEC LA FORMATION ET LA DIVISION DES CELLULES.

En prenant comme point de départ les travaux antérieurs, M. Bütschli a tâché de prouver dernièrement et à mainte reprise qu'une partie du noyau ovulaire [1], sinon ce noyau tout entier [2], est expulsé de l'œuf pour former le soi-disant corpuscule de direction. Il énonça en même temps le fait singulier, que ce corps en évacuation devient fusiforme et prend la structure d'un noyau en partage. Trois figures (12, 13 et 14, tab. VII) que M. Bütschli m'autorisa à publier, servent à mettre en évidence ce qui vient d'être dit.

Les recherches de M. Bütschli me poussèrent à entreprendre des investigations analogues sur le règne végétal et à me poser la question de savoir si des faits du même genre ne s'y laissent point constater. Mes observations n'avaient-elles pas démontré un accord parfait, quant à la division cellulaire, entre les deux règnes?

Après mûre réflexion, je fus réellement porté à envisager une série de faits dans le sens des phénomènes décrits par M. Bütschli. Ces faits me paraissent propres à inaugurer un accord dans les phénomènes de fécondation pour tout le règne organique.

Dans les jeunes œufs chez le Pinus ou chez le Picea, on

(1) Zeitsch. f. wiss. Zoologie, tom. XXV, p. 209.
(2) l. c. p. 430.

trouve constamment le noyau cellulaire dans l'extrémité organique inférieure de l'œuf, c'est-à-dire dans celle par laquelle l'œuf touche au col de l'archégone. Le noyau est fortement accolé à cette extrémité et la remplit bientôt presque complètement(1). Cet état de choses se maintient assez longtemps et ce n'est que peu avant la fécondation qu'un changement s'opère. Le noyau ovulaire se divise maintenant en deux moitiés, qui sont immédiatement séparées par une plaque formée de la couche membraneuse. L'une des moitiés du noyau ovulaire forme ainsi la prétendue cellule du canal, et comme le noyau ovulaire occupait presque à lui seul l'extrémité de l'œuf et qu'il s'était divisé dans cette position, cette cellule est remplie pour ainsi dire exclusivement par la moitié nucléaire. L'une des moitiés du noyau ovulaire entourée d'une quantité minime de protoplasme a donc été séparée de l'œuf par une cloison formée de la couche membraneuse. La seconde moitié du noyau ovulaire, restée dans l'œuf, touche d'abord presque à la cellule du canal, mais s'en éloigne rapidement, en formant des fils nucléaires qui se rattachent à la cellule du canal sur toute sa largeur; ces fils disparaissent dans les états suivants et le reste du noyau ovulaire avance vers le milieu de l'œuf en augmentant visiblement de volume.

J'ai désigné, dans des publications antérieures, la cellule du canal chez les Conifères comme organe rudimentaire, car, tandis que ses homologues chez les Cryptogames deviennent mucilagineux et sont expulsés pour prendre des spermatozoïdes et pour les introduire le dans l'archégone, nous voyons la cellule du canal chez les Conifères persister à l'endroit même de sa formation et, sans fonction apparente, être détruite par le tube pollinique.

(1) Je crus, dans le temps, que la cellule du canal était déjà formée à cet état de développement et je pris comme telle le noyau du jeune œuf; je cherchai, par contre, ce noyau dans l'intérieur du jeune œuf, où je le croyais caché entre les vacuoles. Je prie de corriger dans ce sens la description que j'ai donnée du jeune œuf chez l'Ephedra de ce livre à la page 3.

Quoiqu'elle ne soit donc pas expulsée comme chez les Cryptogames, je suis pourtant tenté de ne plus l'envisager aujourd'hui comme dépourvue de toute importance. Je la crois plutôt analogue au corpuscule de direction des œufs d'animaux et j'admets donc, qu'en la produisant, le noyau ovulaire se débarrasse de certaines parties de son contenu et se prépare ainsi à la fécondation.

Cette fécondation commence quand le tube pollinique, riche en contenu granuleux, atteint l'œuf.

Pour pénétrer dans l'œuf, ce contenu se dissout puisqu'il doit traverser les pores de l'extrémité du tube pollinique, pores fermés par de minces membranes.

Il est facile de constater que le contenu du tube pollinique pénètre dans le noyau ovulaire : ou bien ceci a lieu successivement à mesure que ce contenu quitte le tube pollinique (tab. VII, fig. 9), ou bien ce contenu se condense à l'extrémité du tube pollinique en un corps nucléiforme (tab. VII, fig. 10) qui avance ensuite vers le noyau ovulaire.

Rarement au lieu d'un seul corps de ce genre, il s'en forme successivement plusieurs plus petits qui, l'un après l'autre sans doute, pénètrent dans le noyau ovulaire. J'ai vu pour la plupart à l'époque de la fécondation, le noyau ovulaire formé de protoplasme uniformément granulé sans nucléoles; ces derniers se trouvent constamment après la réception de la matière fécondante. Les figures 9 et 11 (tab. VII) montrent l'œuf au moment de la fécondation. Vient ensuite, comme nous le savons déjà, la dissolution du noyau ovulaire (tab. II, fig. 20), qui est suivie de la formation des quatre noyaux dans le sommet organique de l'œuf (tab. II, fig. 22 et suiv.).

Nous ne voyons point, chez les Abiétinées, apparaître des grains de fécule dans le noyau embryonnaire, malgré que le tube pollinique en ait contenu de grandes quantités ; par contre, chez les Cupressinées, où le tube pollinique ne contient point de fécule, le noyau embryonnaire en est surchargé après la fécondation.

J'ai trouvé depuis la cellule du canal, chez le Cycas sphaerica, tout comme chez les Conifères, parfaitement développée.

Son existence est suffisamment prouvée pour les Muscinées et les Cryptogames vasculaires.

Je dois cependant faire remarquer que ce n'est que la cellule du canal, nommée par M. Janczewski cellule ventrale, qui peut être envisagée comme homologue de la cellule du canal chez les Conifères.

« Les cellules du canal, » dit M. Janczewski (1), « ne se trouvent pas exclusivement chez les Cryptogames vasculaires, mais bien aussi chez les Mousses. Elles sont de deux sortes : cellules du col et cellules du ventre du canal. Dans chaque archégone, à quelque plante qu'il appartienne, on ne trouve jamais plus d'une cellule ventrale, cellule-sœur de la cellule embryonnale et dérivant en même temps que cette dernière de la « cellule centrale » agrandie.

» La cellule du col du canal doit être envisagée comme sœur de la cellule centrale (2). »

On a de même observé sur les œufs des Cryptogames inférieures, notamment de plusieurs Algues, des accumulations périphériques d'une substance incolore et on a pu constater qu'une partie de cette substance est expulsée avant la fécondation. Ces masses incolores ont plus d'une fois déjà été comparées aux cellules du canal chez les Cryptogames supérieures, et il paraît que leur existence ne cesse complétement que là où les cellules, s'unissant pour se féconder, cessent d'être différentes, comme c'est le cas dans les soi-disant procédés de copulation.

Chez les Métaspermes (Angiospermes), on a encore été plus d'une fois tenté de comparer, à bon droit je pense,

(1) Bot. Zeitung, 1872, p. 443.

(2) Je partage tout-à-fait cette opinion de M. Janczewski en contradiction avec M. Bauke, Jahrb. f. wiss. Bot. tom. X, p. 80, 1875, qui prétend que la cellule centrale du canal peut aussi se former du col du canal.

l'appareil filamenteux à la cellule du canal (cellule *ventrale* du canal en tout cas) des Cryptogames supérieures. Nous aurions donc acquis, pour tout le règne végétal, des points de ralliement parlant pour l'existence de formations analogues aux cellules du canal, auxquelles je suis tenté de donner partout la même signification.

Mais passons maintenant aux phénomènes qui ont lieu dans le règne animal, phénomènes qui m'ont conduit à entreprendre des recherches sur les plantes, et tâchons de nous rendre compte des rapports qu'il y a entre eux.

Commençons d'abord par une revue critique des publications antérieures très-nombreuses et hélas! très-contradictoires, et essayons, s'il y a lieu, de trouver des points de vue généraux.

On n'est pas d'accord sur le point principal, celui de savoir si le noyau se maintient ou non dans l'œuf animal et, dans le cas où il se maintiendrait, on ne sait pas si c'est en entier ou en partie. Quelle est la partie, se demande-t-on ensuite, qui reste dans l'œuf et quel rapport y a-t-il entre le noyau et les corpuscules de direction.

C'est à M. Hertwig que nous devons les dernières investigations sur ce sujet (1).

Je puis parler en pleine connaissance de cause du travail de M. Hertwig ayant eu l'occasion de voir presque toutes ses préparations. Sa description et ses préparations démontrent qu'il se trouve dans l'intérieur de l'œuf mûr du Toxopneustes lividus (genre d'Oursins) un corps sphérique formé de protoplasme homogène et qui se conserve jusqu'au moment de la fécondation. M. Hertwig désigne ce corps comme noyau ovulaire et voudrait le faire passer pour la tache germinative (nucléole) de la vésicule germinative

(1) Beiträge zur Kentniss der Bildung, Befruchtung und Théilung des Thierischen Eies, tiré à part du premier volume du Jahrbuch für Morphologie de M. Gegenbaur.

(noyau). Il regarde même comme étant fort vraisemblable que, dans le règne animal tout entier, le noyau de l'œuf mûr et apte à la fécondation soit originaire de la tache de la vésicule germinative. Je ne puis partager sur ce point l'opinion de M. Hertwig, surtout parce que je ne réussis pas à la mettre en accord avec les observations d'autres auteurs, et en particulier avec celles de M. Bütschli (1). Je trouve en outre que la preuve définitive de cette opinion n'a pas été fournie par M. Hertwig lui-même et qu'il s'est plutôt basé sur des données négatives.

M. Hertwig conclut à l'identité de la tache germinative et du noyau ovulaire, par la raison que tous deux se montrent identiques dans leur réaction chimique, puis parce qu'ils s'excluent mutuellement dans leur existence ; car, dit-il, quand la vésicule germinative arrivée à la périphérie de l'œuf possède encore sa tache, le noyau ovulaire manque dans l'œuf et réciproquement. Il n'a pu observer directement le passage de la tache de la vésicule germinative dans le vitellus et avoue lui-même (2) que l'on ne peut pas nier d'une manière absolue la possibilité de la dissolution de la tache germinative et de la formation nouvelle du noyau ovulaire.

Si l'on considère en outre que les phénomènes dont il est question ici, se passent déjà à l'intérieur des ovaires et qu'il faut juger de leur continuité d'après des états isolés, on est bien tenté de se demander encore, si la tache germinative de la vésicule centrale est bien identique avec le corps qui lui ressemble dans la vésicule avancée jusqu'à la périphérie. Leur identité a été basée ici sur les mêmes causes qui ont conduit M. Hertwig à admettre l'identité de la prétendue tache germinative périphérique avec le « noyau ovulaire ». M. Hertwig mentionne en outre que la vésicule

(1) Tir. à part. p. 32.
(2) I. c. p. 11.

germinative devenue périphérique a subi certains changements : ainsi elle manque de membrane, mais contient par contre des corpuscules de forme irrégulière, qui ne se trouvaient point dans la vésicule germinative centrale. M. Hertwig explique ceci comme un état de dégénérescence de la vésicule germinative : la tache seule serait restée intacte. Je pense qu'on doit avoir quelques scrupules à admettre cette dernière affirmation, tant qu'elle n'aura pas été mise hors de doute par des observations directes et continues. On peut bien se représenter que ce corps ressemblant à la tache germinative soit le produit d'une nouvelle disposition moléculaire de la masse du noyau. De pareils phénomènes pourraient s'écouler si rapidement que l'on aurait fort peu de chances de les surprendre sur des états isolés. Il n'est de même pas tout-à-fait invraisemblable, jusqu'à preuve contraire, qu'ici aussi certaines parties de ce que M. Hertwig envisage comme tache germinative, soient d'abord expulsées de l'œuf et que nous n'ayons donc devant nous, dans ce corps qui semble pénétrer finalement dans le vitellus, qu'une partie de la masse nucléaire primitive.

Je mentionne toutes ces probabilités pour mettre les opinions de M. Hertwig en accord avec d'autres publications (1).

M. Hertwig base son assertion générale sur une seule observation non continue; contre cette généralisation parlent tout d'abord les publications où la disparition de la tache germinative est décrite.

Ainsi M. de Quatrefages a observé chez le Teredo des œufs fraîchement pondus qui possédaient encore la vésicule et la tache germinative. « Quelques instants après le contact des spermatozoïdes, la tache germinative ne se retrouve

(1) Je me base en ceci, tant que le contraire n'est pas positivement établi, sur les travaux cités dans les dernières publications de M. Oellacher, Archiv f. mikr. Anat. 1872. tom. VIII, p. 1; de M. Flemming, Sitzber. d. K. Acad d. Wiss. in Wien, tom. LXXI, 1875; de M. Fol, Archiv. de zool. expérimentale 1875, tom. IV ; et de M. O. Hertwig, l. c.

plus. On dirait qu'elle se dissout dans la substance de la vésicule[1] » ; cette dernière se montre maintenant comme un espace clair, dont la forme varie à chaque instant sous l'influence des mouvements irréguliers, exécutés par le vitellus. Environ deux heures après, l'on voit un prolongement clair de la vésicule atteindre la surface du vitellus et un globule transparent s'échapper par cette issue.

Tous ces cas, d'après lesquels un corps clair et homogène, sans membranes, est représenté comme vésicule germinative de l'œuf mûr (ainsi par M. Johannes Müller chez l'Entoconcha mirabilis, par M. Leydig chez les Rotateurs, par MM. Koelliker, Gegenbaur et Haeckel chez les Siphonophores, par M. Van Beneden chez le Distomum cignoides, par M. Flemming chez les Naïades, par M. Fol chez les Geryonides et chez les Pteropodes), ne prouvent donc pas forcément la conservation de la tache germinative, mais bien seulement la conservation d'une partie de la masse nucléaire.

Je voudrais également rappeler en cet endroit qu'à l'origine de chaque division d'un noyau cellulaire, sa masse devient homogène et que les nucléoles disparaissent alors en se dissolvant pour reparaître dans les noyaux secondaires quand la formation de ceux-ci est achevée.

La description que M. Hertwig donne des phénomènes qui se passent dans l'œuf des Oursins, ne laisse point de place à l'existence des corpuscules de direction et, quoique je ne puisse dire qu'il est impossible que ces corpuscules manquent chez les Oursins, je dois pourtant rappeler ici qu'ils paraissent être très-généralement répandus dans le règne animal. On les a observés déjà chez les Coelentérés, chez les Mollusques, chez les Vers, les Poissons et les Mammifères. En maint endroit ces corpuscules se montrent en relation évidente avec le même corps clair, ou noyau ovulaire, ue M. Hertwig désigne comme tache germinative ; celle-ci

(1) Ann. de sc. nat. Zool. III sér. tom. XI, 1867, p. 207.

ne pourrait donc pas se conserver en entier dans l'œuf. Ainsi M. Warneck admet, pour les Gastéropodes, que la tache claire s'allonge et se divise en deux moitiés, dont l'une reste au centre, tandis que l'autre arrive à la surface et en sort en partie. M. de Quatrefages a publié des observations analogues sur le Teredo et tout récemment encore M. Fol observa le même fait, de la manière la plus exacte, chez les Ptéropodes.

Chez quelques Nématodes libres, M. Bütschli constata d'abord[1] que, même dans l'ovaire, la tache germinative de l'œuf est souvent très-indistincte et que généralement on ne la reconnaissait plus quand l'œuf est entré dans l'utérus; les contours de la vésicule germinative deviennent alors de même indistincts: elle s'approche de la périphérie du vitellus et semble expulser ici un petit corps sombre et sphéroïdal qui a l'apparence de la ci-devant tache germinative. Dans l'œuf du Cucullanus, M. Bütschli trouva un corps fusiforme qui est bientôt expulsé et qu'il regarda tout d'abord comme étant la tache germinative métamorphosée, mais qu'il dit, dans sa dernière publication, être le noyau tout entier débarrassé de son fluide.

M. Bütschli démontra le premier (ce que nous pouvons voir sur ses figures de Nephelis intercalées dans mes tables) que le noyau de l'œuf prend, avant l'expulsion du corpuscule de direction, la structure d'un noyau cellulaire en voie de division.

Dans sa dernière publication, M. Bütschli[2] est tenté de faire sortir ensuite ce noyau en entier de l'œuf comme corpuscule de direction; l'auteur se trouve par cela même être accord avec les opinions antérieures de MM. Oellacher, Flemming et autres, opinions que nous ne saurions guère concilier avec le fait prouvé par M. Hertwig, que, chez les

(1) l. c. p. 203.
(2) l. c. p. 430

Oursins, une partie de noyau reste définitivement conservée dans l'œuf, ainsi qu'avec nos propres observations sur les œufs des plantes et avec les travaux récents de M. Fol sur les Ptéropodes.

Pour ce dernier cas il est encore prouvé avec évidence, que le noyau de l'œuf se divise et qu'une de ses moitiés est expulsée tandis que l'autre reste dans l'œuf. En se divisant le noyau a dû prendre ici la forme et la structure qui lui est alors propre, ce qui explique suffisamment le fait rapporté par M. Bütschli et se laisse mettre complétement d'accord avec ses opinions, si l'on admet qu'une moitié seulement du fuseau qu'il a observé, est expulsée et que l'autre reste dans l'œuf.

De cette façon on arrive encore à une parfaite concordance pour la formation du canal chez les Conifères.

Si le noyau de l'œuf devient homogène avant d'entrer en cette division, nous trouvons encore ce fait conforme à ce qui a lieu généralement; seulement il paraît que sa moitié qui reste dans l'œuf, ne se différencie pas comme d'ordinaire, mais reste homogène jusqu'au moment de la fécondation.

Chaque fois qu'une expulsion du noyau entier a été signalée, il faut, me semble-t-il, admettre ou bien qu'une partie du noyau, restant dans l'œuf, a passée inaperçue, ou bien que cette partie du noyau, quoique restant dans l'œuf, s'est tellement répandue dans la masse de celui-ci qu'elle n'est plus à constater comme élément morphologique.

A la première de ces hypothèses se rapportent mes propres opinions antérieurement énoncées sur l'absence complète du noyau dans les œufs mûrs du Phallusia (1). La publication de M. Hertwig me poussa à reprendre mes observations sur ces œufs; je les traitai cette fois-ci, d'après la méthode indiquée par cet auteur, par de l'acide osmique et du carmin

(1) Édition allemande, p. 189.

de Beale et je trouvai de même un reste de noyau dans leur intérieur (tab. VIII. fig. 2 et 3). Ce reste de noyau est placé ici tout près de la couche membraneuse, à laquelle il est même souvent accolé ; il est entouré en outre d'une zone un peu plus claire de protoplasme, comme le montrent mes figures. A l'état frais cet organe est entièrement invisible et même, sur des préparations convenablement traitées, on ne le trouve guère qu'en le cherchant d'une manière spéciale.

Voilà donc pourquoi on avait prétendu uniformément jusque-là, que les œufs mûrs des Ascidies n'avaient pas de traces de noyau, et c'est bien encore pour la même raison (comme le prouvent les travaux de MM. Fol [1] et P. E. Müller [2]), que l'on n'avait pas vu de noyaux dans les œufs mûrs des Méduses et des Siphonophores (Kovalewsky, Mecznikow).

A la seconde des hypothèses que j'ai indiquées plus haut et d'après laquelle le reste du noyau se serait reparti dans l'œuf, semblent se rattacher les phénomènes observés chez les Nématodes. M. Bütschli vit chez le Tylenchus, après l'évacuation du corpuscule de direction montrant une si grande ressemblance avec la tache germinative, la masse claire de la vésicule germinative se replonger dans le vitellus ; cette masse s'étalait par contre chez le Cephalobus à l'intérieur ou sur la périphérie du manteau de protoplasme limpide qui forme en ce moment la couche extérieure du vitellus [3].

Je suppose que les cas où une évacuation de la tache germinative a été admise, sans qu'il reste d'autres traces du noyau dans l'œuf, doivent être envisagés comme les cas dans lesquels on a décrit une évacuation ou dissolution du noyau entier. Il est du moins très-vraisemblable que l'on ait regardé ici comme tache germinative ce que, dans

(1) Jenaische Zeitschr. für Med. und Naturwiss. tom. VII, p. 474.
(2) Naturhistorisk Tidsskrift 3. R. 7 F. Kjobenhavn 1871.
(3) l. c. p. 204.

d'autres circonstances, on a nommé le noyau tout entier. Ainsi M. Lovèn admet que quelques œufs pondus de Cardium parvum possédent une vésicule germinative grande comme la moitié de l'œuf avant la fécondation et renfermant encore le nucléole. Cette vésicule change de forme, se ratatine et disparaît, tandis que le nucléole arrive à la surface des vitellus et en sort pour former le corpuscule de direction. MM. Koren et Danielssen décrivent la même chose chez le Buccinum.

Quoiqu'il en soit, M. Hertwig aurait certes de la difficulté à mettre toutes ces données d'accord avec son opinion, d'après laquelle la tache germinative resterait comme telle conservée dans l'œuf.

Je ne dois pas oublier de mentionner ici qu'il existe réellement des opinions qui semblent confirmer celle de M. Hertwig. Il y a en effet des auteurs qui prétendent, comme lui, que la tache germinative se maintient dans l'œuf. MM. Derbes et de Baer l'admettent encore pour les Oursins; M. P. E. Müller (l. c.) pour les Siphonophores; M. Leydig pour le Piscicola, et M. Bischoff pour les Mammifères. Ces assertions perdent pourtant beaucoup de leur force quand nous considérons que, dans aucun des cas cités, il ne s'agit d'observations continues, mais plutôt de conclusions tirées de la ressemblance du corps restant avec la tache germinative.

Si je prends en considération tout ce qui vient d'être dit, je crois pouvoir conclure d'une manière plus que probable qu'une partie de la vésicule germinative persiste dans l'œuf animal sans correspondre pourtant à la tache germinative. Il paraît plutôt que les phénomènes qui se passent dans l'œuf animal, correspondent à ceux de l'œuf végétal, surtout à ceux observés par nous chez les Conifères, où le noyau originaire de l'œuf se partage en deux moitiés dont l'une est expulsée, tandis que la substance de l'autre reste dans l'œuf.

Les travaux récents de M. O. Hertwig jettent une lumière toute nouvelle sur les phénomènes de la fécondation.

Cet observateur habile vit chez les Oursins, cinq à dix minutes après le mélange artificiel des œufs avec le sperme, se montrer dans le vitellus, tout près de sa surface, un petit endroit clair où les grains vitelliens avaient disparu. Tout autour de cet endroit, qui grandit, les granules adjacents prenaient une disposition radiale. Dans la partie dépourvue de granules, un petit corps homogène se laissait bientôt constater. M. Hertwig pense avoir vu, à plusieurs reprises, ce corps se prolonger en une ligne délicate atteignant la périphérie et dépassant celle-ci sous forme d'un fil court et fin traversant l'espace compris entre le vitellus et la membrane de l'œuf. Puis il a vu la figure se rapprocher, avec une célérité appréciable, du centre de l'œuf, vers lequel marchait aussi le noyau ovulaire, quoiqu'avec bien moins de vitesse.

Ce dernier n'est pas entouré le rayons. Les deux corps finissent par se rencontrer et se fondre ; après quoi le nouveau noyau, ainsi produit, est entouré de rayons, qui, en s'étendant de plus en plus, atteignent bientôt de toutes parts la périphérie de l'œuf.

M. Hertwig envisage le petit corps qui se montre à la périphérie comme étant la tête ou le noyau d'un spermatozoïde et le nomme noyau spermatique. Le « noyau de segmentation » serait donc le produit de la copulation de la tache germinative avec le noyau d'un spermatozoïde (1).

J'avais moi-même tout d'abord émis l'opinion que le noyau correspondant au noyau de segmentation de M. Hertwig et que j'ai nommé dans ce livre noyau embryon-

(1) M. P. E. Müller dit, l. c. p. VIII, que la tache germinative est fécondée par le contact des spermatozoïdes. Il reste incertain que les corps qu'il a vus dans ce qu'il nomme cour micropylaire, soient réellement des spermatozoïdes, puisque leur action fécondante n'a pas été constatée.

naire, était, dans l'œuf du Phallusia, formé de la couche membraneuse. Ceci était en rapport avec faits déjà décrits et consistant en ce que le noyau ovulaire, chez le Phallusia, est placé très-près de la périphérie, accolé même souvent à la couche membraneuse (fig. 3. tab. VIII). Maintenant que j'ai pu me convaincre de l'existence d'un tel noyau ovulaire, j'ai bien dû aussi reprendre mes observations sur la formation du noyau embryonnaire. Ici encore je suis arrivé à une concordance complète avec les observations de M. Hertwig.

Le noyau spermatique, qui se montre une heure et demie ou deux heures après le mélange artificiel des produits sexuels, est formé chez le Phallusia tout près de la périphérie. Il se montre du côté externe du noyau ovulaire, entre celui-ci et la couche membraneuse. Le noyau spermatique est immédiatement entouré de protoplasme homogène et de rayons qui en émanent; ce protoplasme homogène passe sur son côté externe directement dans la couche membraneuse et occasionne même un faible renflement de celle-ci en cet endroit (tab. VIII, fig. 4). Le noyau spermatique est de même ici plus petit que le noyau ovulaire; la différence n'est pourtant pas aussi grande que chez le Toxopneustes. Je dois admettre, en me basant sur l'ensemble de mes observations que, dans ce cas également, la fusion a lieu, quoique je n'aie point vu ici les états intermédiaires aussi complétement que M. Hertwig chez les Oursins. Le noyau ovulaire était sans rayons; à quelque distance de la couche membraneuse, j'ai trouvé par contre, dans d'autres préparations artificiellement fixées et colorées, un seul noyau correspondant à peu près en grandeur au noyau ovulaire et au noyau spermatique pris ensemble, entouré de protoplasme homogène et de rayons (fig. 5). J'avais vu jadis sur l'objet vivant comme un corps périphérique, s'entourant de rayons, avancer lentement vers le centre de l'œuf et cela à mesure que ses rayons augmentaient de longueur. Ceci complète, je pense, la description que je viens de donner.

Cette description confirme donc entièrement la découverte de M. Hertwig; seulement je ne puis, comme je l'ai dit déjà, envisager avec lui le noyau ovulaire comme tache germinative ; je crois de même que c'est de la substance du spermatozoïde qu'il s'agit dans l'acte de la fécondation, et non de son noyau, comme tel. Je n'ai pas réussi chez le Phallusia, pas plus que M. Hertwig chez le Toxopneustes, à voir des spermatozoïdes passer la membrane de l'œuf, de même que je n'ai point vu de micropyle dans celle-ci [1]. J'ai remarqué ensuite, chez le Phallusia, que le noyau spermatique, dès que j'ai pu le distinguer, était toujours beaucoup plus grand que la tête d'un de ces spermatozoïdes qui, en nombre indéfini, assiégeaient de toutes parts la membrane de l'œuf. Je crois donc que, pour le Phallusia du moins, il est bien encore permis de se demander, si ce n'est pas par diffusion que la substance des spermatozoïdes traverse la membrane de l'œuf pour se concentrer ensuite dans la formation du noyau spermatique.

Cette hypothèse gagne en vraisemblance par le fait que c'est toujours au même endroit de la périphérie, près du noyau ovulaire que se montre le noyau spermatique et que, malgré cela, il est tout-à-fait impossible de trouver en cet endroit un micropyle dans la membrane de l'œuf. Il est possible par contre que la couche membraneuse de l'œuf, là où se trouve le noyau ovulaire, oppose moins de résistance à l'entrée de la substance spermatique que dans les autres endroits.

Je sais bien qu'il existe des données positives sur l'entrée des spermatozoïdes dans le vitellus; on peut pourtant bien se figurer que là encore il ne s'agit pas de leur noyau, comme tel, mais bien de leur substance.

C'est en faveur de cette dernière manière de voir que parlent encore les phénomènes analogues chez les plantes.

Dans l'œuf des Fougères, pourvu de noyau, on voit le

(1) De même KUPFER, Archiv für mikr. Anat. tom. VI, p. 127.

corps entier du spermatozoïde pénétrer et se dissoudre dans l'œuf. Ce spermatozoïde ne contient certainement pas de corps qu'on puisse envisager comme un nucléus.

Chez les Conifères, la fécondation ne peut avoir autrement lieu que par diffusion. L'extrémité du tube pollinique est finement poreuse, mais les pores sont fermés par de minces membranes. C'est par ces pores que le contenu du tube pollinique pénètre dans l'œuf pour former également ici un corps ayant l'aspect d'un noyau. Cette formation est accompagnée de la dissolution des masses de fécule qui remplissent le tube pollinique et qui doivent passer dans l'œuf sous une autre modification, puisqu'on ne voit plus s'y montrer des grains amylacés. Nous savons déjà que le contenu du tube pollinique se fond ensuite avec le noyau ovulaire.

C'est bien réellement de l'introduction de nouvelles masses nucléaires qu'il s'agit dans la fécondation et ce fait n'est même pas démenti, que je sache, pour les Fougères ; car l'histoire du développement de leur spermatozoïde nous apprend que le noyau de leur cellule-mère est d'abord dissout et que c'est seulement ensuite qu'un spermatozoïde est formé du protoplasme s'amassant à la paroi. Ces parties du contenu cellulaire qui ne servent pas comme substance fécondante, se trouvent rassemblées dans une vésicule centrale que le spermatozoïde prend avec lui, mais qu'il perd toujours avant de pénétrer dans l'œuf.

Je suis donc porté à conclure qu'il s'agit, pour la fécondation des œufs pourvus d'un noyau, de l'introduction de substance nucléaire dans ces œufs, mais qu'il s'agit de cette substance comme élément physiologique et non des noyaux des spermatozoïdes comme éléments morphologiques.

Si nous réfléchissons en outre à ce que M. Hertwig a vu dernièrement chez les Oursins et que j'ai pu constater de même chez le Phallusia, nous seront bien tentés d'admettre que c'est la masse active dominant les divisions cellulaires qui est introduite comme élément masculin dans l'œuf. C'est surtout chez les Oursins qu'on peut très-bien voir la masse aussitôt introduite s'entourer immédiatement de protoplasme homogène et de rayons, qui manquent tous deux autour du noyau ovulaire. Ce dernier s'entoure de rayons dès que le corps rayonnant s'unit à lui. Chez le Phallusia les choses se passent de même que chez les Oursins.

M. Fol a vu dernièrement, chez les Ptéropodes, comme nous l'avons déjà mentionné, une petite « étoile » sortant de l'œuf, comme corpuscule de direction; il nie le rôle pôlaire qu'on avait attribué à ce corpuscule et qui lui a valu son nom; ce rôle lui paraît tout-à-fait nul dans la suite du développement [1] ». Il peut être important pour le vitellus, « dit-il », de se débarrasser de certaines matières devenues superflues et la sortie de ces matières peut avoir lieu en un point déterminé et constant, sans que nous soyons obligés d'y voir autre chose qu'une simple excrétion [2] ». M. Fol propose donc pour ce corpuscule le nom de corpuscule excrété ou corpuscule de rebut. Quoique je sois de même arrivé à admettre que ces corpuscules n'ont point de rôle pôlaire, je continue pourtant à les nommer corpuscules de direction, ce nom étant trop répandu pour qu'on puisse réussir facilement à le changer.

Nous avons envisagé déjà la possibilité que le noyau ovulaire de l'œuf des Nematodes se soit reparti dans l'intérieur du vitellus ou à sa superficie. Les phénomènes de la fécondation qui y ont été observés, semblent confirmer cette possibilité.

M. Auerbach [3] a vu, chez l'Ascaris nigrovenosa et le

(1) l. c. p. 107.
(2) l. c. p. 27.
(3) l. c. p. 203.

Strongylus auricularis, aux deux pôles de l'œuf, près de la superficie, entre les grains sombres du vitellus, se montrer presque simultanément un point lumineux qui, augmentant lentement de volume, devient bientôt une tache claire à contour circulaire. Des nucléoles apparaissent bientôt dans leur intérieur; puis les deux noyaux commencent à marcher, dans la direction du centre de l'œuf, où finalement il se confondent en se rencontrant. M. Hertwig, dans son travail si souvent cité, croit pouvoir admettre qu'il s'agit ici du noyau ovulaire et du noyau spermatique s'unissant ensemble. Je crois pouvoir partager cette manière de voir, dont il dériverait, que le noyau ovulaire est ici nouvellement formé comme le noyau spermatique. C'est du moins ce qui me semble être démontré par la description que donne M. Auerbach. J'ajouterai seulement, que selon ma manière de voir, ce devrait encore être la substance de l'ancien noyau ovulaire repartie dans l'œuf, qui se ramasserait pour former un des deux nouveaux noyaux, à savoir celui qui a la valeur d'un nouveau noyau ovulaire.

Ce que M. Bütschli a vu chez les Nématodes se laisse facilement mettre d'accord avec ce que nous venons d'entendre, même dans les cas où plus de deux noyaux apparaissent simultanément dans l'œuf pour s'unir finalement en un seul. M. Bütschli a émis l'opinion que les nouveaux noyaux sont formés de la substance de la vésicule germinative. Je suis tenté d'admettre pour eux le même développement que chez l'Ascaris et le Strongylus, à savoir qu'il soit en partie formé de la substance spermatique et en partie (un pour le moins à chaque fois) de la substance du noyau ovulaire repartie dans l'œuf.

Chez deux limaçons que M. Bütschli a eu l'occasion d'étudier, le Lymnaeus auricularis et le Succinea Pfeifferi, et surtout chez le premier, il se forme en même temps huit petits noyaux clairs, ou peut-être encore d'avantage, en forme de vésicules; ils sont placés immédiatement au-dessous de l'endroit où se trouvent encore les corpuscules de direction, dans la substance claire protoplasmatique qui s'est rassemblée ici encore avant l'expulsion de ces corpuscules.

Comment le noyau embryonnaire se comporte-t-il après la fécondation ?

Comme j'ai pu le constater chez le Phallusia, ce noyau augmente d'abord de volume, en développant des nucléoles dans son intérieur, puis il devient de nouveau homogène et, je crois en être certain, se différencie ensuite, à commencer par ses deux pôles, en formant ce corps fusiforme avec plaque équatoriale qui nous est si bien connu. C'est dans cet état qu'on reconnaît facilement que le noyau est formé de substances différentes. Les deux pôles du fuseau sont seuls formés de substances attractives, car c'est vers ces pôles que nous voyons converger non seulement les rayons du protoplasme ambiant, mais bien aussi les filaments formés à l'intérieur du noyau. Je dois certes rappeler ici mon observation directe de la différenciation nucléaire dans les cellules vivantes des Spirogyra, où j'ai pu constater avec pleine certitude que les deux pôles nucléaires se montrent tout d'abord et que c'est seulement sous leur influence que s'accomplit la différenciation du reste du noyau. J'ai vu là, pour rappeler les détails, comment, repoussées par les deux pôles, certaines substances fuyant vers le plan équatorial du noyau, s'accumulent sous forme de plaque nucléaire. Derrière les substances fuyantes, on voit la masse restante du noyau formant de minces fils parallèles à la direction du mouvement.

La masse d'attraction aux pôles du noyau est surtout marquée dans les cellules animales, principalement chez l'Unio ; il nous a été facile de constater, combien son volume est minime comparativement au volume du reste de la masse nucléaire. On comprend alors que la masse active introduite par la fécondation puisse être de volume bien moindre que le noyau ovulaire, comme nous l'avons surtout observé dans l'œuf des Oursins.

La masse attractive introduite par la fécondation doit certes, comme le restant de la masse nucléaire, être complétée par assimilation dans les générations futures de noyaux; autrement toutes ces masses nucléaires devraient être bientôt épuisées par les bipartitions continues. Rappelons-nous en outre qu'une partie de la masse nucléaire est chaque fois perdue pour le noyau dans la formation de fils produits par la plaque nucléaire.

Nous ne pouvons guère nous former une idée des forces qui poussent à la dissolution des nucléoles et de la membrane d'un noyau jusque-là inactif; mais, une fois cette dissolution accomplie, on conçoit assez facilement la séparation des masses actives et du restant de la substance du noyau. La question est de nouveau celle de savoir pourquoi une pôlarité se développe en même temps dans ces masses actives et conduit à leur bipartition.

Ces phénomènes ne commencent-ils peut-être pas au moment où la masse active, complétée par assimilation, dépasse un certain volume?

Quoiqu'il en soit, il me semble important d'avoir pu constater une différence dans les substances mêmes qui forment le noyau et d'avoir pu déjà formuler la supposition qu'une de ces substances est surtout introduite par la fécondation.

Mais en quoi consiste alors la fécondation de ces œufs qui à aucun degré de leur développement ne possèdent de noyau? Quand la différence entre l'élément masculin et l'élément féminin est déjà bien accentuée ici, on peut toujours admettre que ce sont encore de nouvelles masses actives que l'élément masculin introduit dans l'œuf. J'ai essayé, dans ce livre, de rendre vraisemblable l'opinion d'après laquelle, dans des cellules typiques sans noyau, la division dépendrait de masses centrales d'attraction, même quand ces masses ne sont point individualisées en noyau.

Il est très-remarquable que les œufs dépourvus de noyau, chez le Vaucheria, se comportent tout comme ceux à noyau chez d'autres Cryptogames et qu'ils expulsent certaines parties de leur substance à l'époque de la conception : chez le Vaucheria aversa ce sont quelques goutes d'huile, chez d'autres Vaucheria, des gouttes de protoplasme.

Là où les cellules qui se fusionnent sont de même valeur, comme dans les cas de copulation typique, par exemple chez le Mucor ou les Spirogyra, un pareil contraste de fonctions ne paraît pas s'être encore développé entre les deux cellules qui s'unissent; chaque cellule donne et reçoit probablement la même chose. Mais je ne puis qu'effleurer toutes ces questions qui devront faire l'objet d'études futures.

Il sera de même de grande importance de faire entrer les faits relatifs aux procédés parthénogénétiques dans le cercle de ces études et de pouvoir constater la manière dont se comporte le noyau ovulaire dans les œufs entrant ne évolution parthénogénétique.

On ne peut guère se former une opinion sur les données qui existent déjà. M. Mecznikoff[1] admet, chez les Aphides, que la vésicule germinative du « pseudovum » perd d'abord sa tache germinative et avance en même temps vers la périphérie. Cette vésicule ne disparaîtrait à aucun état de développement et entrerait ensuite en partage. D'après cette description, la vésicule germinative se serait donc changée, comme dans d'autres œufs, en un corps homogène ; celui-ci pourtant serait entré en partage sans l'introduction de nou-

(1) Siebold et Kœlliker, Zeitschr. f. Zool. tom. XVI. p. 438.

velles masses d'action. Je dois ajouter que les phénomènes, ainsi décrits, n'ont pu être poursuivis d'une manière continue, mais ont dû être combinés d'après des phases isolées de développement. En outre, M. le Dr Bütschli a eu la bonté de me communiquer que, contrairement à la description de M. Mecznikoff, il a vu disparaître ici le noyau ovulaire (1). Chez le Lacinularia socialis, genre de Rotateurs, chez lequel M. Flemming suppose un développement parthénogénétique, cet auteur croit de même devoir admettre une expulsion du corpuscule de direction (2). M. Bütschli n'a par contre pu trouver de corpuscule de direction ni chez les Aphides, ni chez les œufs produits en été par les Rotateurs.

Je touche à une dernière question, à celle de savoir quel rapport il y a entre l'expulsion des corpuscules de direction, là où cette expulsion est prouvée, et le phénomène même de la fécondation.

Chez les plantes, la cellule du canal, qui correspond selon moi au corpuscule de direction, est formée sans participation aucune de l'élément masculin; il ne paraît pas en être toujours de même pour les corpuscules de direction des œufs d'animaux. Ainsi M. Oellacher admet d'une part que, chez la truite, le contenu de la vésicule germinative est expulsé de l'œuf avant la fécondation; par contre, M. Bütschli est tenté de croire, comme il me l'a écrit, que l'expulsion du corpuscule de direction dépend de la fécondation. Les figures de M. Bütschli, que j'ai intercalées dans ma table VII, semblent prouver en effet que, chez le Nephelis, les choses se passent réellement ainsi. Chez les Ptéropodes, comme la description de M. Fol paraît le démontrer, la fécondation et l'expulsion des corpuscules qui la suit, sont

(1) Voir aussi Lubbock, On the ova and pseudova of Insects. Phil. Trans. 1859, p. 360.
(2) l. c. p. 102.

séparées par un laps de temps considérable. S'il y a des corpuscules évacués chez le Phallusia, ceci devrait par contre nécessairement avoir lieu un laps de temps considérable avant la fécondation ; du moins ne peut on, pendant la fécondation, remarquer rien de semblable.

Je crois après tout que des différences peuvent exister sous ce rapport même chez les animaux et je rappelle en même temps quelques exemples de faits analogues observés dans le règne végétal et parlant en faveur de cette opinion. Ainsi les ovules, qui en général sont formés sans l'action des grains de pollen, attendent dans certains cas pour mûrir, par exemple chez les Orchidées, que ce pollen ait agi sur le stigmate, et restent inachevés si la pollinisation n'a pas lieu (1). Dans la plupart des cas, les ovules ne continuent point à se développer si la fécondation manque ; dans certaines plantes pourtant, chez les Cycadées et les Gnétacées par exemple, ils acquièrent la structure interne et externe des graines fertiles : l'embryon seul y manque.

(1) Voir Hofmeister, Allg. Morphol. p. 637.

EXPLICATION DES FIGURES.

EXPLICATION DES FIGURES.

TABLE I.

(Toutes les figures de cette table et de la suivante sont faites d'après des préparations conservées dans l'alcool, sauf indication contraire.)

Fig. 1—12. *Ephedra altissima*.

Fig. 1. Coupe longitudinale d'une fleur au moment de la pollinisation. Bl : périanthe ; Fr : ovaire ; I : intégument se terminant en un col étroit ; Kk : nucelle creusé à sa partie supérieure pour recevoir les grains de pollen ; E : sac embryonnaire rempli d'endosperme (prothallium) ; Ar : deux archégones renfermant un œuf. Gross. 9 fois.

Fig. 2. Un œuf isolé avant sa maturité avec le noyau ovulaire N et la cellule du canal Kz. Gross. 100.

Fig. 3. Un œuf mûr isolé. Gross. 100.

Fig. 4. Œuf isolé avec boyau pollinique. Gross. 100.

Fig. 5 et 6. Œufs isolés montrant la dissolution de leur noyau embryonnaire et de leur cellule du canal. Gross. 100.

Fig. 7. a. et b. Le même œuf grossi en a 100 fois et en b 250 fois, montrant la formation libre de cellules.

Fig. 8. Un œuf plus âgé encore, montrant le développement ultérieur des cellules libres. Gross. 250 fois.

Fig. 9. Etat plus avancé encore : la cellule inférieure représentée par la figure s'est déjà entourée d'une membrane. Gross. 250 fois.

Fig. 10. Une seule des cellules nées par formation libre. Gross. 250 fois.

Fig. 11. Un cas anormal. L'œuf traversé par des canaux qui entourent chaque ébauche de cellules. Gross. 250 fois.

Fig. 12. Les cellules s'accroissent hors de l'œuf sous forme de boyaux et sont déjà partiellement divisées à leur extrémité. Gross. 100 fois.

Fig. 13 et 14. *Ginkgo liloba.*

Fig. 13. Un œuf avec les noyaux librement formés dans son intérieur. Autour de chaque noyau une zone claire. Gross. 100 fois.

Fig. 14. Une petite portion du protoplasme de l'œuf figuré ci-dessus. Gross. 600 fois.

Table II.

Fig. 15—28 et 31. *Picea vulgaris.*

Fig. 29 et 30. *Pinus silvestris.*

Fig. 15. Coupe longitudinale d'une fleur au moment de la fécondation. S : écaille; Fr : ovaire; Kk : le nucelle nu; Kw : l'extrémité du nucelle, espèce de papille sur laquelle se trouvent les graines de pollen (Pk.), qui ont poussé leurs boyaux (Pl) à travers le nucelle. Un de ces boyaux a déjà, en passant par le sommet du sac embryonnaire (E), pénétré dans l'archégone jusqu'à l'œuf (Ei). Gross. 9 fois.

Fig. 16. Œuf isolé. N : noyau nucléaire; Kz : cellule du canal. Gross. 100 fois.

Fig. 17. Une petite portion du protoplasme d'un œuf apte à être fécondé. La fig. 17 a ne montre que les compartiments du protoplasme; la fig. 17 b montre aussi les vacuoles. Gross. 600 fois.

Fig. 18. Extrémité du boyau pollinique dans l'œuf, après la fécondation. Gross. 600 fois.

Fig. 19. Un œuf dont le noyau embryonnaire se dissout. Gross. 100 fois.

Fig. 20. Coupe longitudinale d'un œuf montrant la masse du noyau embryonnaire qui se dispose d'une manière rayonnante. Gross. 100 fois.

Fig. 21. Coupe longitudinale d'un autre œuf dont la masse nucléaire se dispose d'une manière contournée. Gross. 100 fois.

Fig. 22. Les quatre noyaux apparaissent simultanément dans le sommet de l'œuf. Le sommet un peu relevé pour permettre de voir à la fois l'emplacement des quatre noyaux. Gross. 250 fois.

Fig. 23. Une disposition analogue à la précédente, vue en a sur la coupe transversale optique et en b. vue d'en haut. Gross. 250 fois.

Fig. 24. Une petite portion de protoplasme d'un œuf, aussitôt après la délimitation des quatre noyaux inférieurs. Gross. 600 fois..

Fig. 25. Une anomalie : les quatre noyaux éparpillés dans la masse de l'œuf. Gross. 100 fois.

Fig. 26. Les noyaux librement produits, d'une manière anormale, essayent de se diviser. Gross. 250 fois.

Fig. 27. Préludes de la division dans les noyaux des ébauches embryonnaires formées de quatre cellules et placées dans l'extrémité supérieure de l'œuf. Le noyau à gauche montre un degré un peu plus avancé que celui de droite. Dans ce dernier, la plaque nucléaire est encore entière, dans le noyau à gauche elle est déjà clivée. Gross. 250 fois.

Fig, 28. Un état plus avancé que dans la fig. 27. Les plaques cellulaires se dessinent déjà à l'équateur entre les nouveaux noyaux en voie de formation. Gross. 250 fois.

Fig. 29. La formation des nouveaux noyaux vient de se terminer. Les plaques cellulaires sont plus marquées. Gross. 250 fois.

Fig. 30. La membrane de cellulose déjà sécrétée au milieu de la plaque de la cellule. Gross. 250 fois.

Fig. 31. Etat plus avancé de développement. L'ébauche embryonnaire déjà formée de douze cellules placées en trois étages superposés. Gross. 250 fois.

TABLE III.

(Toutes les figures grossies 600 fois.)

Fig. 1—27. *Spirogyra orthospira.*

Fig. 1. Un noyau.
Fig. 2. Un noyau devenu plus large.
Fig. 3. État analogue. (Préparation à l'alcool.)
Fig. 4. Dissolution des nucléoles. (Pr. alc.)
Fig. 5. Noyau après la dissolution des nucléoles. (Pr. alc.)

Fig. 6. Formation des stries transversales et de la plaque nucléaire, (Pr. alc.)

Fig. 7. État analogue. Le protoplasme commence à s'amasser sous forme d'un anneau à la périphérie de la cellule. (Pr. alc.)

Fig. 8. Accumulation de protoplasme granuleux aux deux pôles du noyau, qui a pris la forme d'un tonneau. Une série de points sombres se dessine au milieu de la plaque du noyau. (Pr. alc.)

Fig. 9. Un état un peu plus avancé que celui de la fig. 8. Les points marqués plus distinctement au milieu de la plaque nucléaire. (Prép. alc.)

Fig. 10. Le noyau s'allonge davantage : les deux moitiés de la plaque commençent à s'écarter l'une de l'autre. (Prép. alc.)

Fig. 11. Écartement plus considérable des deux demi-plaques ; fils tendus entre elles ; commencement de formation de la cloison transversale. (Prép. alc.)

Fig. 12. Degré plus avancé de développement que dans la figure précédente. (Prép. alc.)

Fig. 13. Un noyau très-élargi.

Fig. 14. Les deux demi-noyaux 6 minutes après le commencement de l'écartement. Une accumulation de granules entre eux.

Fig. 15. 8 minutes après le commencement de cet écartement. Les fils intérieurs brisés et retirés ; les fils périphériques conservés. Les moitiés du noyau devenant des disques solides.

Fig. 16. 14 minutes après le commencement de l'écartement.

Fig. 17. L'état suivant de développement, mais pris dans une autre cellule que les figures 13-16.

Fig. 18. Un état de développement correspondant à la fig. 14, en dessous duquel on peut voir une partie de la paroi latérale de la cellule en coupe optique, et montrant la genèse de la cloison transversale.

Fig. 19. L'état qui suit celui de la figure précédente, observé 10 minutes plus tard sur le même objet. L'agglomération médiane des grains entre les deux demi-noyaux y est plus forte qu'à l'ordinaire.

Fig. 20. L'état de développement suivant dessiné 10 minutes plus tard que la figure 19. Une partie de la paroi latérale montre la formation de la cloison latérale.

Fig. 21. La même préparation 20 minutes plus tard, montrant de même une partie de la paroi latérale. Les noyaux déjà formés.

Fig. 22. 5 minutes plus tard. Première apparition des nucléoles, qui sont formés en pluralité.

Fig. 23. 20 minutes plus tard. L'accroissement d'un des nucléoles et la disparition des autres.

Fig. 24. Encore 22 minutes plus tard. Les fils périphériques atteignent la couche étranglée de chlorophylle.

Fig. 25. Un état de développement analogue au précédent pris dans une autre cellule.

Fig. 26. L'anneau protoplasmatique fondu en une plaque centrale; la cloison presque terminée, les noyaux complétement développés.

Fig. 27. La division vient d'être terminée. Les restes non employés de la plaque granuleuse avançant vers les noyaux. Ces derniers occupant encore une position quelque peu excentrique.

Table IV.

(Toutes les figures, à l'exception de la fig. 39, grossies 600 fois.)

Fig. 28-33. *Spirogyra nitida.*

Fig. 28. La superficie d'une cellule au commencement de la formation de la cloison.

Fig. 29. État avancé de division, correspondant à la fig. 24.

Fig. 30. État plus avancé encore.

Fig. 31. Fusion de l'anneau protoplasmatique en une plaque, très-développée chez cette espèce.

Fig. 32. La cloison achevée vue dans le plan d'insertion; les bandes de chlorophylle tranchées.

Fig. 33. La formation de la cloison vient d'être terminée; la masse non employée de la plaque protoplasmatique avance vers les noyaux.

Fig. 34-37. *Spirogyra orthospira.*

Fig. 34. Morceaux de la paroi latérale montrant l'insertion d'une jeune (a) et d'une vieille (b) cloison.

Fig. 35. Deux cellules séparées depuis peu l'une de l'autre, l'une d'elle pourvue de la chape.

Fig. 36. Disque médian de la cloison transversale complétement isolée.

Fig. 37. La face terminale d'une cellule en forte activité de croissance. La couche membraneuse montre une structure radiale en bâtonnets,

Fig. 38. *Ulothrix.*

Fig. 38. Groupe de cellules prises dans un fil mort.

Fig. 39-40. *Oedogonium tumidulum.*

(Principalement d'après des préparations fixées par l'alcool.)

Fig. 39. Première ébauche de l'anneau. Gross. 900 fois.
Fig. 40. Ébauche de l'anneau un peu plus avancée.
Fig. 41. Un anneau terminé.
Fig. 42. Anneau resté clos, enfoui dans les couches d'épaissement de la paroi cellulaire.
Fig. 43. La masse de l'anneau à moitié étendue ; première ébauche de la cloison.
Fig. 44. La jeune cloison transversale à contours plus nets.
Fig. 45. La masse de l'anneau à peu près complétement étendue ; la jeune cloison dans sa position définitive à l'embouchure de la gaîne, fixée au bord inférieur de la partie membraneuse, nouvellement insérée.
Fig. 46. Une cloison un peu plus âgée encore et rompue par compression artificielle.
Fig. 47. Un anneau à demi étendu, resté dans cet état de développement et fortement épaissi.
Fig. 48 et 49. Groupe de chapes traitées par de l'acide sulfurique concentré ; les chapes plus ou moins détachées les unes des autres.

TABLE V.

(Toutes les figures grossies 600 fois.)

Fig. 1-4. *Cladophora.*

Fig. 1. Cellule pauvre en contenu de Cladophora fracta, montrant des corps protoplasmatiques (ponctués) ressemblant à des noyaux cellulaires.
Fig. 2. État de division relativement jeune chez le Cladophora fracta. Courants établis entre la paroi et le bord interne de la cloison ; étranglements apparents de la couche membraneuse.
Fig. 3. État de division plus avancé chez la même plante. Dans l'anneau en masse fluide et incolore, on voit des courants protoplasmatiques irrégulièrement anastomosés.
Fig. 4. Un état de la division chez le Cladophora glomerata.

Fig. 5-16. *Phaseolus multiflorus.*

(D'après des préparations conservées dans l'alcool.)

Fig. 5. Première ébauche d'une cellule de l'endosperme, à noyau cellulaire encore ponctiforme, formée dans la partie lâche de la couche protoplasmatique pariétale du sac embryonnaire.

Fig. 6, 7, 8-11. États de développement consécutifs de ces mêmes cellules.

Fig. 8. Ébauches cellulaires prises dans la partie dense du protoplasme pariétal à proximité du micropyle.

Fig. 12. Deux ébauches cellulaires formées si près l'une de l'autre que leurs zones s'unissent.

Fig. 13-14-15. États ultérieurs de développements avancés.

Fig. 16. Réunion en tissu cellulaire.

Fig. 17-25. *Phaseolus multiflorus.*

(D'après des préparations conservées dans l'alcool.)

Fig. 17. Quatre cellules prises dans le jeune endosperme.

Fig. 18. Différenciation du noyau cellulaire en stries et formation de sa plaque.

Fig. 19. Écartement des deux demi-noyaux.

Fig. 20 et 21. La cloison commence à se former circulairement, à partir de la paroi; la plaque cellulaire n'est pas encore développée dans les fils nucléaires.

Fig. 22-25. La formation de la cloison et le rapprochement des nouveaux noyaux vers cette cloison continuent à progresser.

Fig. 26-28. *Ginkgo biloba.*

(D'après des préparations conservées dans l'alcool.)

Fig. 26. Différenciation du noyau cellulaire en stries et formation de sa plaque.

Fig. 27 et 28. États suivants du développement des nouveaux noyaux et ébauche circulaire de la cloison.

Fig. 29-33. *Pinus silvestris.*

(D'après des préparations conservées dans l'alcool.)

Fig. 29. Quelques cellules prises dans le cambium (pousse d'un an) en coupe transversale. Le noyau, visible dans la cellule médiane de la rangée inférieure, est en voie de division,

Fig. 30. Cellules cambiales sur la coupe longitudinale radiale; un noyau en partage.

Fig. 31. Coupe transversale rendue comme sur la fig. 29.

Fig. 32. Partie d'une fibre ligneuse un plus âgée sur une coupe longitudinale et radiale, avec noyau.

Fig. 33. Cellules du rayon médullaire sur une coupe longitudinale radiale; dans deux de ces cellules les noyaux en partage.

Fig. 34-37. *Tradescantia virginica.*

(D'après des préparations conservées dans l'alcool.)

Fig. 34. Les quatre cellules supérieures d'un poil pris sur les étamines. La cellule terminale en partage; les deux cellules inférieures formées depuis peu par division d'une cellule-mère.

Fig. 35, 36 et 37. États consécutifs de developpement. Dans la fig. 35 état strié avec plaque nucléaire. Fig. 36 et 37 (chaque fois troisième cellule du sommet des poils) formation des nouveaux noyaux : dans la fig. 36 avant l'ébauche de la plaque cellulaire et dans la fig. 37 après sa formation.

Fig. 38 et 39. *Iris pumila.*

Fig. 38. Épiderme très-jeune montrant la formation des cellules-mères des stomates.

Fig. 39. État suivant la formation des cellules-mères des stomates.

TABLE VI.

(Toutes les figures grossies 600 fois.)

Fig. 40-50. *Iris pumila.*

(D'après les préparations conservées dans l'alcool.)

Fig. 40. Une jeune cellule-mère avant la division.

Fig. 41 et 42. Différenciation striée du noyau cellulaire et formation de la plaque nucléaire.

Fig. 43. Écartement des deux demi-noyaux.

Fig. 44-47. États suivants. Individualisation des nouveaux noyaux.

Fig. 48, Formation de la plaque cellulaire,

Fig. 49 et 50. Division terminée,

Fig. 51-68. *Allium narcissiflorum.*

(D'après des préparations conservées dans l'alcool.)

Fig. 51. Cellule-mère du pollen avant leur séparation.

Fig. 52, 53 et 55. Différenciation striée du noyau et formation de la plaque nucléaire.

Fig. 54 et 56. Plaque nucléaire vue d'en haut, composée dans la fig. 54 de grains isolés, et dans la fig. 56 formant une plaque continue.

Fig. 57-61. Scission de la plaque nucléaire; écartement de ses deux segments et différenciation des noyaux secondaires.

Fig. 62-64. Formation de la plaque cellulaire et de la membrane de cellulose.

Fig. 65-66. Division des cellules-sœurs.

Fig. 67-68. Division terminée de ces dernières; en croix (67) ou dans un plan (68).

Fig. 69. *Anthericum ramosum.*

(D'après des préparations conservées dans l'alcool.)

Fig. 69. État de division presque terminée de la cellule-mère du pollen. Scission de la plaque cellulaire à l'intérieur des fils nucléaires.

Fig. 70-78. *Tropaeolum majus.*

(D'après des préparations conservées dans l'alcool.)

Fig. 70. Les cellules-mères sporifiques pendant la séparation.

Fig. 71. Après la séparation.

Fig. 72. Différenciation striée du noyau et formation de la plaque nucléaire.

Fig. 73. Plaque nucléaire vue d'en haut.

Fig. 74-76. Écartement des segments de la plaque nucléaire et formation des noyaux secondaires.

Fig. 77. Formation de la plaque cellulaire.

Fig. 78-80. Division des noyaux cellulaires secondaires en deux cotés de la plaque cellulaire primaire; arrangement tétraédrique des noyaux cellulaires tertiaires.

Fig. 81. Formation de lisières aux parois latérales de la cellule-mère.

Fig. 82. La formation des cloisons terminée.

Fig. 83. Naissance des membranes propres aux grains de pollen.

Fig. 84. *Cucumis saturis.*

(D'après des préparations conservées dans l'alcool.)

Fig. 84. État de division après la formation terminée des noyaux tertiaires, de toutes les plaques cellulaires, et de lisières saillantes à la paroi latérale de la cellule-mère.

Fig. 85-100. *Psilotum triquetrum.*

(D'après des préparations conservées dans l'alcool.)

Fig. 85. Cellule-mère des spores libre et arrondie.

Fig. 86. Différenciation striée du noyau cellulaire et formation de la plaque nucléaire.

Fig. 87. Cette dernière vue d'en haut.

Fig. 88 et 89. Formation des noyaux cellulaires secondaires et de la plaque cellulaire primaire.

Fig. 90. Préludes de division des noyaux cellulaires secondaires sur le même plan.

Fig. 91. Les pôles de deux noyaux pareils vus d'en haut.

Fig. 92. Un état pareil vu de profil.

Fig. 93 et 94. État de division des noyaux cellulaires secondaires et formation des plaques cellulaires, dans le même plan.

Fig. 95. Dans l'ordre tétraédrique.

Fig. 96-99. États suivants de développement, sur le même plan, vus de profil (96, 97, 99), vus d'en haut (98).

Fig. 100. Spores mûres vues de côté, encore réunies, mais après la dissolution presque accomplie de la paroi de la cellule-mère.

Fig. 101-120. *Equisetum limosum.*

(D'après des préparations conservées dans l'alcool.)

Fig. 101. Quatre cellules-mères des spores formées, d'une cellule commune et encore réunies.

Fig. 102-104. Différenciation striée du noyau cellulaire et formation de plaque nucléaire.

Fig. 105-107. Écartement des deux segments de la plaque nucléaire et formation des deux noyaux cellulaires secondaires.

Fig. 108. Différenciation achevée des noyaux cellulaires secondaires.

Fig. 109 et 110. Formation de la plaque cellulaire.

Fig. 111-114. Répétition du procédé de division dans les cellules-filles; arrangemement tétraédrique des noyaux cellulaires tertiaires.

Fig. 115 et 116. Formation des cloisons de cellulose.

Fig. 117 et 118. Séparation des jeunes spores.

Fig. 119. Une jeune spore encore nue.

Fig. 120. Une spore un peu plus âgée entourée d'une mince membrane de cellulose.

Table VII.

Fig. 1-8. *Isoëtes Durieui.*

(D'après des préparations conservées dans l'alcool.)

(Toutes les figures grossies 600 fois.)

Fig. 1. Cellule-mère des macrospores avant le commencement de la division.

Fig. 2. Après la division binaire de la substance protoplasmatique qui s'était assemblée près du noyau primaire.

Fig. 3. La division tétraédrique de la substance protoplasmatique est terminée; la dissolution du noyau primaire vient d'avoir lieu; la formation des plaques cellulaires commence

Fig. 4 et 5. Le noyau est formé par le protoplasme du côté du groupe des grains d'amidon.

Fig. 6. Après la formation des noyaux et des plaques cellulaires.

Fig. 7 et 8. Après la formation des cloisons de cellulose.

Fig. 9-11. *Picea vulgaris.*

(D'après des préparations conservées dans l'alcool.)

Fig. 9a. Œuf au moment de la fécondation, avec le corps fusiforme dans son intérieur. Gross. 100 fois.

Fig. 9b. Le corps fusiforme. Gross. 250 fois.

Fig. 10. Œuf avec le restant du noyau ovulaire et le noyau spermatique. Gross. 100 fois.

Fig. 11. Œuf au moment de la fusion des deux noyaux.

Fig. 12-14. *Nephelis.*

(D'après les dessins de M. Bütschli.)

Fig. 12-14. États successifs des œufs au moment de la fécondation, montrant l'expulsion du fuseau et l'entrée du noyau spermatique.

Fig. 15-21. *Unio pictorum.*

(D'après des préparations traitées par l'acide chromique.)

(Toutes les figures grossies 600 fois.)

Fig. 15. Deux cellules en repos prises dans une ébauche embryonnaire. Noyaux avec nucléoles.

Fig. 16 et 17. Cellules avec noyaux différenciées en forme de fuseaux.

Fig. 18. Noyau différencié en forme de fuseau vu debout; a image d'un des pôles; b de la plaque nucléaire.

Fig. 19. Commencement de l'écartement des segments de la plaque nucléaire.

Fig. 20. État plus avancé de cet écartement; les pôles du noyau aplatis. Commencement de division du plasme cellulaire.

Fig. 21. État de division encore plus avancé au moment où la différenciation définitive des nouveaux noyaux commence.

Table VIII.

Fig. 1-13. *Phallusia mamillata.*

(Fig. 2-13 d'après des préparations traitées par de l'acide osmique et colorées ensuite avec du carmin de Beale.)

Fig. 1. Œuf mûr, en vie, et non fécondé. gross. 250 fois.

Fig. 2 et 3. Montrant la position du restant nucléaire dans l'œuf. Gross. 600 fois.

Fig. 4. Procédé de la fécondation. Entrée du noyau spermatique. Grossi 600 fois.

Fig. 5. Noyau embryonnaire entouré de rayons. Gross. 600 fois.

Fig. 6. Le même noyau différencié en forme de fuseau. Grossi 600 fois.

Fig. 7-9. Division du noyau et de l'œuf entier. Différenciation des nouveaux noyaux. Gross. 600 fois.

Fig. 10. Division binaire de l'œuf terminée. Gross. 250 fois.

Fig. 11. Différenciation en fuseau des noyaux dans les deux cellules. Gross. 600 fois.

Fig. 12 et 13. Œufs partagés en quatre, montrant le développement définitif des noyaux.

Fig. 14 et 15. *Blatta germanica.*

(D'après les dessins de M. Bütschli.)

Fig. 14. Une cellule-mère des spermatozoïdes; le noyau différencié en fuseau avec plaque nucléaire encore non clivée.

Fig. 15. Avec plaque nucléaire clivée.

Fig. 16 et 17. *Nephelis.*

(D'après les dessins de M. Bütschli.)

Fig. 16 et 17. Œufs en segmentation.

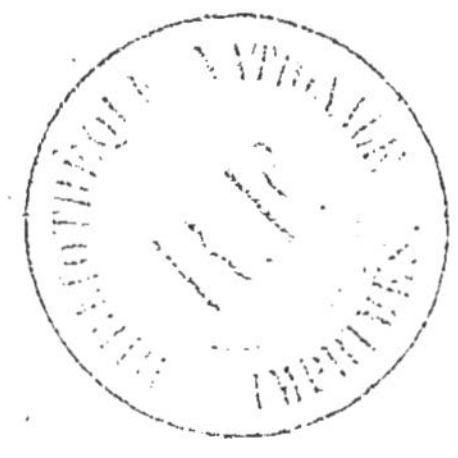

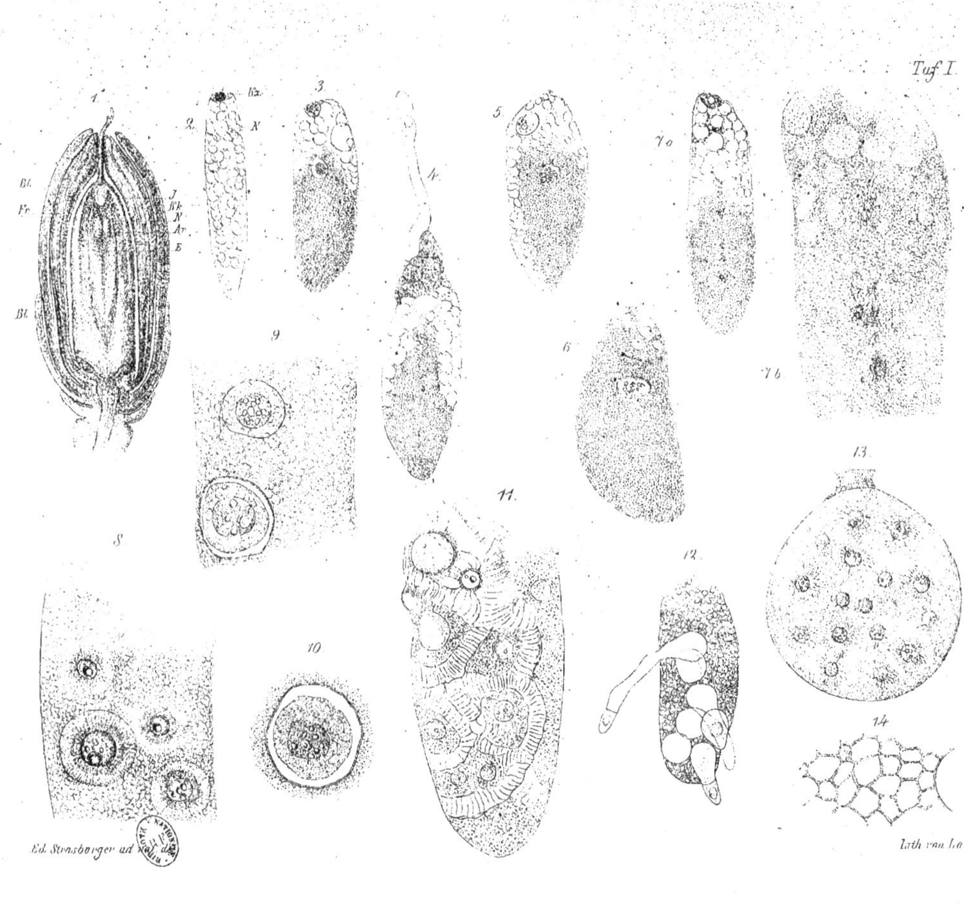
Taf. I.
Bl.
Fr.
J
Rk
N
Ar
E
Ed. Strasburger ad nat. del.
lith. van Laue

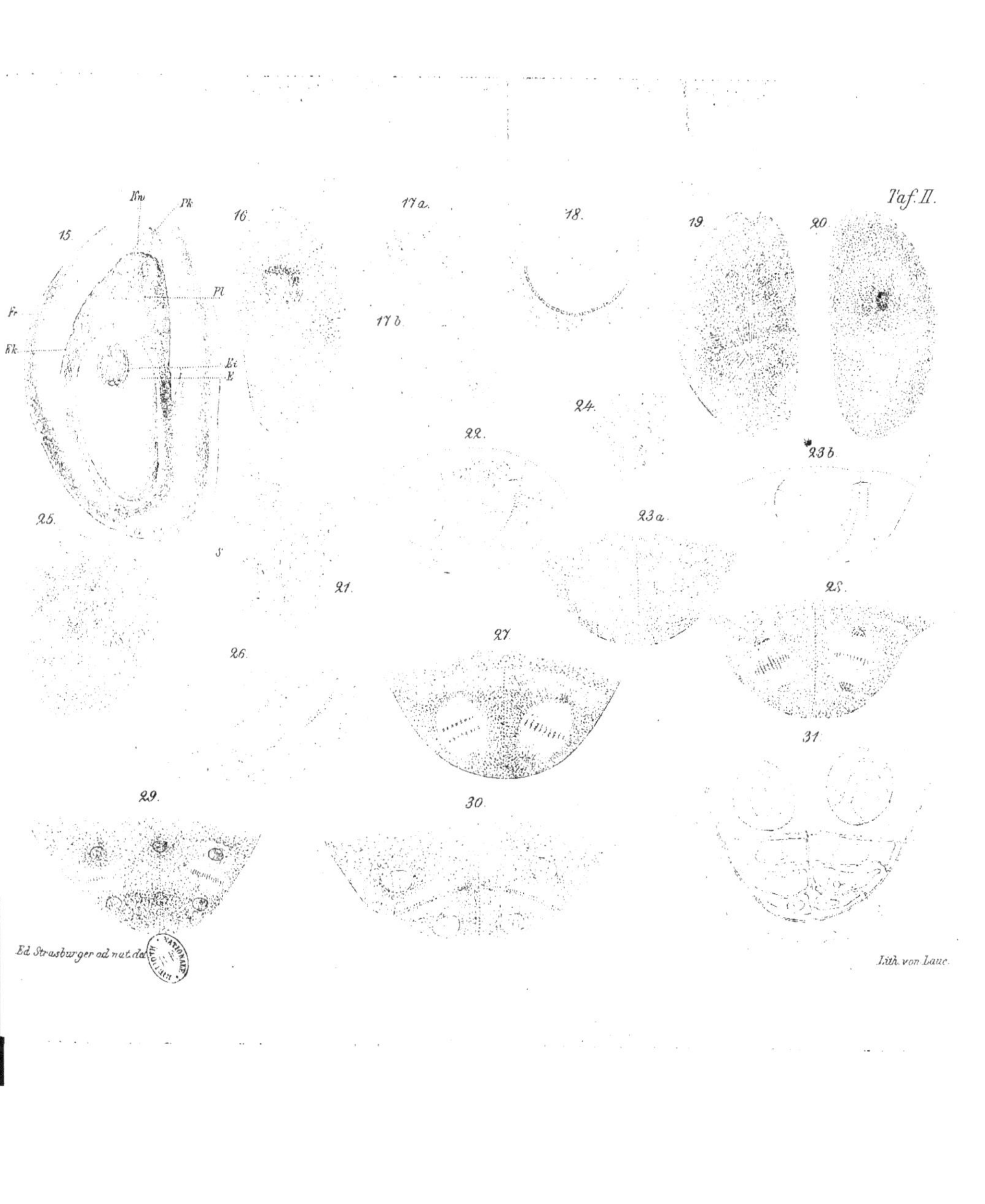
Taf. II.
Kn
Pk
Pl
Fr
Kk
Ei
E
S
Ed Strasburger ad nat. del.
Lith. von Laue.

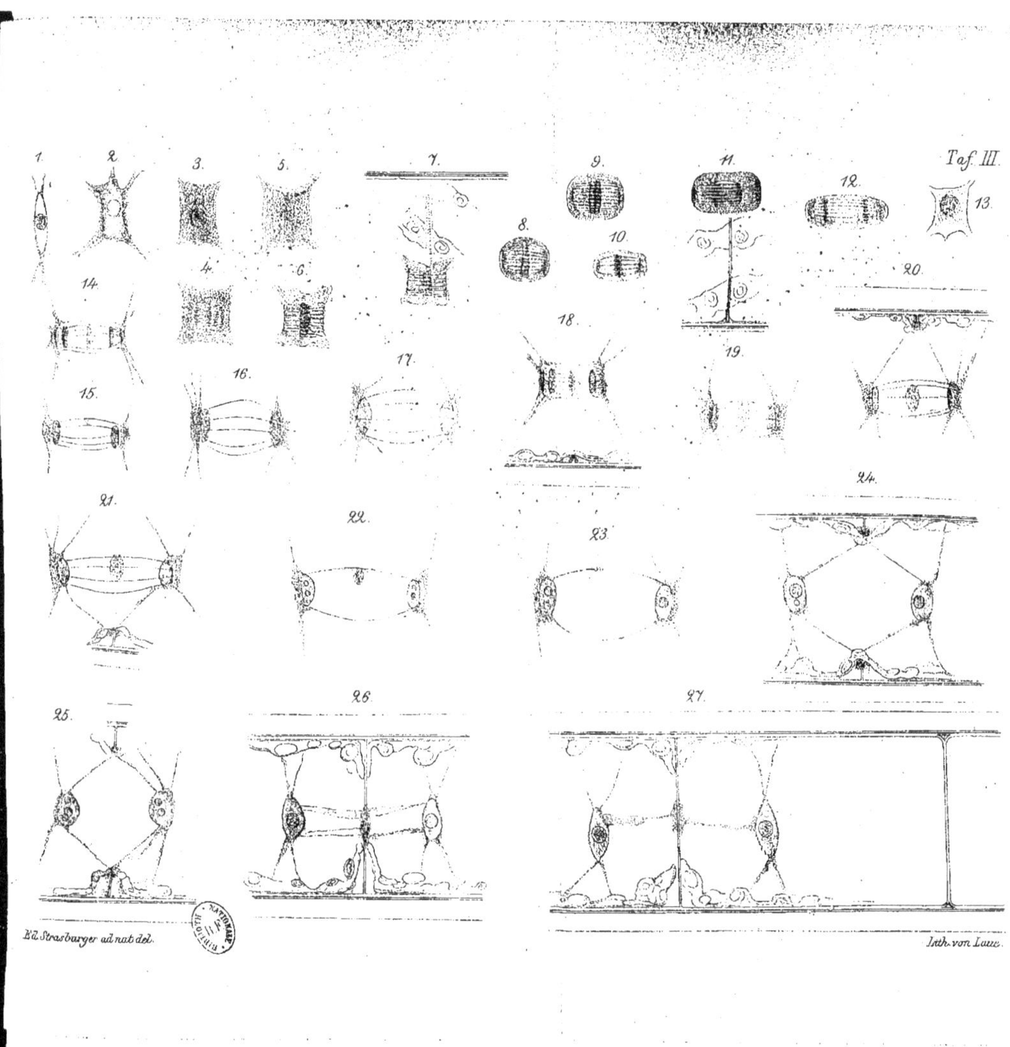
Taf. III.
Ed. Strasburger ad nat. del.
Lith. von Laue.

Taf. IV.

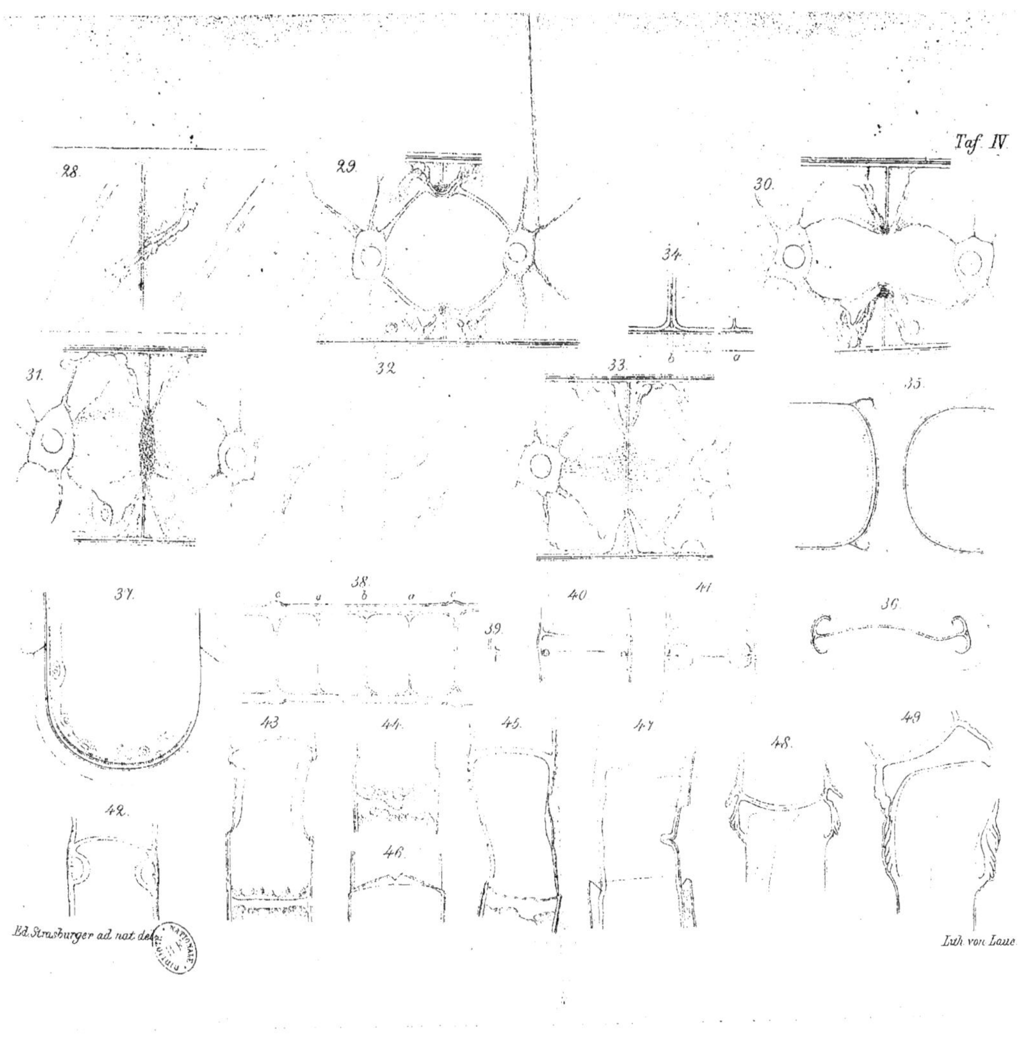

Ed. Strasburger ad nat. del.

Lith. von Laue.

Taf. V.

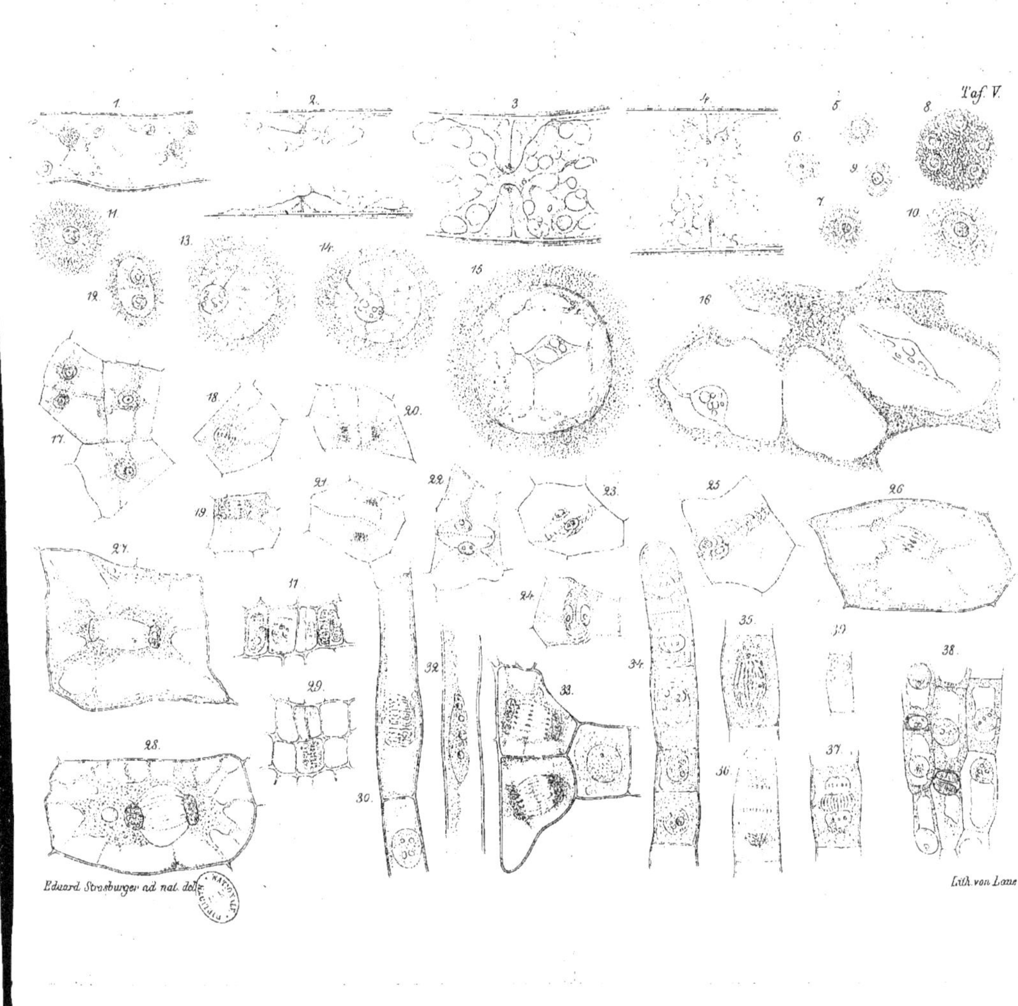

Eduard Strasburger ad nat. del.

Lith. von Laue.

Taf. VI.

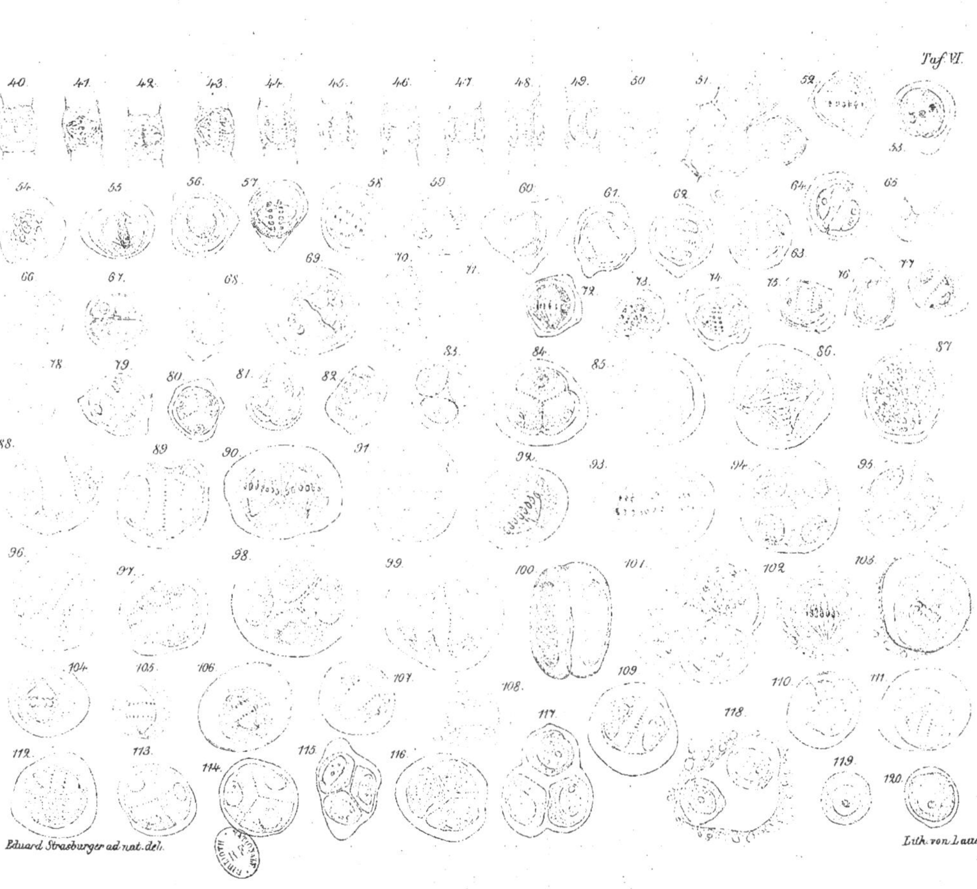

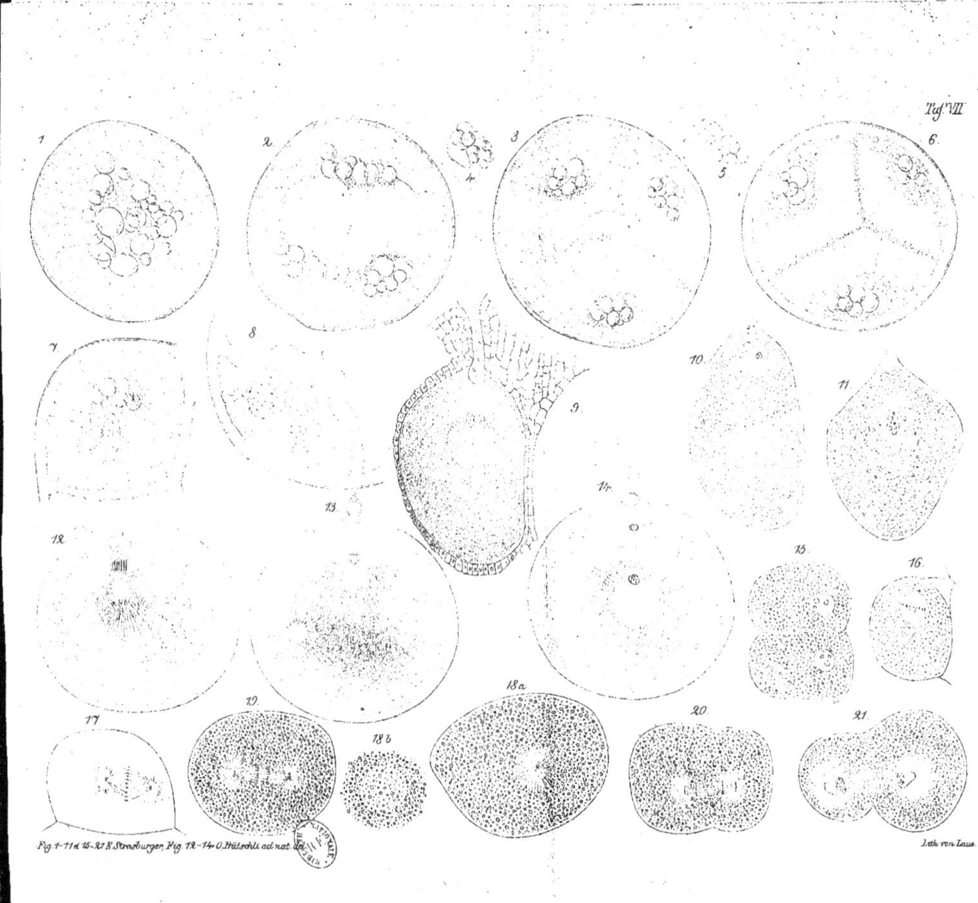

Fig. 1-11 u. 15-21 E. Strasburger, Fig. 12-14 O. Bütschli ad nat. del.

Lith von Laue

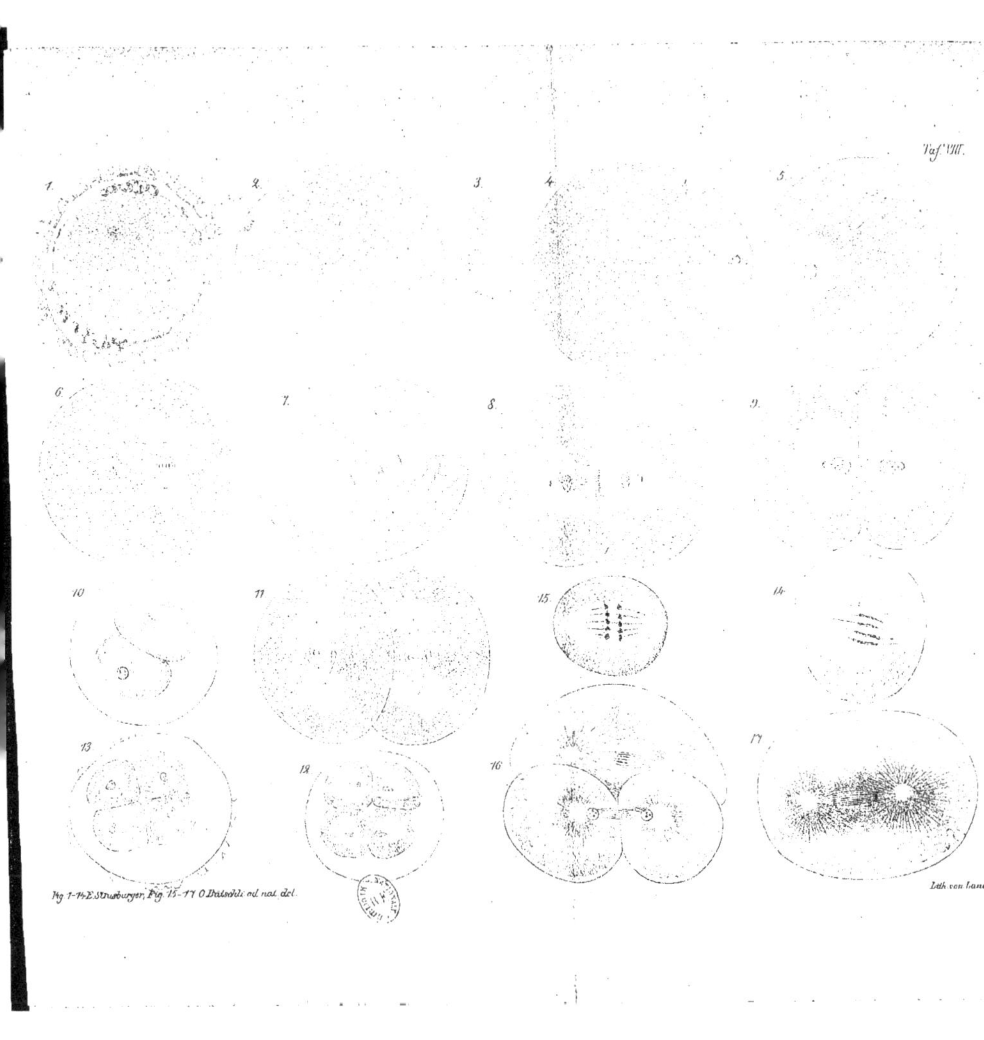
Taf. VIII.
1.
2.
3.
4.
5.
6.
7.
8.
9.
10
11
13.
12
14
15.
16
17
Fig. 1-14 E. Strasburger, Fig. 15-17 O. Bütschli ad nat. del.
Lith. von Lane

TABLE DES MATIÈRES.

PREMIÈRE PARTIE.

Formation et division des cellules dans le règne végétal.

FORMATION LIBRE DE CELLULES.

*

Division cellulaire.

RAJEUNISSEMENT DES CELLULES.

DEUXIÈME PARTIE.

Formation et division des cellules dans le règne animal.

TROISIÈME PARTIE.

Quelques remarques sur la formation et la division des cellules chez les Protistes.

QUATRIÈME PARTIE.

Considérations générales.

CINQUIÈME PARTIE.

Les phénomènes de la fécondation et leur rapport avec la formation et la division des cellules.

Pages

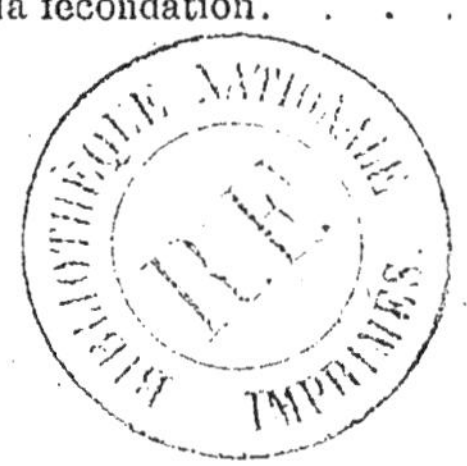

SUR LA VALEUR DE LA CELLULE.

Comme point de départ pour déterminer cette valeur nous pouvons prendre les organes élémentaires qui, dans leurs corps protoplasmatiques limités par une couche membraneuse, renferment un noyau.

Toutes les formations que nous regarderons comme les homologues de ces organes ou qui du moins auront une égale valeur histologique, seront désignées de même sous le nom de cellules, soit qu'elles possèdent toutes les parties énumérées ci-dessus, soit que l'une ou l'autre de ces parties leur manque.

Je prendrai donc le terme « cellule » dans sa plus vaste signification et je crois y être autorisé parceque la valeur de la cellule n'est point basée sur l'une ou l'autre de ses parties constitutives, mais bien sur son individualité histologique.

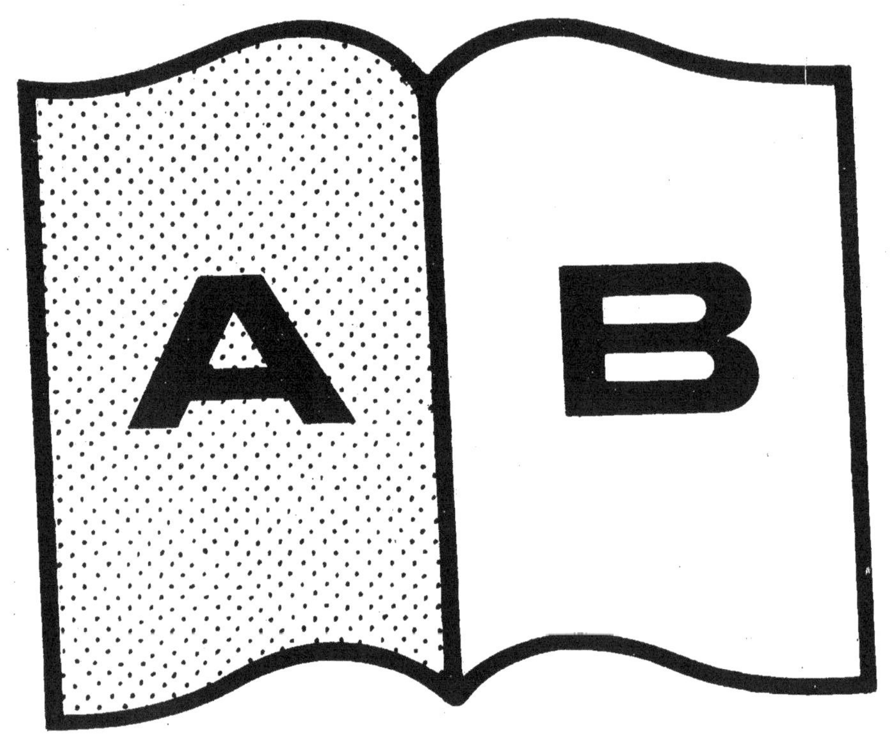

Contraste insuffisant

NF Z 43-120-14

www.ingramcontent.com/pod-product-compliance
Ingram Content Group UK Ltd.
Pitfield, Milton Keynes, MK11 3LW, UK
UKHW012155240726
13966UKWH00002B/363

9 782011 917553